JN244538

Practical Manual of
Clinical Head CT

すぐに役立つ
頭部CT診断
マニュアル

百島 祐貴 慶應義塾大学病院予防医療センター 副センター長

メディカル・サイエンス・インターナショナル

Practical Manual of Clinical Head CT
First Edition
by Suketaka Momoshima

©2019 by Medical Sciences International, Ltd., Tokyo
All rights reserved.
ISBN 978-4-8157-0158-1

Printed and Bound in Japan

序

本書は頭部 CT のテキストである．今さら CT ？　という声が聞こえてくる．

　1980 年代後半，MRI が登場するに至って，それまで神経放射線診断の花形だった CT はその座を MRI に譲り渡した．筆者が放射線診断の勉強を始めたのはちょうどこの時期で，入局当初は CT 全盛期であったがその数年後に MRI が導入され，この転換期とその後の MRI の発展を身をもって体験した．当時，この分野の包括的な教科書として前原忠之先生（順天堂大学）の「神経放射線診断 1・2」（文光堂，1985）があり，CT を中心に単純 X 線写真，血管撮影を縦横に駆使する神経放射線診断学の醍醐味を伝える名著であった．御供政紀先生（大阪大学）の名著「頭部 CT 徹底診断」（医学書院）が出版されたのはすでに MRI が隆盛期を迎えていた 1992 年で，御供先生も「この時に，なぜ CT なのか」と序文で自問しておられるが，頭部 CT が到達したレベルを集大成した貴重な本であった．その後，脳画像診断の素晴らしい教科書がいくつも出版されているが，いずれも実際には「脳 MRI」の教科書で，CT 所見の記載は付け足しであることが多いのが実情である．

　多くの脳疾患の診断において，感度，特異度いずれの面からも MRI が第一選択の検査であることは論を待たない．しかし，緊急時を含め初回検査として CT が行われる機会は現在も多い．「頭部 CT の読影は MRI よりも簡単」と思われている節がある．しかし，これは正しくない．特に初回検査としての CT の読影は MRI よりも難しい側面がある．MRI の拡散強調画像があれば誰の目にも明らかな急性期梗塞も，CT では微妙な早期虚血徴候を読み取る読影力が必要である．経時的評価でも，虚血性病変や脳浮腫を明瞭な高信号域として捉えられる FLAIR と違って，CT ではわずかな低吸収域の変化を見落とさないようにしなければならない．概して CT は MRI よりも所見が軽微であるが，だからといって重要な所見を見落としてよいわけではない．

　現在，CT の読影に求められるのは次のようなことであろう．

1）初期病変による軽度の異常を見逃さない

　脳梗塞における早期虚血徴候，くも膜下出血における淡い高吸収，等吸収の硬膜下血腫などはその例であるが，必ずしも急性期病変に限らず，早期の水頭症やアルツハイマー病における軽度の脳室拡大，脳腫瘍による軽度の浮腫などを見落とさないことも重要である．

2）CT の限界を知って他の検査を追加，選択する

　CT の所見を踏まえ，MRI の必要性を判断する．非造影 CT だけが撮影されており，造影が必要と考えられる場合は，MRI が撮像可能である限りはあえて造影 CT を撮影することなく造影 MRI を優先する．CTA，3D-CT など CT の特長を最大限に活用することはもちろんであるが，その一方で多発性硬化症のように CT ではほとんど診断できない疾患も存在することをわきまえ，状況に応じて他の検査の必要性を判断する．

3）正常像，正常変異を誤診して不必要な追加検査を行わない

　当然のことながら，正常像を的確に把握して病変と間違えないことは重要である．血管周囲腔の拡大がラクナ梗塞と診断されたり，正常の硬膜静脈洞の高吸収が静脈洞血栓症と診断されて，余計な検査が行われている例は少なくない．

　本書の目的は，このような点に配慮すべく，初回検査，初期検査としてのCTを的確に読影して活用するための基本的な知識を整理，確認することである．決してCTでMRIに迫ろうなどという大上段の構えではなく，その限界を知り，積極的にMRIやその他の検査を追加することを前提に，さまざまな疾患のCT所見をあらためて整理することにある．

　特に当直や救急の場で，ひとりで判断しなければならない画像診断を専門としない臨床医，研修医にも役立つことを念頭に置いた．ついでながら，頭部CTの撮影に際して，眼窩，耳鼻科領域の病変が「はからずも」見えてしまうことは少なくない．必ずしもこの領域を専門としない先生方の便宜も考え，頭頸部領域の疾患の画像所見を付記した．

　なお，本文中の「ノート」欄は，読影とは必ずしも関係しないがその背景となる事項を，「memo」欄には筆者が常日頃読影しながら感じる（必ずしもエビデンスのない，しかし個人的には重要と考えている）読影のヒントを記した．

　本書が日々，頭部CT診断に携わる方々の一助となることを願うものである．最後になったが，企画から編集，最終校正まで，常に綿密な作業で著者の不備を補っていただいた編集部の正路修氏に深謝する．

【参考書】

　本書はできるだけコンパクトにするため，個々の疾患の病態やMRI所見に関する記載は必要最低限とした．参考文献も特別なトピックに限り，一般的なものは成書に譲った．これらについては，下記の教科書を参照されたい．

日本語で書かれた脳画像診断の教科書としては最も詳しい，標準的な教科書．
・細矢貴亮他編，脳のMRI.（メディカル・サイエンス・インターナショナル，2015）
・高橋昭喜編，脳MRI(1〜3).（学研メディカル秀潤社，2005〜2010）
上記を補足する小児神経系の画像診断の教科書．
・大場　洋編，小児神経の画像診断.（学研メディカル秀潤社，2012）
特にCTが重要な役割を果たす急性期脳血管障害の画像診断を詳述した良書．
・井田正博，ここまでわかる頭部救急のCT・MRI.（メディカル・サイエンス・インターナショナル，2013）
頭頸部画像診断の標準的な教科書．
・尾尻博也，酒井　修編，頭頸部のCT・MRI　第2版.（メディカル・サイエンス・インターナショナル，2012）

2019年3月

百島　祐貴

目次

C. 各論2 [疾患別]

D. 各論 3　[(付)頭頸部]

A.

総論

正常解剖

▌頭部 CT スライス

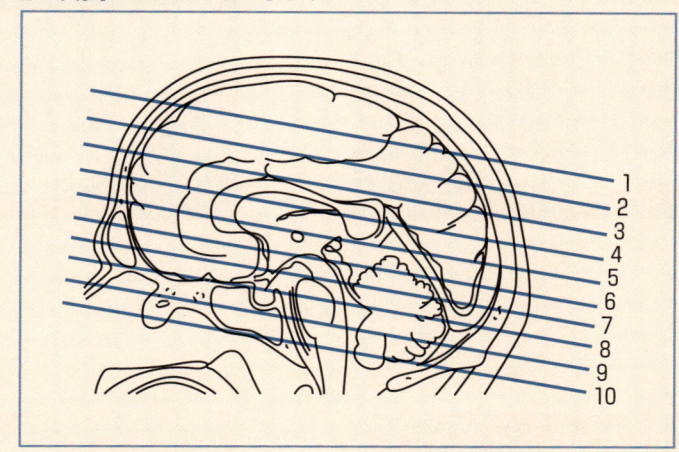

▌頭部 1

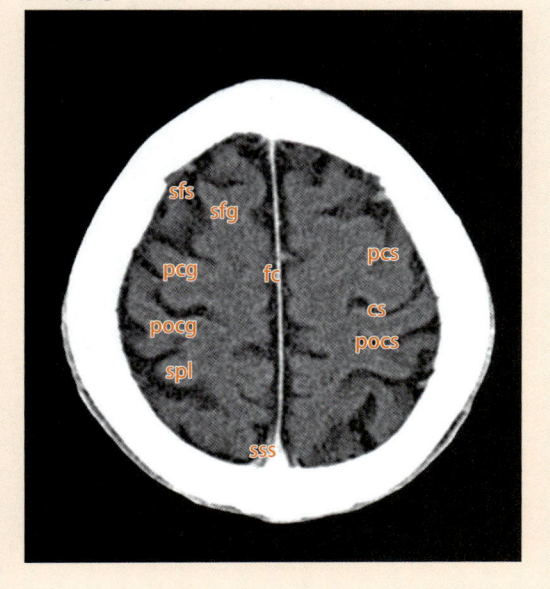

▌頭部 2

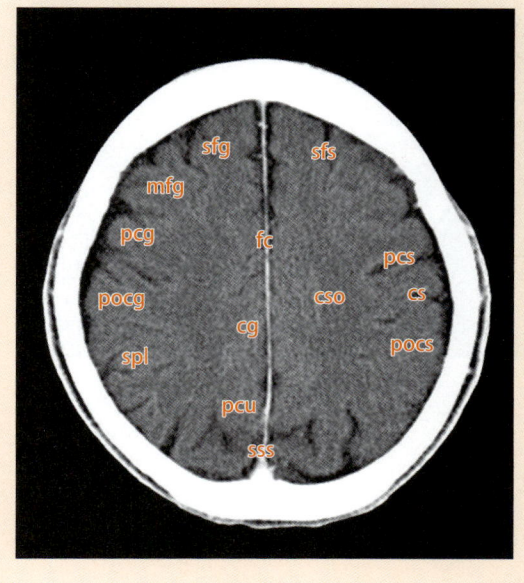

▌頭部3

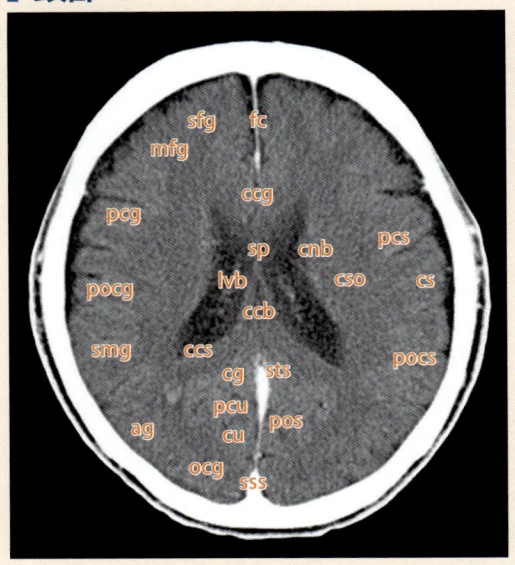

▌頭部4

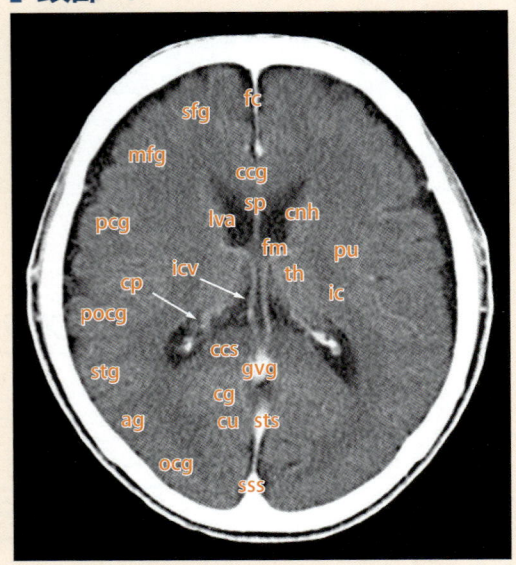

▌頭部5

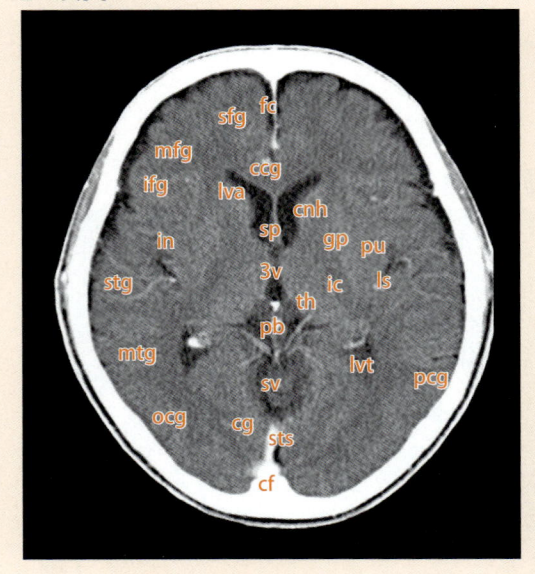

▌頭部6

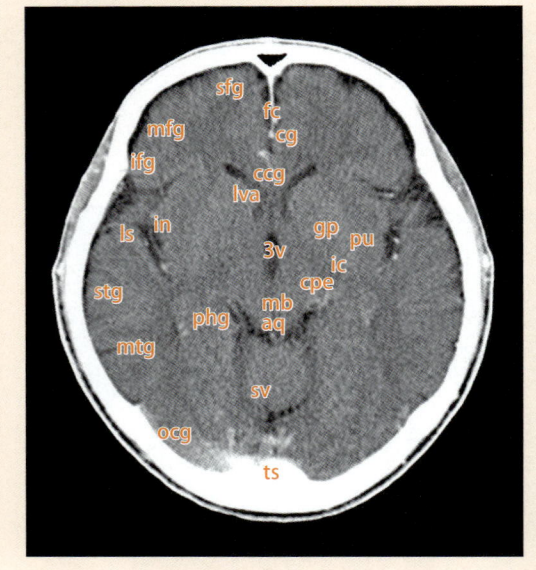

▌頭部 7

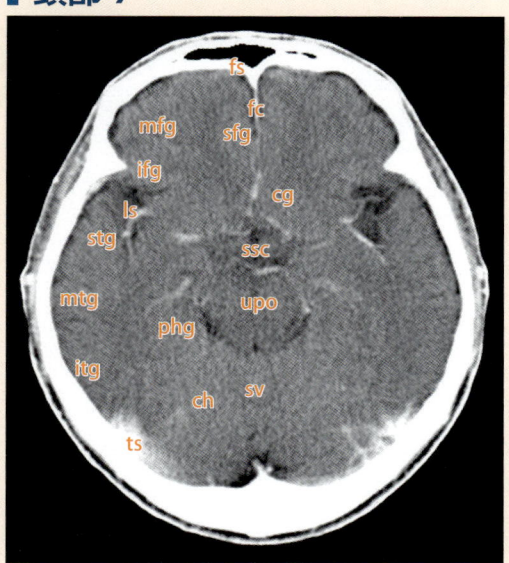

▌頭部 8

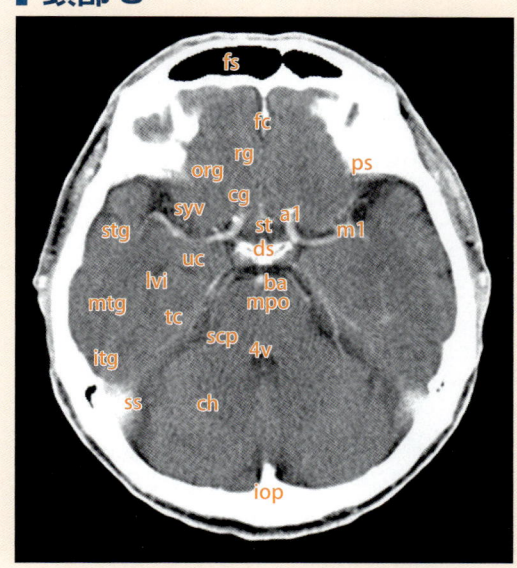

▌頭部 9

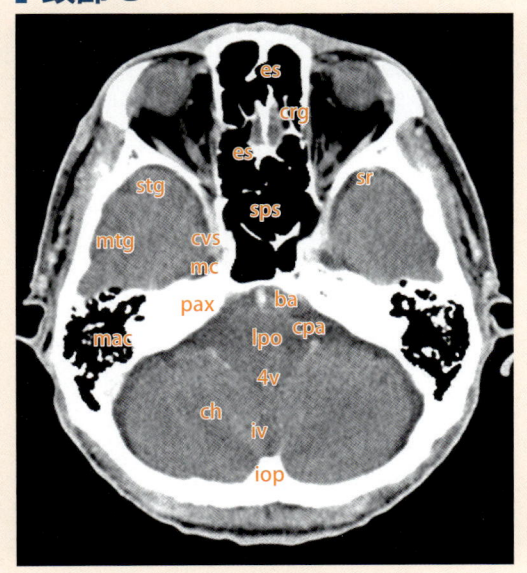

▌頭部 10

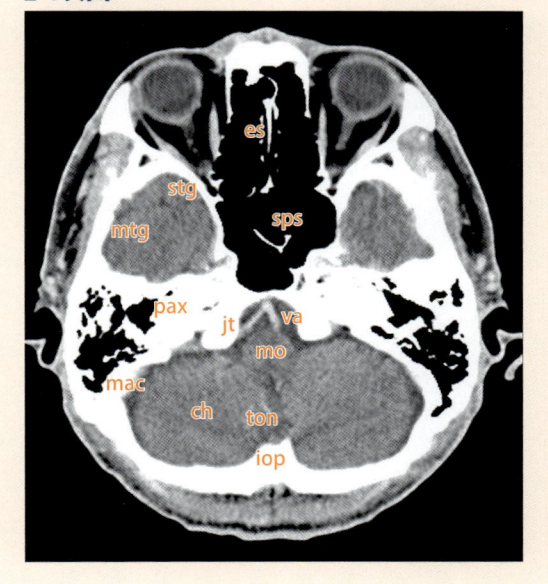

▌頭部の解剖名略語：和欧対照表（頭部 1〜10 のスライスに対応）

3v	第 3 脳室	third ventricle
4v	第 4 脳室	fourth ventricle
a1	前大脳動脈水平部	anterior cerebral artery（A1）
ag	角回	angular gyrus
aq	中脳水道	aqueduct
ba	脳底動脈	basilar artery
ccb	脳梁体部	corpus callosum（body）
ccg	脳梁膝部	corpus callosum（genu）
ccs	脳梁膨大部	corpus callosum（splenium）
cf	静脈洞交会	confluens
cg	帯状回	cingulate gyrus
ch	小脳半球	cerebellar hemisphere
cnb	尾状核体部	caudate nucleus（body）
cnh	尾状核頭部	caudate nucleus（head）
cp	脈絡叢	choroid plexus
cpa	小脳橋角槽	cerebellopontine angle
cpe	大脳脚	cerebral peduncle
crg	鶏冠	crista galli
cs	中心溝	central sulcus
cso	半卵円中心	centrum semiovale
cu	楔部	cuneus
cvs	海綿静脈洞	cavernous sinus
ds	鞍背	dorsum sellae

es	篩骨洞	ethmoid sinus
fc	大脳鎌	falx cerebri
fm	Monro 孔	foramen of Monro
fmg	大後頭孔	foramen magnum
fs	前頭洞	frontal sinus
gp	淡蒼球	globus pallidus
gvg	Galen 大静脈	great cerebral vein of Galen
ic	内包	internal capsule
icv	内大脳静脈	internal cerebral vein
ifg	下前頭回	inferior frontal gyrus
in	島	insula
iop	内後頭隆起	internal occipital protuberance
itg	下側頭回	inferior temporal gyrus
iv	小脳下虫部	inferior cerebellar vermis
jt	頸静脈結節	jugular tubercle
lpo	橋下部	lower pons
ls	外側溝	lateral sulcus
lva	側脳室前角	lateral ventricle（anterior horn）
lvb	側脳室体部	lateral ventricle（body）
lvi	側脳室下角	lateral ventricle（inferior horn）

lvt	側脳室三角部　lateral ventricle（trigone）		scp	上小脳脚　superior cerebellar peduncle
m1	中大脳動脈水平部　middle cerebral artery（M1）		sfg	上前頭回　superior frontal gyrus
			sfs	上前頭溝　superior frontal sulcus
mac	乳突蜂巣　mastoid air cells		smg	縁上回　supramarginal gyrus
mb	中脳　midbrain		sp	透明中隔　septum pellucidum
mc	Meckel 腔　Meckel's cave		spl	上頭頂小葉　superior parietal lobule
mfg	中前頭回　middle frontal gyrus		sps	蝶形骨洞　sphenoid sinus
mo	延髄　medulla oblongata		sr	蝶形骨縁　sphenoid ridge
mpo	橋中部　midpons		ss	S 状静脈洞　sigmoid sinus
mtg	中側頭回　middle temporal gyrus		ssc	鞍上槽　suprasellar cistern
ocg	後頭回　occipital gyrus		sss	上矢状静脈洞　superior sagittal sinus
org	眼窩回　orbital gyrus		st	トルコ鞍　sella turcica
pax	錐体尖　pyramidal apex		stg	上側頭回　superior temporal gyrus
pb	松果体　pineal body		sts	直静脈洞　straight sinus
pcg	中心前回　precentral gyrus		sv	小脳上虫部　superior cerebellar vermis
pcs	中心前溝　precentral sulcus		syv	Sylvius 谷　Sylvian vallecula
pcu	楔前部　precuneus		tc	小脳テント tentorium cerebelli
phg	海馬傍回　parahippocampal gyrus		th	視床　thalamus
pocg	中心後回　postcentral gyrus		ton	小脳扁桃　cerebellar tonsil
pocs	中心後溝　postcentral sulcus		ts	横静脈洞　transverse sinus
pos	頭頂後頭溝　parieto-occipital sulcus		uc	（海馬）鈎　uncus
ps	蝶形骨平面　planum sphenoidale		upo	橋上部　upper pons
pu	被殻　putamen		va	椎骨動脈　vertebral artery
rg	直回　rectal gyrus			

1

正常解剖

▌頭頸部 CT スライス

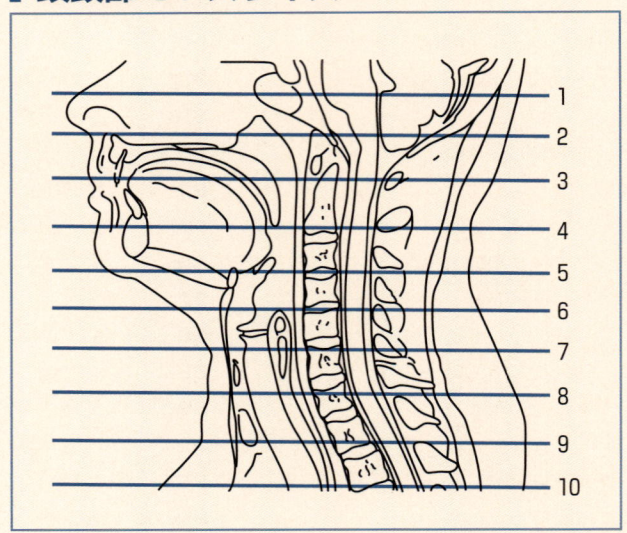

▌頭頸部 1

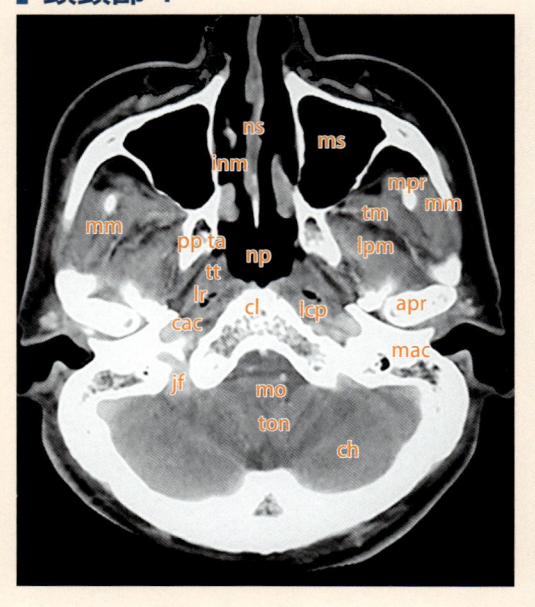

▌頭頸部 2

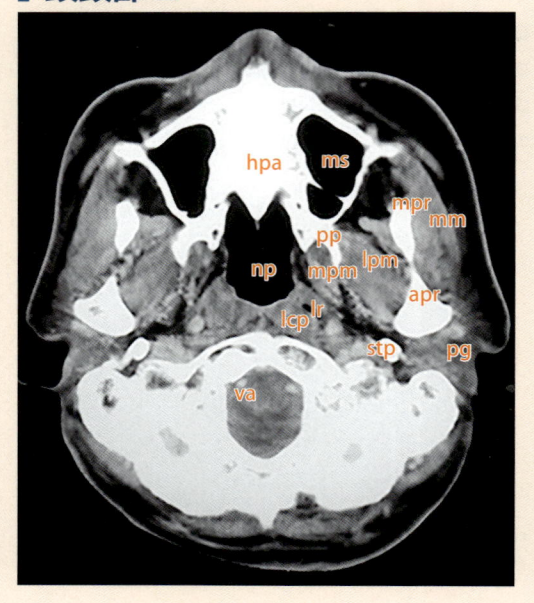

頭頸部 3

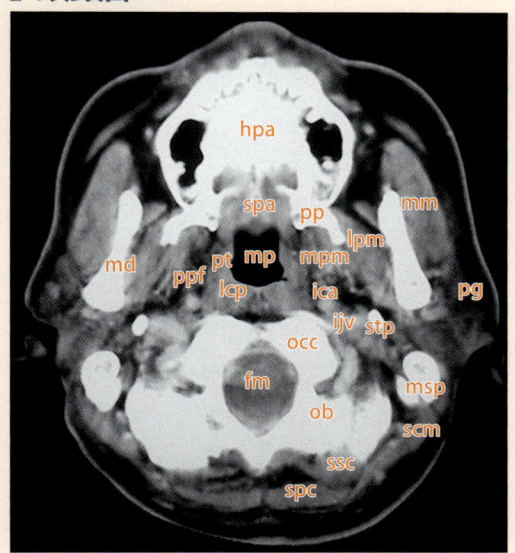

頭頸部 4

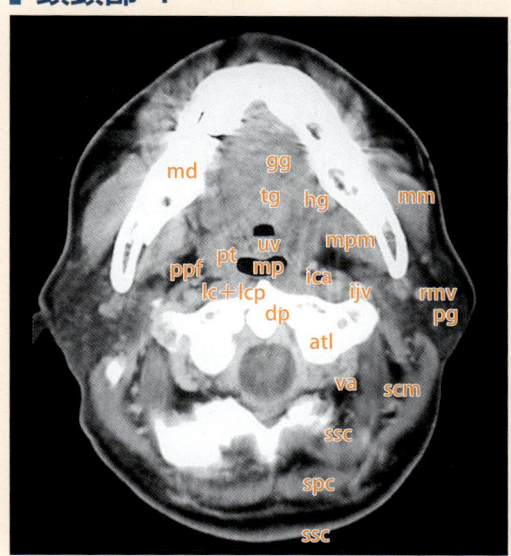

頭頸部 5

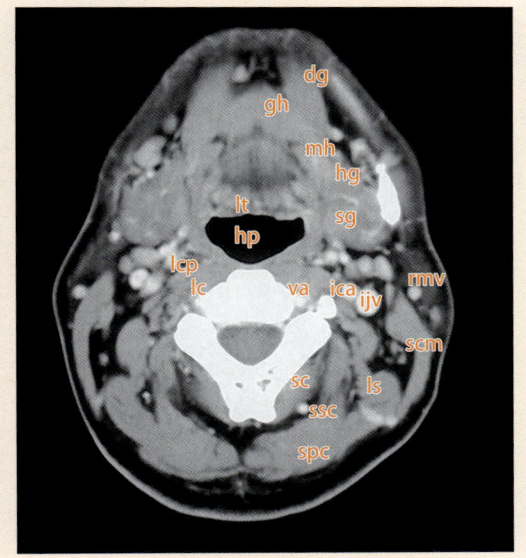

頭頸部 6

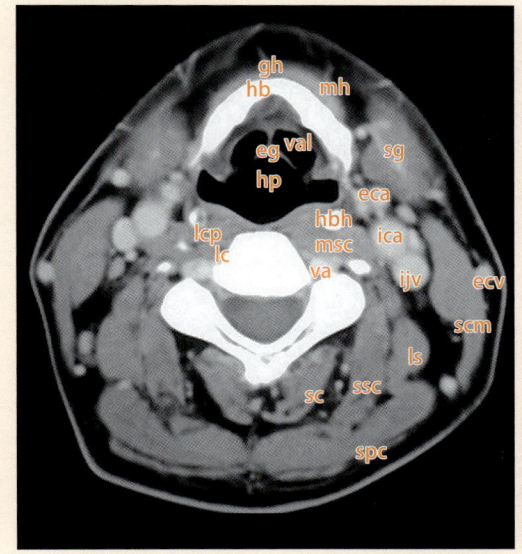

▎頭頸部 7

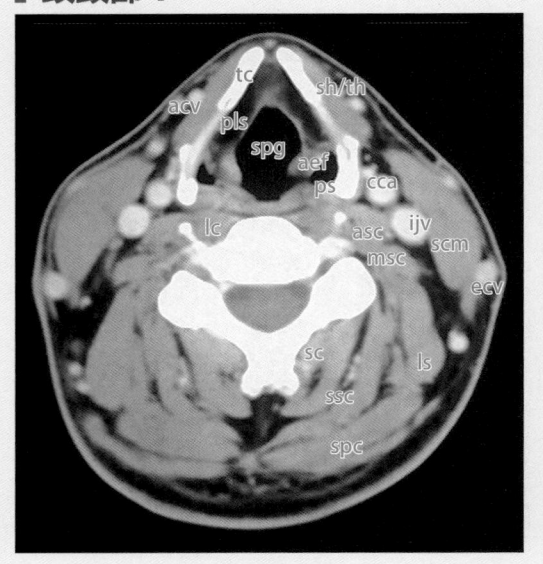

▎頭頸部 8

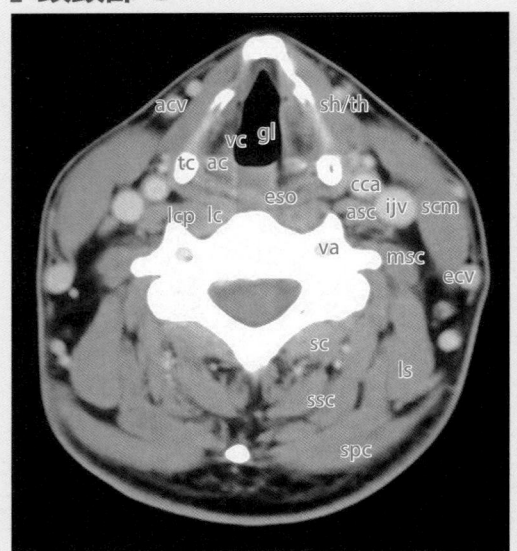

▎頭頸部 9

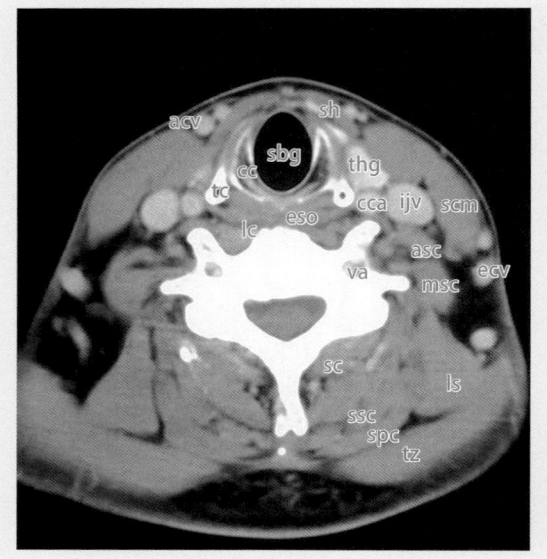

▎頭頸部 10

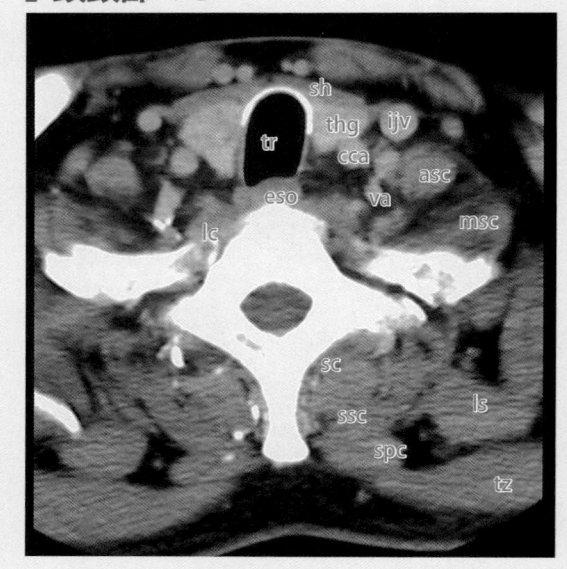

▌頭頸部の解剖名略語：和欧対照表（頭頸部 1〜10 のスライスに対応）

ac	披裂軟骨	arytenoid cartilage
acv	前頸静脈	anterior cervical vein
aef	披裂喉頭蓋ヒダ	aryepiglottic fold
apr	関節突起（下顎骨）	articular process (mandible)
asc	前斜角筋	anterior scalene muscle
atl	環椎	atlas
cac	頸動脈管	carotid canal
cc	輪状軟骨	cricoid cartilage
cca	総頸動脈	common carotid artery
ch	小脳半球	cerebellar hemisphere
cl	斜台	clivus
dg	顎二腹筋	digastric muscle
dp	歯突起	dentate process
eca	外頸動脈	external carotid artery
ecv	外頸静脈	external carotid vein
eg	喉頭蓋	epiglottis
eso	食道	esophagus
fm	大後頭孔	foramen magnum
gg	オトガイ舌筋	genioglossus muscle
gh	オトガイ舌骨筋	geniohyoid muscle
gl	声門	glottis
hb	舌骨	hyoid bone
hbh	舌骨大角	greater horn (hyoid bone)
hg	舌骨舌筋	hyoglossus muscle
hp	下咽頭	hypopharynx
hpa	硬口蓋（上顎骨）	hard palate (maxilla)
ica	内頸動脈	internal carotid artery
inm	下鼻道	inferior nasal meatus
ijv	内頸静脈	internal jugular vein
jf	頸静脈孔	jugular foramen
lc	頸長筋	longus colli muscle
lcp	頭長筋	longus capitis muscle
lpm	外側翼突筋	lateral pterygoid muscle
lr	外側陥凹	lateral recess (Rosenmüller)
ls	肩甲挙筋	levator scapulae muscle
lt	舌扁桃	lingual tonsil
mac	乳突蜂巣	mastoid air cells
md	下顎骨	mandible
mh	顎舌骨筋	mylohyoid muscle
mm	咬筋	masseter muscle
mo	延髄	medulla oblongata
mp	中咽頭	mesopharynx

mpm	内側翼突筋	medial pterygoid muscle
mpr	筋突起（下顎骨）	muscular process (mandible)
ms	上顎洞	maxillary sinus
msp	乳様突起	mastoid process
msc	中斜角筋	middle scalene muscle
np	上咽頭	nasopharynx
ns	鼻中隔	nasal septum
ob	後頭骨底部	occipital base
occ	後頭顆	occipital condyle
pg	耳下腺	parotid gland
pls	傍喉頭間隙	paralaryngeal space
pp	翼状突起	pterygoid process
ppf	副咽頭腔脂肪組織	parapharyngeal fat tissue
ps	梨状窩	pyriform sinus
pt	口蓋扁桃	palatine tonsil
rmv	下顎後静脈	retromandibular vein
sbg	喉頭下腔	subglottis
sc	頸棘筋	spinalis cervicis muscle
scm	胸鎖乳突筋	sternocleidomastoid muscle
sg	顎下腺	submandibular gland
sh	胸骨舌骨筋	sternohyoid muscle
spa	軟口蓋	soft palate
spc	頭板状筋	splenius capitis muscle
spg	喉頭上腔	supraglottis
ssc	頭・頸半棘筋	semispinalis capitis/cervicis muscle
stp	茎状突起	styloid process
ta	耳管開口部	opening of the auditory tube
tc	甲状軟骨	thyroid cartilage
th	甲状舌骨筋	thyrohyoid muscle
thg	甲状腺	thyroid gland
tg	舌（固有舌筋）	tongue
tm	側頭筋	temporal muscle
ton	小脳扁桃	cerebellar tonsil
tr	気管	trachea
tt	耳管隆起	torus tubarius
tz	僧帽筋	trapezius muscle
uv	口蓋垂	uvula
va	椎骨動脈	vertebral artery
val	喉頭蓋谷	vallecula
vc	声帯	vocal cord

1 正常解剖

2

撮影法と読影の基本

a. 単純 CT

　全脳 CT では，ヘリカル撮影を行いスライス厚 3～5 mm の横断(軸位断)再構成像を作るのが一般的である．ただし，早期 CT 虚血徴候(→8 章 p.77)の検出には十分な SN 比(信号雑音比)が必要であり，ノンヘリカル撮影で，スライス厚 5 mm 以上とすることが推奨されている[1]．

　頭蓋病変の診断能については感度，特異度ともに MRI より優れており，この利点を活かすために，読影にあたっては**骨条件の表示も確認する**とよい．頭蓋転移などを発見できることがある．

b. 造影 CT

　MRI が普及した現在，スクリーニングとして施行した単純 CT で異常が疑われ，造影が必要と判断される場合，MRI が利用できる状況であれば，造影剤の副作用が少なく感度にも優れる**造影 MRI を施行するべきである**．何らかの理由で造影 MRI が撮像できない場合は，必要に応じて造影 CT を撮影する．また，脳動脈瘤，動静脈奇形，脳動脈狭窄など，一次性血管病変の場合は，フロー効果に依存する MRI よりも血管内腔を直接描出できる造影 CT が優れており，CT 血管撮影(CTA)を含めて積極的に撮影する．

c. CT 血管撮影(CTA)・CT 灌流画像(CTP)

　MDCT(multidetector-row CT，マルチスライス CT)が広く普及した現在，造影剤のボーラス投与下に複数時相の造影 CT が容易に撮影可能であり，画像処理によって**CT 血管撮影**(CT angiography：CTA)，**CT 灌流画像**(CT perfusion：CTP)を作成することができる(図2-1)．脳血流検査は核医学検査が標準的であるが，CTP は核医学の設備がない施設でも，通常の CT と同時に短時間で撮影できる利点があり，急性期／慢性期血管障害の血行動態評価法としてルチーン検査に組み込むことも可能である．

A：CTA

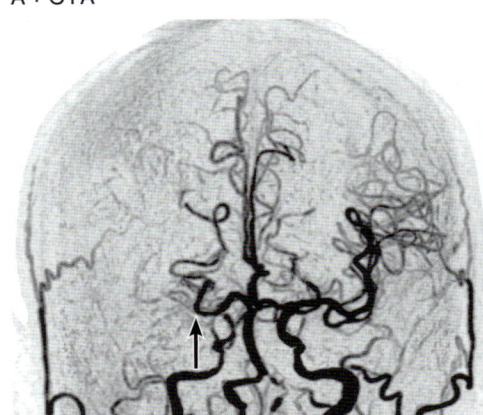

B：CTA（MIP 像）

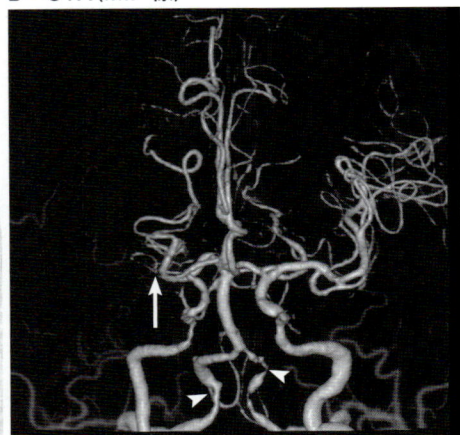

C：CTP（MTT マップ）

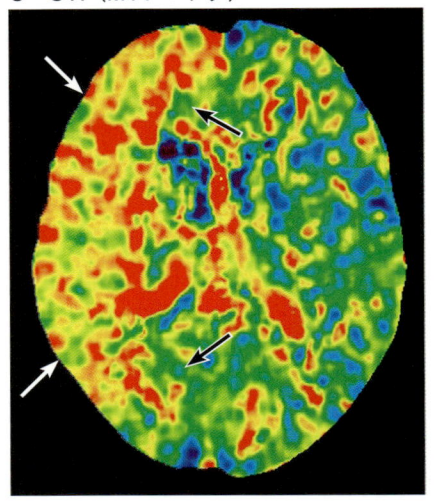

図 2-1　CT 血管撮影（CTA）と CT 灌流画像（CTP）
75 歳男性．右中大脳動脈閉塞．CTA（**A, B**）で，右中大脳動脈は起始部で途絶（→），両側椎
骨動脈にも動脈硬化による多発狭窄（➤）が認められる．CTP（MTT マップ，**C**）では，右大脳
半球の血流遅延が認められる（→）．

d. 放射線被曝

　頭部 CT の被曝線量（実効線量）は概ね 1〜5 mSv である（**表 2-1**）．低線量被曝の長期的影
響についてはなお議論のあるところであるが，CT が必要な臨床状況であれば，被曝が十分
に正当化されるレベルである．CTA，CTP では被曝線量が撮影時相に応じて増加すること
から，検査条件の最適化，適応の吟味が求められる．

表 2-1　画像検査による放射線被曝

検査	実効線量(mSv)
頭部 CT*	0.8〜5
胸部 CT	4.6〜20.5
腹部 CT	6〜27.4
胸部 X 線	0.06
上部消化管	3

＊日本医学放射線学会による「X 線 CT 被曝線量管理指針」(2015 年 4 月)では，日本の施設における標準的な線量として頭部 CT の「診断参考レベル」を DLP 1350 mGy・cm としており，これは 2.84 mSv に相当する(ICRP の換算係数 0.0021 mSv/mGy/cm による)．
(赤羽恵一：医療被ばくの現状．INNERVISION 2010；25：46-49 より許可を得て転載)

e.　読影の基本

病変の濃度

　CT では，通常の X 線撮影と同じように，X 線吸収が大きい組織は白く，小さい組織は黒く表示される．周囲の正常組織に比較して白い場合は**高吸収**(hyperdense)，黒い場合は**低吸収**(hypodense)，また同程度の場合は**等吸収**(isodense)と表現する(**ノート 1 参照**)．大部分の病変は脳実質よりも低吸収であり，高吸収を示す病変は限られている(**表 2-2**)．

表 2-2　高吸収を示す病変

病態	例
出血	頭蓋内出血，出血性梗塞，腫瘍内出血など
石灰化	動脈硬化，脳動脈瘤，結節性硬化症など
	石灰化腫瘍(髄膜腫，頭蓋咽頭腫，グリオーマなど)
高細胞密度	リンパ腫，転移性腫瘍(の一部)など

📝 ノート1

X線吸収係数とCT値

　X線が組織に入射すると，その一部が吸収される結果，X線量は減少する．この減少の割合を示すのが**X線吸収係数**(attenuation coefficient)である(図2-2)．X線診断に使用するX線エネルギー領域では，X線吸収係数は概ね組織を構成する物質の**密度**，および**実効原子番号**(組織内の元素の原子番号の平均値)の3乗に比例する．X線吸収係数はそのままでは使いにくいことから，臨床的には**CT値**が広く使われる(図2-3)．これは空気(厳密には真空)，水のX線吸収係数をそれぞれ−1000，0とした便宜的な値で，単位はX線CTの発明者にちなんでHounsfield Unit(HU：ハウンズフィールド単位)を使用する．

① 石灰化

　生体の60%は水，その他は蛋白質，脂肪なので，生体の構成原子のほとんどは，$_1$H，$_6$C，$_7$N，$_8$O など原子番号の小さいものばかりである．したがって原子番号が大きい $_{20}$Ca を豊富に含む石灰化や骨は高吸収となる．$_{53}$I を含む甲状腺や造影剤が高吸収になるのも同じ理由である．

② 脂肪組織

　脂肪組織は，構成原子は他の軟部組織と同じく $_1$H，$_6$C，$_8$O が主体であるが，密度が低いために低吸収となる．

③ 出血

　脳出血などで血管外に漏出した血液は，凝固によって密度が上昇するため高吸収となる．

④ 白質と灰白質

　白質はリン脂質を含む髄鞘が豊富で，前述の通り脂質は低密度のためX線吸収係数が小さい．このため白質は灰白質に比べてやや低吸収である．

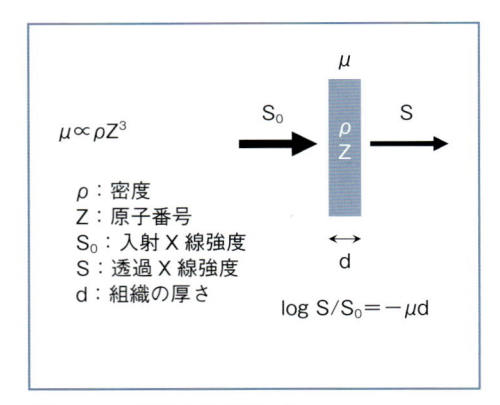

図2-2　X線吸収係数(μ)

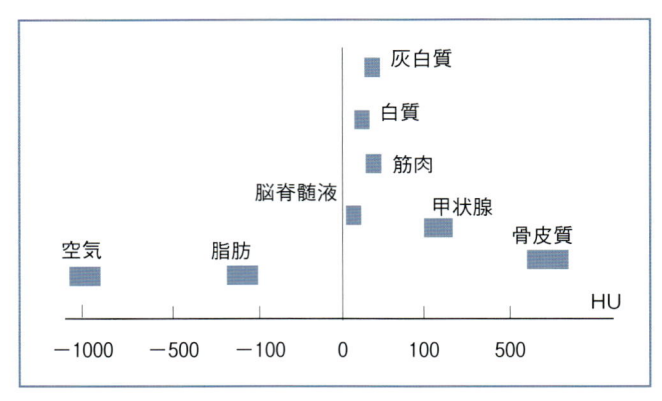

図2-3　CT値

文献

1) 急性期脳梗塞におけるCT・MRI検査の標準化に関する研究(ASIST-JAPAN)・編：急性期脳梗塞画像診断実践ガイドライン 2007.

B.

各論 1
［ 所見別 ］

3 脳室拡大

　脳室拡大の程度を簡易的に評価する方法に Evans index があり，0.3 以上は脳室拡大と考える（図 3-1）．脳室拡大の原因は，**脳萎縮**および**水頭症**に大別できる．前者では，萎縮のため受動的に脳室が拡大し，後者は内圧が亢進するために拡大する状態である．両者は，脳室の形状，脳溝の拡大の有無などから鑑別できるが（図 3-2，表 3-1），なかにはいずれとも言いにくいものもある．

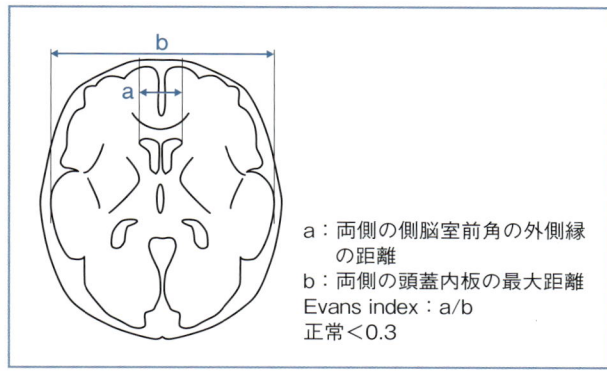

a：両側の側脳室前角の外側縁
　の距離
b：両側の頭蓋内板の最大距離
Evans index：a/b
正常＜0.3

図 3-1　Evans index

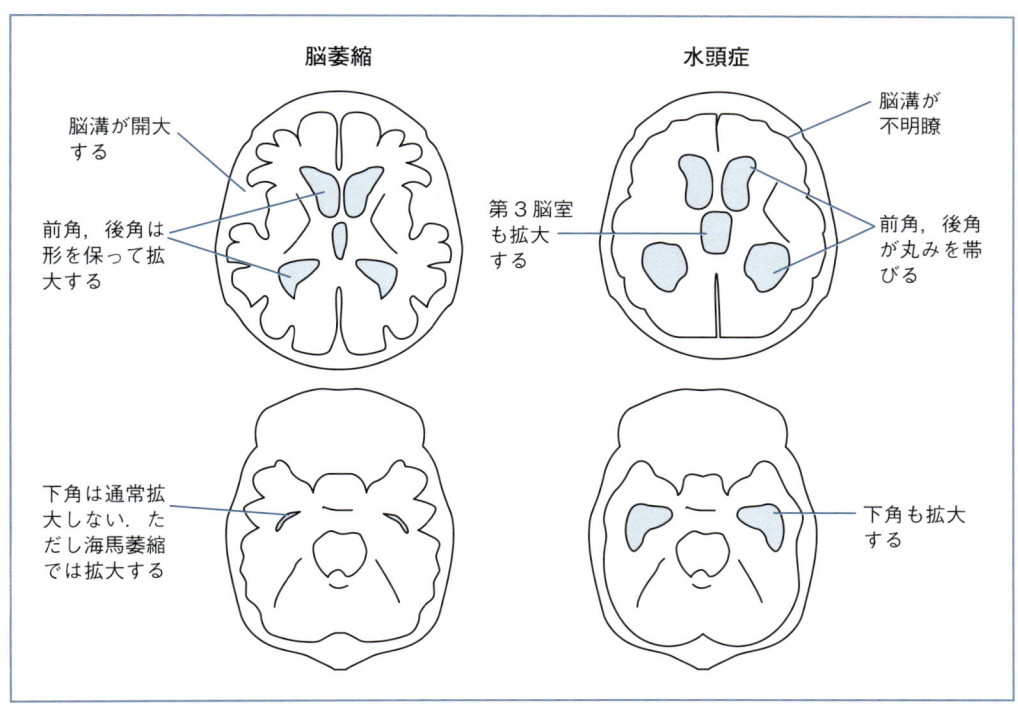

脳萎縮

脳溝が開大する

前角，後角は形を保って拡大する

下角は通常拡大しない．ただし海馬萎縮では拡大する

水頭症

脳溝が不明瞭

第3脳室も拡大する

前角，後角が丸みを帯びる

下角も拡大する

図 3-2　脳室拡大の鑑別診断

表 3-1　脳室拡大の鑑別診断（図 3-3）

画像所見	脳萎縮	水頭症
側脳室前角	形状を保つ	丸みを帯びて拡大する
側脳室下角	通常は拡大しない （変性認知症では拡大）	丸みを帯びて拡大する
第 3 脳室	あまり拡大しない	拡大，幅が広くなる
脳溝	開大	狭小化，不明瞭

A：単純 CT（水頭症）

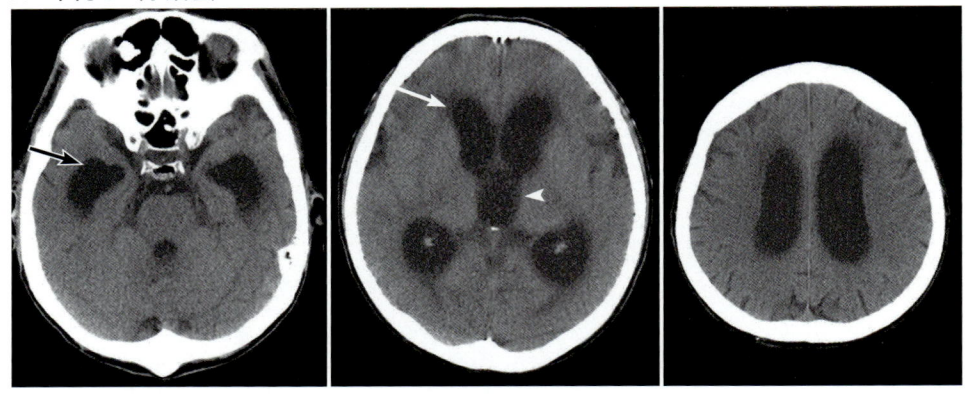

B：単純 CT（脳萎縮）

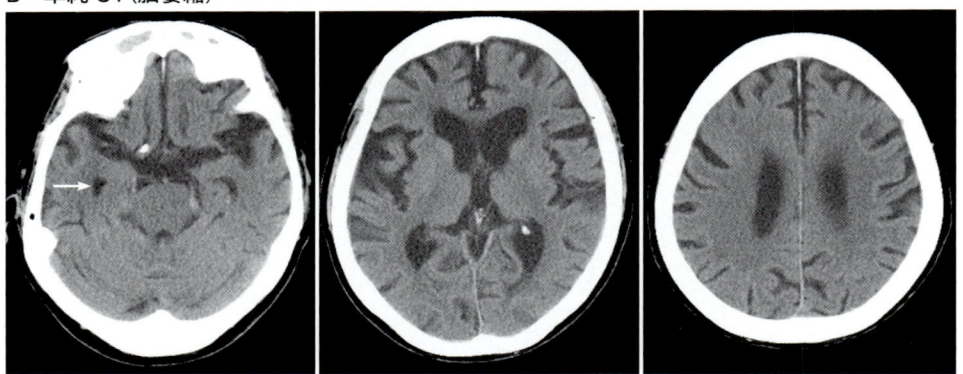

図 3-3　脳室拡大の鑑別（水頭症 vs. 脳萎縮）
A：水頭症による脳室拡大では，前角，下角ともに丸みを帯びる（大矢印）．第 3 脳室も拡大して幅広くなる（▶）．脳溝は不明瞭になる．B：脳萎縮による脳室拡大は，脳室本来の形を保って拡大するが，側脳室下角は海馬を含む側頭葉内側面が萎縮する疾患（アルツハイマー病など）以外ではあまり拡大しない（小矢印）．脳溝は開大して明瞭になる．

a. 脳萎縮

　脳萎縮の画像所見は，**脳表くも膜下腔，脳室の拡大**である．萎縮の進行に従って，両者は拡大の程度は並行して進むのが原則で，脳室の拡大が不釣り合いに大きい場合は水頭症，あるいはその合併を示唆する所見である．

1）生理的加齢による萎縮

　脳実質は 20 歳台から生理的に体積が減少していき，これに伴って脳室，脳溝が拡大・開大する．生理的加齢に伴う大脳萎縮は，**前頭葉，頭頂葉，側頭葉外側面**に優位で，海馬を含む側頭葉内側面，後頭葉は比較的保たれる．このため，生理的加齢では側脳室下角はほとんど拡大しない（図 3-4）．小脳，脳幹はかなり高齢になっても比較的よく保たれるのが原則で，これらの部位に明らかな萎縮がある場合は異常を疑う必要がある．

A：単純 CT（加齢 20 歳）

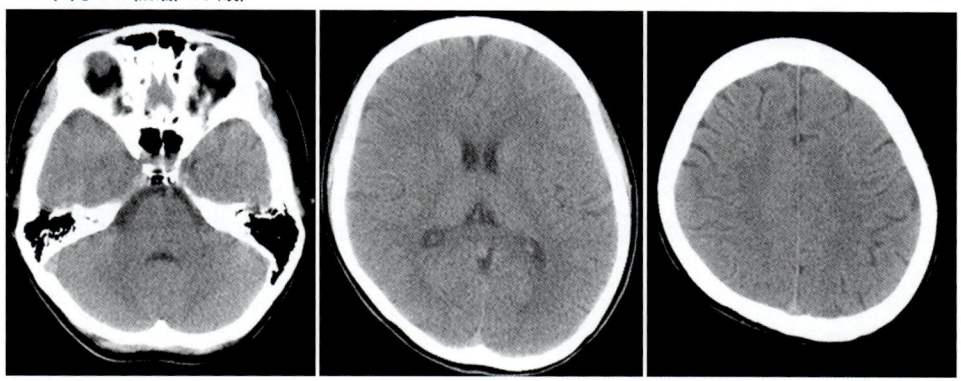

B：単純 CT（加齢 40 歳）

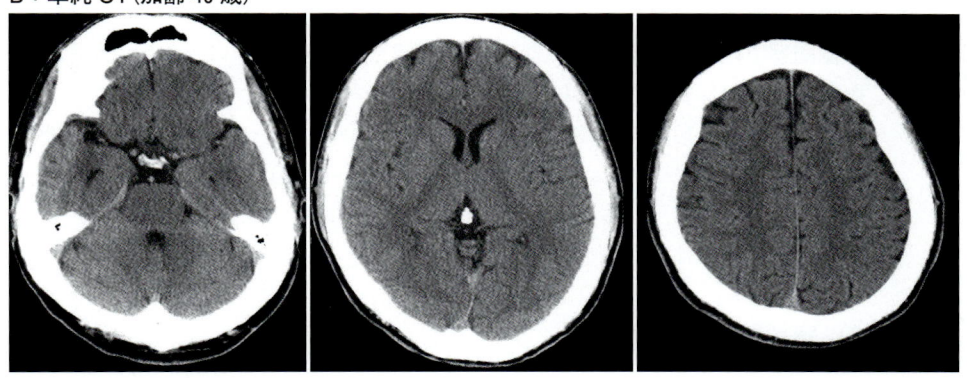

図 3-4　生理的加齢による萎縮
A：20 歳，B：40 歳，C：60 歳，D：80 歳　加齢に伴い，脳室，脳溝が拡大・開大する．脳溝の開大は前頭葉優位で，後頭から頭頂葉は比較的保たれる．小脳，脳幹はほとんど萎縮しない．側脳室の拡大は前角から体部が主体で，下角は拡大しない．下角の拡大を見る場合は，変性認知症による萎縮，あるいは水頭症を疑う．

C：単純CT（加齢60歳）

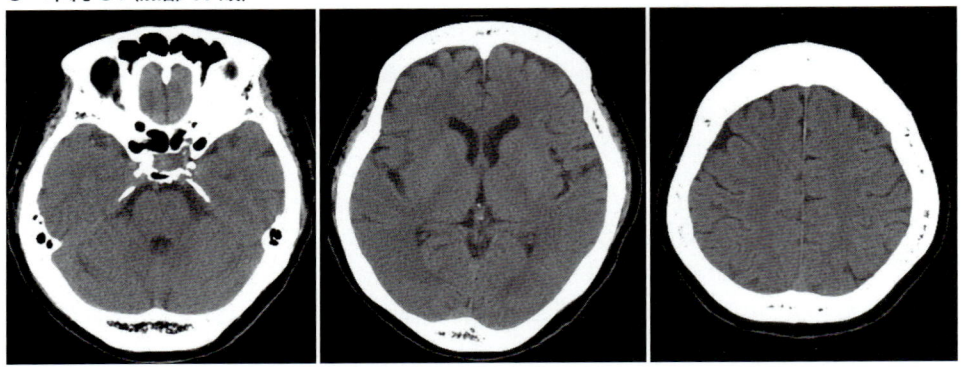

D：単純CT（加齢80歳）

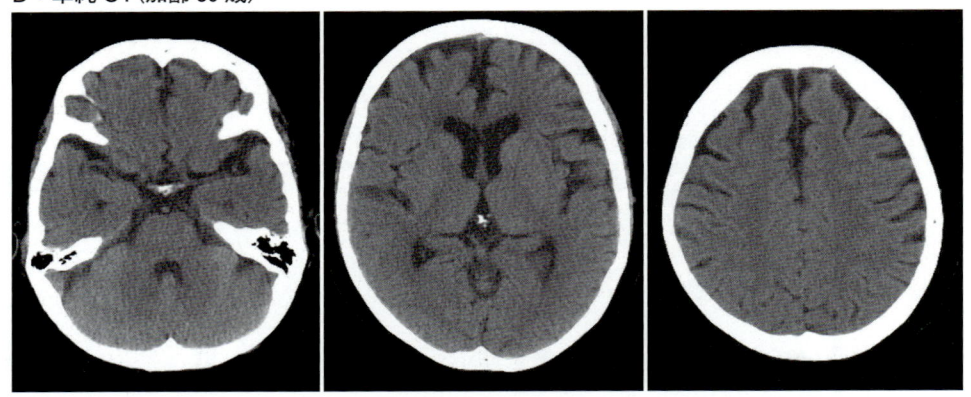

図3-4（続き）

2）海馬萎縮

　変性認知症の診断に重要な海馬萎縮の正確な評価には冠状断が必要だが，横断（水平断）でも**側脳室下角の拡大**が参考になる（図3-5, 6）．前述のように，生理的加齢による萎縮では側頭葉内側面は保たれ，下角はほとんど拡大しない．

　鑑別診断：下角の拡大を見る場合は，水頭症（→p.26）あるいは側頭葉内側面の萎縮を考える．萎縮の原因としては**アルツハイマー**（Alzheimer）**病**に代表される変性認知症（→12章 p.151），**Down症**，**ヘルペス脳炎後**（→11章 p.141），**陳旧性脳挫傷**（→10章 p.123）などがあり，鑑別には既往歴，臨床経過が重要である．

3）頭頂葉優位の萎縮

　生理的大脳萎縮，認知症によるびまん性大脳萎縮は，いずれも前頭葉，側頭葉優位で，大脳前部に優位な場合が多く，頭頂葉から後頭葉の後部優位な萎縮を見ることは少ない．**統合失調症**では頭頂葉優位の萎縮がしばしば認められる（図3-7）．

　鑑別診断：若年者では**統合失調症**の可能性を考える．中高年齢では，**視覚症状を伴うアルツハイマー病**の亜型（posterior cortical atrophy）で後頭から頭頂葉優位の萎縮が知られており，このほか**皮質基底核変性症**でも頭頂葉優位の萎縮がみられる（→12章 p.153）．

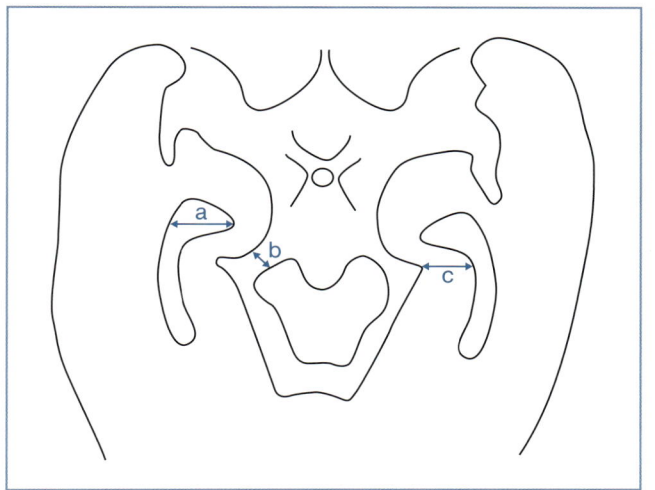

図3-5　横断（水平断）による海馬萎縮の評価
側脳室下角前縁の幅（a）と脳幹周囲槽の幅（b）の拡大，側頭葉内側の幅（c）の減少は，いずれも海馬萎縮を示唆する所見である[1].

3　脳室拡大

単純CT

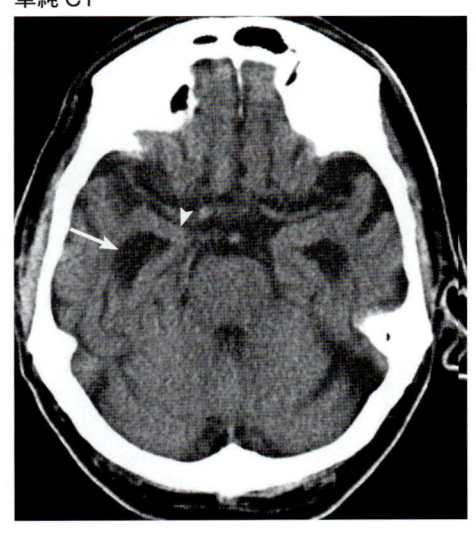

図3-6　海馬萎縮
80歳台女性．アルツハイマー病．側脳室下角前縁の拡大（→），下角の内側に位置する脳実質の菲薄化（➤）は，海馬萎縮を示唆する所見である．

memo　統合失調症の画像所見

　統合失調症のCT，MRI所見は，非特異的な大脳萎縮がみられることが多いが，まったく正常な場合もある．一般に精神科疾患は画像所見に乏しいものが多いが，華々しい精神症状を呈する患者さんを前にして，形態画像診断学の無力を感ずることが少なくない．近年，統合失調症を特徴付ける新知見が集積しつつあるfMRIや核医学検査に期待するところ大である．

単純 CT

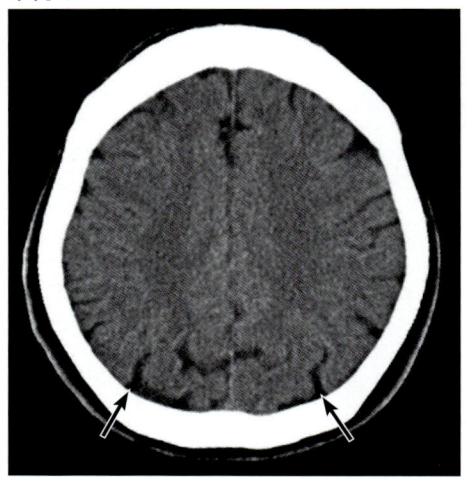

図 3-7　頭頂葉優位の萎縮
30 歳台男性．統合失調症．大脳萎縮による脳溝開大は全体的には軽度だが，前頭葉優位の生理的加齢による萎縮とは異なり，頭頂葉優位に脳溝が開大している（→）．

A：単純 CT　　　　　　　　　　B：単純 CT

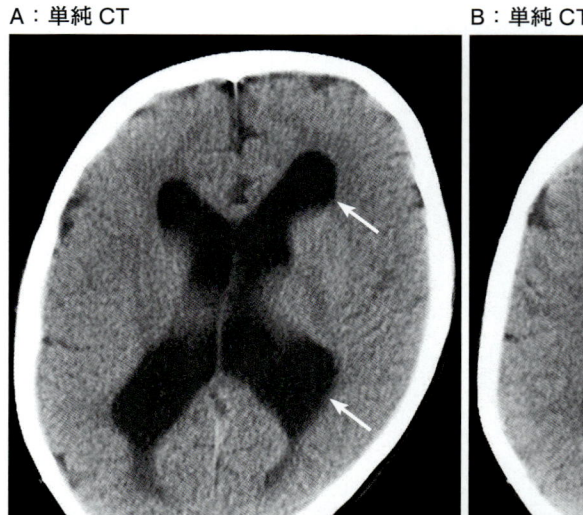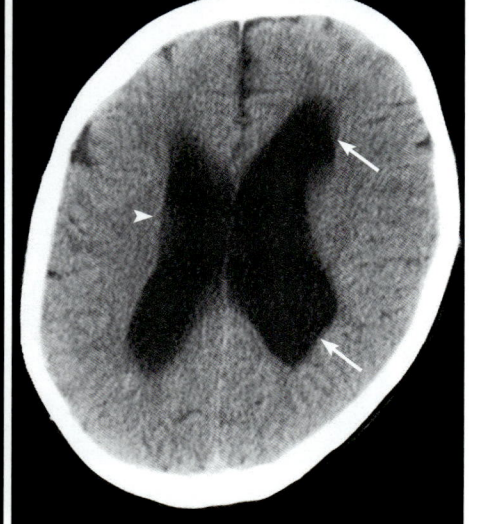

図 3-8　脳室周囲白質軟化症
6 歳男児．脳性麻痺．側脳室拡大があるが，前角，後角が角張っており（→），脳室壁には波状の不整がある（➤）．

4）脳室周囲白質軟化症　periventricular leukomalacia：PVL

　妊娠 30 週以前の早期産児における**低酸素性虚血性脳症**では，脳室周囲白質が虚血となり低吸収を呈するが，これが陳旧化して白質が菲薄化するとともに脳室壁に不整な変形を伴う脳室拡大をきたす（→ 14 章 p.237）．脳室壁は，wavy と表現される波状の凹凸を示し，また前角，後角が角張った形になることも多い（図 3-8）．

　鑑別診断：水頭症による脳室拡大との鑑別診断が必要であるが，水頭症の丸みを帯びた脳室拡大と異なり，角張った不整形の拡大がみられること，白質の菲薄化が鑑別点となる．

5）小脳・脳幹の萎縮

　生理的な加齢では，小脳，脳幹はほとんど萎縮しないので，高齢者でも明らかな萎縮がある場合は異常と考える．小脳萎縮は，**小脳溝の開大**として認められる．正常でも小脳上虫部の溝はみえることがあるが，小脳半球の溝が明らかにみえる場合は萎縮と考える（図 3-9）．脳幹萎縮については，軽度の場合は横断（水平断）だけでは判断が難しい場合も多いが，**脳底槽，第 4 脳室の拡大**が参考になる．

　鑑別診断：陳旧性脳血管障害による萎縮が否定されれば，**変性疾患**の可能性が高い（→ 12章 p.158）．小脳のみの萎縮は，皮質性小脳萎縮症，脊髄小脳変性症の一部（特に SCA6）をまず考え，脳幹にも萎縮がある場合は多系統萎縮症を疑う．鑑別には矢状断を含む MRI が必要である．まれであるが，**脳表ヘモシデリン沈着症**（superficial siderosis）の可能性も念頭におく必要があり，鑑別診断には T2* 強調像が有用である．このほか，**フェニトイン系抗てんかん薬の長期服用**による小脳半球の萎縮が知られている．

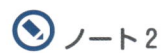 ノート 2

脳表ヘモシデリン沈着症　superificial siderosis

　脳表にヘモシデリンが沈着する状態．古典型（classic type）は，ヘモシデリンがびまん性に沈着するもので，後頭蓋に優位な分布を示すことが多い．中高年で発症し，感音性難聴，小脳失調，脊髄症状などを呈し進行性である．背景に動静脈奇形，外傷などを伴うものもあるが，約半数は原因不明である．画像上，小脳，脳幹の萎縮があるため脊髄小脳変性症と誤診されている場合がある．T2 強調像，T2* 強調像で小脳，脳幹の表面にヘモシデリン沈着による低信号が認められれば診断できる[2]（図 3-10）．

単純 CT

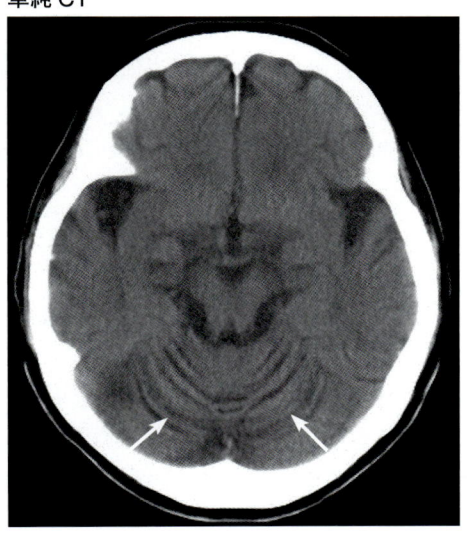

図 3-9　小脳萎縮（多系統萎縮症）
70 歳台男性．小脳半球の小脳溝（→）が明らかにみえる場合は，小脳萎縮と考えてよい．

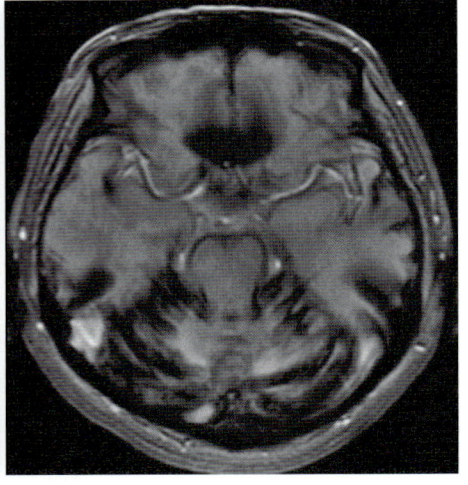

A：単純CT　　　　　　　　　　B：T2*強調像

図3-10　小脳萎縮（脳表ヘモシデリン沈着症）
60歳台女性．**A**：小脳萎縮による小脳溝の開大がみられる（→）．**B**：T2*強調像で，脳表にびまん性の低信号があることから診断できる．

b. 水頭症　hydrocephalus

　脳脊髄液の循環[注]が障害されて脳脊髄液量が増加する結果，脳室が拡大する病態が水頭症である．まれな機能性水頭症を除けば，脳脊髄液循環系のどこかに循環障害機転があり，それより上流が拡大する．

　画像所見は，**脳室の拡大，脳表くも膜下腔の狭小化**である（図3-13）．脳室拡大は脳萎縮でも認められるが，水頭症による脳室拡大は前角が丸みを帯びること，下角が拡大することが鑑別点である（→表3-1）．

　脳脊髄液圧亢進による間質性浮腫を反映して，脳室周囲白質の低吸収（periventricular lucency：PVL）を見ることがあるが，慢性水頭症では圧が均衡して認められないことが多い．

注：脳脊髄液は脳室内の脈絡叢で産生され脳表のくも膜顆粒で吸収されるとする古典的な循環説は最近疑問視されているが，各種病態をよく説明できるので臨床分類はこれに基づいている．

1）非交通性水頭症　noncommunicating hydrocephalus

　脳室内に閉塞機転がある状態（＝脳室内閉塞性水頭症）．脳腫瘍などの閉塞機転より上流（頭側）の脳室が拡大する（図3-11）．

　鑑別診断：テント上脳室のみの拡大で明らかな腫瘤がない場合，最も多い原因は**先天性中脳水道狭窄症**であるが，中脳の小腫瘍の可能性もあり，狭窄の評価，原因検索にはMRIが必要である．先天的な中脳水道狭窄のなかで，成人になってから顕在化する**LOVA**（Long-standing Overt Ventriculomegaly in Adult）という病態もある．

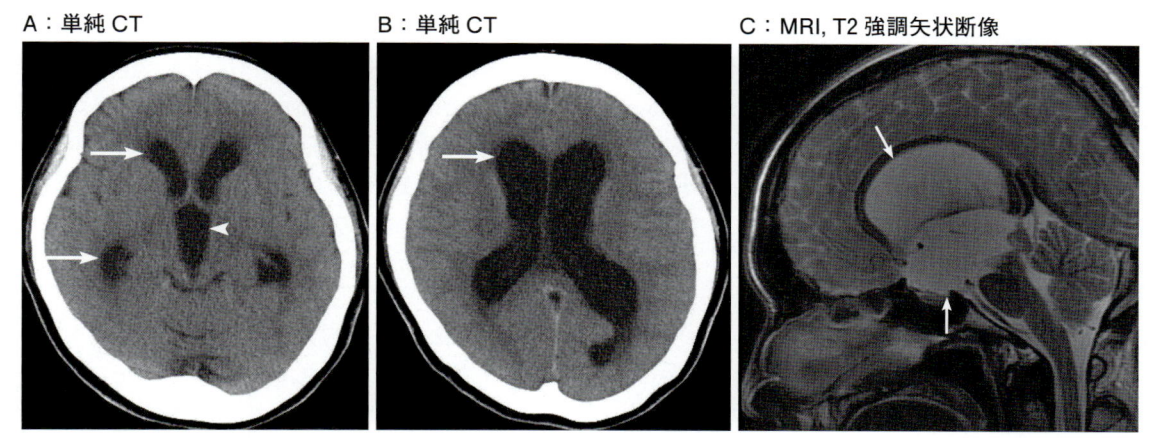

図 3-11　非交通性水頭症

50 歳台女性．中脳腫瘍による非交通性水頭症．A, B：中脳の腫瘍のため，上流の側脳室（大矢印）がまるみを帯びて拡大し，第 3 脳室（➤）も拡大している．C：T2 強調矢状断像では，星細胞腫が認められる（小矢印）．

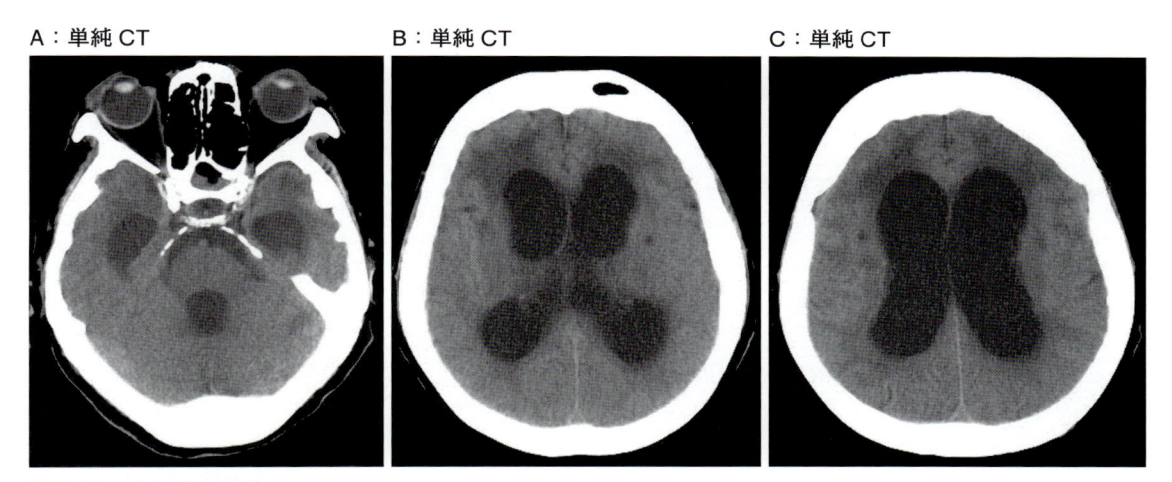

図 3-12　交通性水頭症

70 歳台女性．化膿性髄膜炎後の水頭症．A〜C：テント上下の脳室が一様に丸みを帯びて拡大している．側脳室周囲白質には，間質性浮腫による低吸収（PVL）も認められる．

2）交通性水頭症　communicating hydrocephalus

　　脳室外（脳表くも膜下腔）の循環障害機転による脳脊髄液循環不全．脳脊髄液を吸収するくも膜顆粒の機能不全によると考えられる．テント上脳室に加えて第 4 脳室も拡大するが（図 3-12），第 4 脳室の拡大はあまり目立たないこともあり，その場合は中脳水道狭窄症との鑑別が必要となる．

　　鑑別診断：くも膜下出血，髄膜炎に伴う二次性交通性水頭症が多い．明らかな原因がない場合，特に高齢者では**特発性正常圧水頭症**が多い．

3）特発性正常圧水頭症　idiopathic normal pressure hydrocephalus：iNPH

　特発性正常圧水頭症の診断は，特発性正常圧水頭症診療ガイドラインに準ずるが，画像所見としては DESH（disproportionately enlarged subarachnoid-space hydrocephalus）が重要である．これは大脳半球の Sylvius 裂以下の脳表くも膜下腔は開大し，これより高位の円蓋部，特に傍矢状面の脳溝が狭小する状態である．また冠状断では脳梁角の減少（90°以下）も特徴的である（図 3-13, 14）．また，しばしば円蓋部に丸い限局性のくも膜下腔開大を見る．

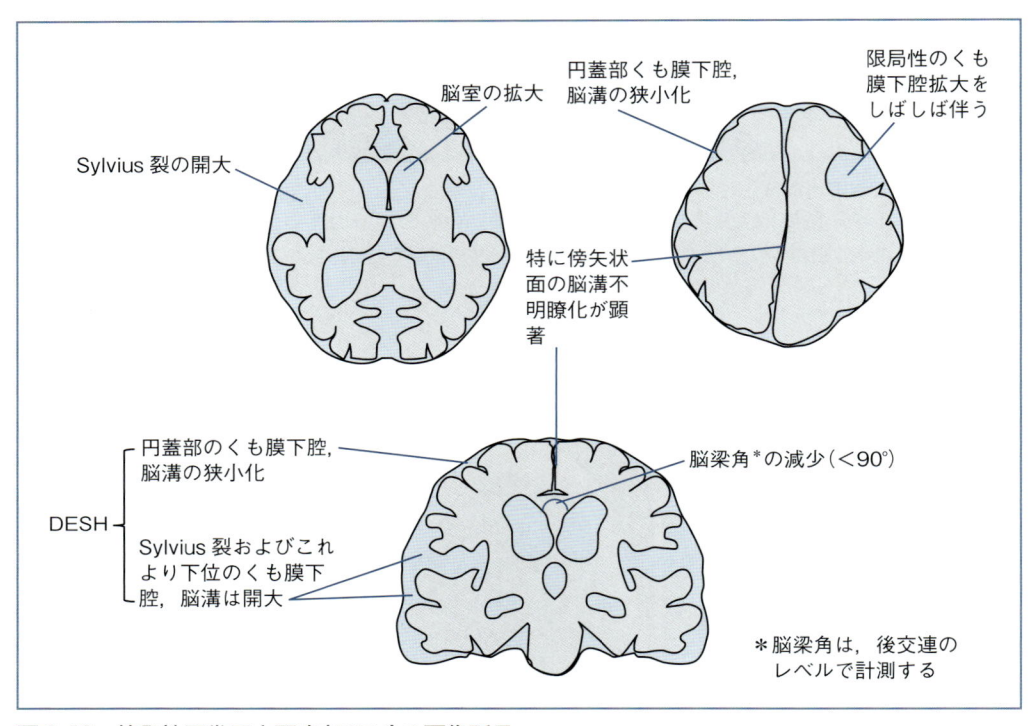

図 3-13　特発性正常圧水頭症（iNPH）の画像所見

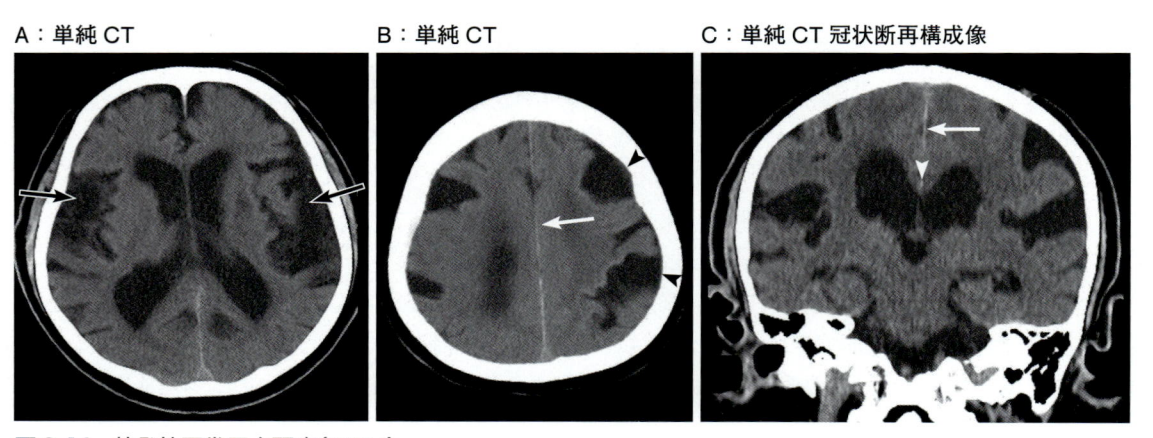

A：単純 CT　　　　B：単純 CT　　　　C：単純 CT 冠状断再構成像

図 3-14　特発性正常圧水頭症（iNPH）

66 歳男性．A：脳室，Sylvius 裂の拡大（→）があるが，B：円蓋部高位内側の脳溝は不明瞭（DESH，→）である．円蓋部脳表の脳溝の丸い限局性拡大が認められる（▶）．C：冠状断再構成像では，大脳半球内側の脳溝の不明瞭化（→）に加え，脳梁角の減少も認められる（▶）．これらの所見は iNPH に特徴的である．

A：単純 CT　　　　　　　B：単純 CT　　　　　　　C：単純 CT

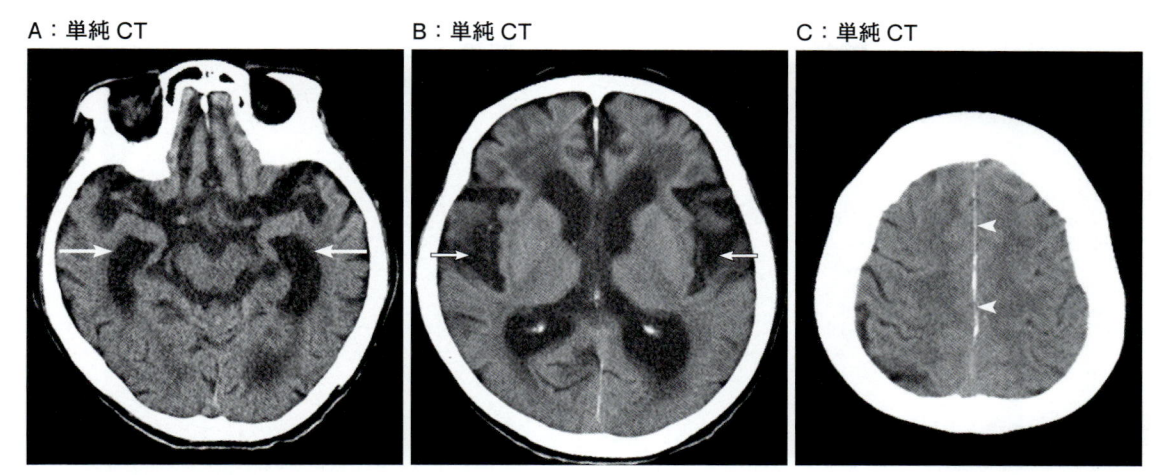

図 3-15　正常圧水頭症とアルツハイマー病の合併
70 歳台女性．脳室拡大，Sylvius 裂の開大（小矢印），円蓋部の脳溝の不明瞭化（DESH，➤）があるが，側脳室下角の拡大（大矢印）が脳室全体の拡大に比して強い．臨床経過からアルツハイマー病の合併と考えられた．

DESH を伴わない iNPH の存在が知られるが，画像による診断は難しい．

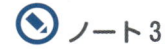 **ノート3**

iNPH と変性認知症の合併

　iNPH は高齢者に多いことから，アルツハイマー病など変性認知症との合併も珍しくないが，画像所見には共通する部分がある．iNPH の特徴を備えていても，脳室全体の拡大に比して下角の拡大が強い場合は，変性認知症の合併を考える必要がある（図 3-15）．

4) 機能性水頭症

　脳脊髄液循環経路に物理的な狭窄がないにもかかわらず水頭症が発生する場合がある．**脈絡叢乳頭腫**（→ 13 章 p.201）は，脳脊髄液を産生することにより脳脊髄液量が増加して水頭症をきたすことが知られているが，頻度は低い（図 3-16）．また一部の脳腫瘍，特に**前庭神経鞘腫**（→ 13 章 p.214）では，脳脊髄液の蛋白濃度上昇に起因する高粘度による水頭症をきたすことがある[3]（図 3-17）．

A：単純CT　　　　　　　　　　　　　B：MRI，造影T1強調冠状断像

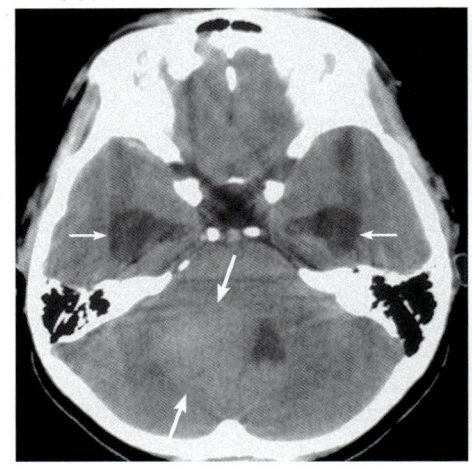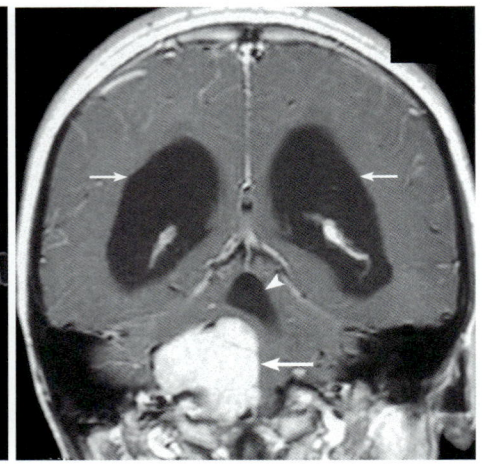

図3-16　脈絡叢乳頭腫による機能性水頭症
16歳女性．**A**：右後頭蓋窩にやや高吸収の腫瘤がみられる（大矢印）．**B**：造影T1強調冠状断像では，強い造影効果を示す腫瘤（大矢印）による第4脳室の変形もあるが（➤），それに比して高度の側脳室拡大が認められる（小矢印）．腫瘍による脳脊髄液産生が原因の機能性水頭症の合併と考えられる．

A：単純CT　　　　　　　B：単純CT　　　　　　　C：MRI，造影T1強調像

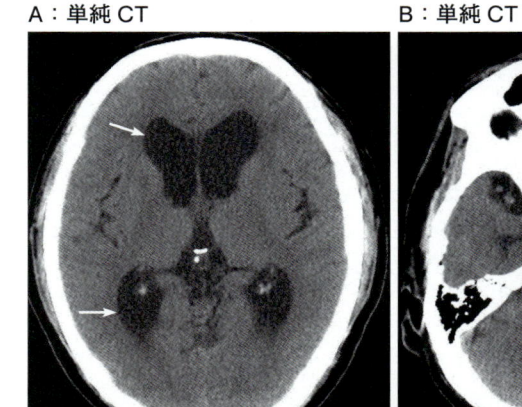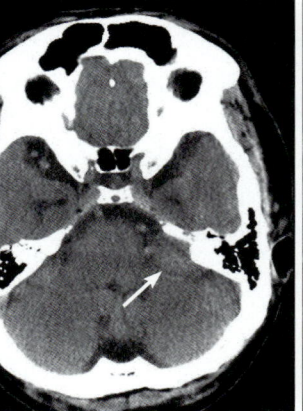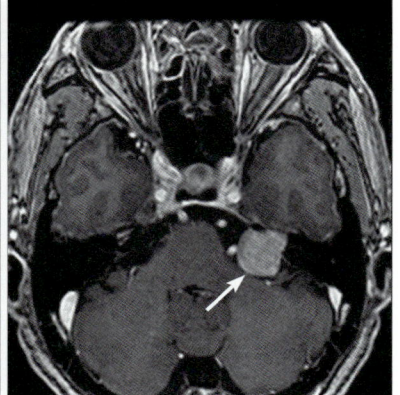

図3-17　前庭神経鞘腫による機能性水頭症
60歳台男性．**A**：水頭症による丸みを帯びた脳室拡大がみられる（小矢印）．**B**：拡大した内耳道から小脳橋角槽に連続する等吸収の前庭神経鞘腫が認められる（大矢印）．小さな腫瘍で脳幹の圧排，第4脳室変形など閉塞機転はなく，脳脊髄液の性状による機能性水頭症と考えられる．**C**：造影T1強調像では，均一な造影効果を示す腫瘍を認める（大矢印）．

c. 先天奇形に伴う脳室拡大

　脳梁欠損, 全前脳胞症, 神経遊走異常症などの先天奇形ではしばしば脳室拡大を見る. 水頭症と記載されることもあるが, 実際にはその多くは脳脊髄液循環障害によるものではなく, 脳実質の構築異常に伴う二次的なものである.

　特に側脳室三角部から後角が限局性に拡張した状態を colpocephaly という（図 3-18）. 最も多い原因は脳梁低形成だが（→ 14 章 p.233）, 神経細胞遊走異常症などさまざまな先天異常で認められる.

> **memo　colpocephaly の語源**
>
> 　colpo- は「空洞」を意味する語幹であるが, 医学用語では, colpocephaly を除けば「膣」である. なぜここだけ脳に colpo- が使われるのか？　Benda（1941）は小脳症における脳室拡大を, 髄液圧亢進による水頭症と区別して, 白質の発達不良により胎児の脳胞（vesicles）の形態が残存したと解して vesiculocephaly と記載した[4]. その後 Yakovlev（1946）は裂脳症の症例報告に際して, 後角拡大の説明としてこれを引用し, "vesiculo- or colpocephaly" とした[5]. あえて or でつないで colpo- を追加した理由は不明だが, ラテン語由来の vesiculo- にギリシア語起源の colpo- を対比したのかもしれない.

単純 CT

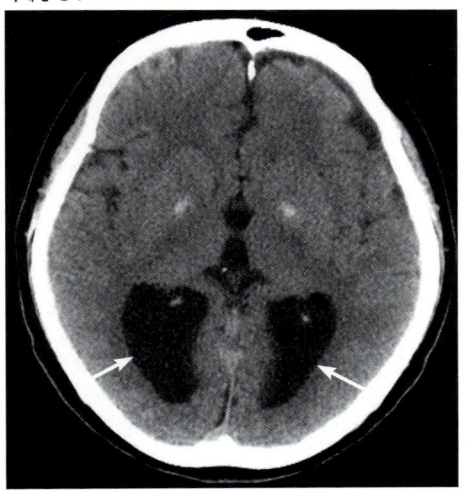

図 3-18　colpocephaly
40 歳台女性. 脳梁低形成. 側脳室三角部から後角の拡張が認められる（→）.

文献

1) Kim GH, Kim JE, Choi KG：T1-weighted axial visual rating scale for an assessment of medial temporal atrophy in Alzheimer's disease. J Alzheimer Dis 2014；41：169-178.
2) 高尾昌樹：脳表ヘモシデリン沈着症の診断基準の構築と調査に関する研究班―平成23度総合研究報告書(2012).
3) Taniguchi M, Nakai T, Kohta M, et al：Communicating hydrocephalus associated with small-to medium-sized vestibular schwannomas：clinical significance of the tumor apparent diffusion coefficient map. World Neurosurg 2016；94：261-267.
4) Benda CE：Microcephaly. Am J Psychiat 1941；97：1135-1146.
5) Yakovlev PI, Wadsworth RC：Schizencephalies：a study of the congenital clefts in the cerebral mantle. II. Clefts with hydrocephalus and lips separated. J Neuropathol Exp Neurol 1946；5：169-206.

4

石灰化

a. 生理的石灰化

　頭蓋内には生理的石灰化が好発する（表4-1，図4-1）．小児にはまれで，年齢とともに頻度，程度ともに増加することから加齢性変化の一部と考えられる．しかし，後述のカルシウム代謝異常などによる病的石灰化も，その分布はこれに類似することから，その意義については年齢，程度，臨床所見を総合的に判断する必要がある．

単純 CT

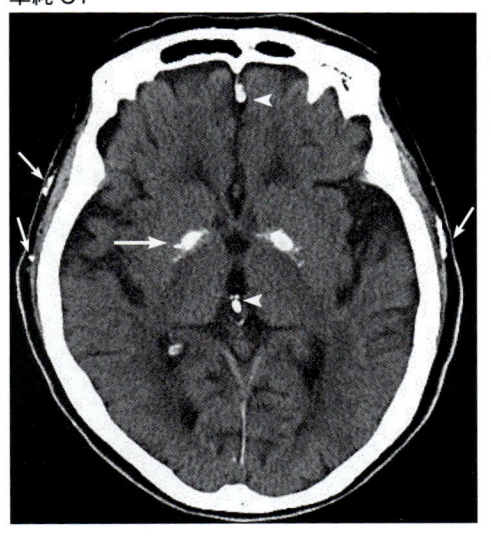

図 4-1　生理的石灰化
65 歳女性．淡蒼球（大矢印），松果体（黒矢頭），大脳鎌（白矢頭）の石灰化はいずれも生理的．皮下の石灰化（小矢印）は皮下動脈の動脈硬化による．

表 4-1　生理的石灰化を見る部位

石灰化の部位	鑑別を要する疾患
大脳基底核（特に淡蒼球）	カルシウム代謝異常，放射線照射後
小脳歯状核	カルシウム代謝異常，放射線照射後
脈絡叢（側脳室，第 4 脳室）	脳室内腫瘍（上衣腫，脈絡叢乳頭腫など）
硬膜（大脳鎌，小脳テント，錐体尖部）	髄膜腫
松果体（ノート 4）	松果体腫瘍（松果体細胞腫，奇形腫など）

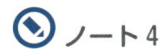　ノート4

> **松果体の石灰化**
>
> 　松果体の生理的石灰化の頻度は，8〜10歳：10％以下，11〜19歳：30％，20歳〜：40％とされ，年齢とともに増加する．6歳以下の石灰化，および成人でも1cm以上の石灰化は腫瘍の可能性を考える必要がある（→13章 p.206）．

b. 多発石灰化

1）大脳基底核・大脳皮質下の石灰化

　大脳基底核や大脳皮質下（皮髄境界）に石灰化を見る病態は非常に多く，画像所見には共通するところが多いので，臨床所見，その他の画像所見を合わせて鑑別する必要がある（表4-2，図4-2〜4）．

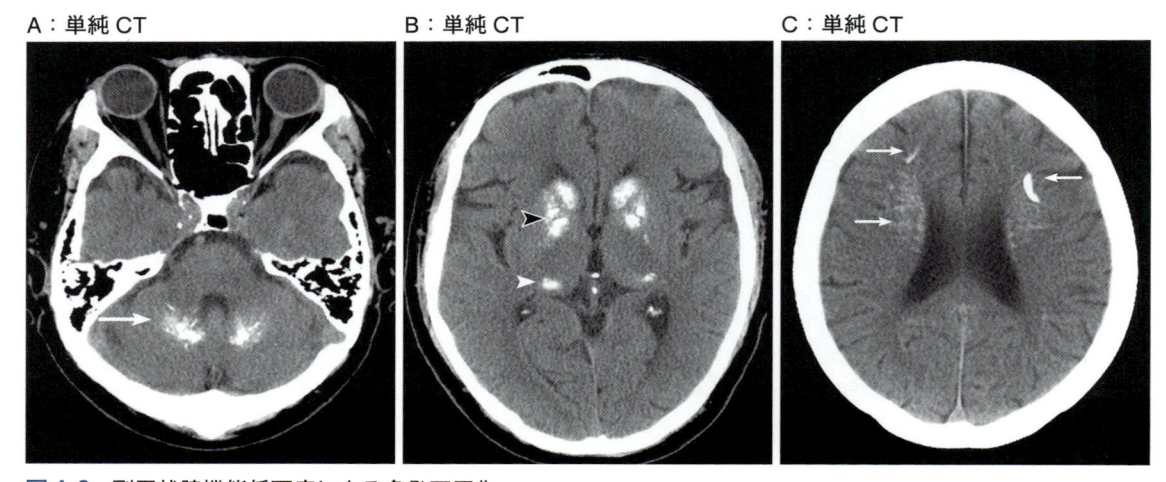

図4-2　副甲状腺機能低下症による多発石灰化
45歳男性．小脳歯状核（**A**，大矢印），大脳基底核（**B**，黒矢頭），視床（**B**，白矢頭），皮髄境界（**C**，小矢印）に石灰化が多発している．このような石灰化の分布は非特異的で，多くの病態に共通して認められる．

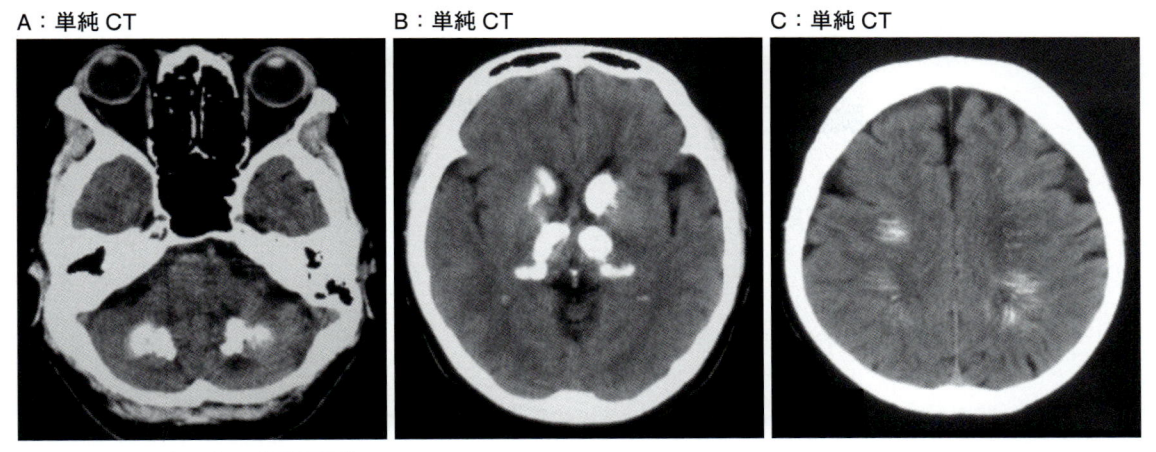

A：単純CT　　B：単純CT　　C：単純CT

図4-3　Fahr病による多発石灰化

27歳男性．認知機能低下．Fahr病（臨床診断）．テント上下，両側性に強い石灰化が多発している．分布は副甲状腺機能低下症による石灰化（図4-2）と基本的に同じである．

図4-4　慢性静脈圧亢進による石灰化

Galen大静脈瘤（小矢印）による慢性静脈圧亢進に起因する大脳基底核（大矢印），皮髄境界（➤）の多発石灰化がみられる．
(Alvarez H, et al.Neuroimaging Clin N Am 2007；17：189-206)

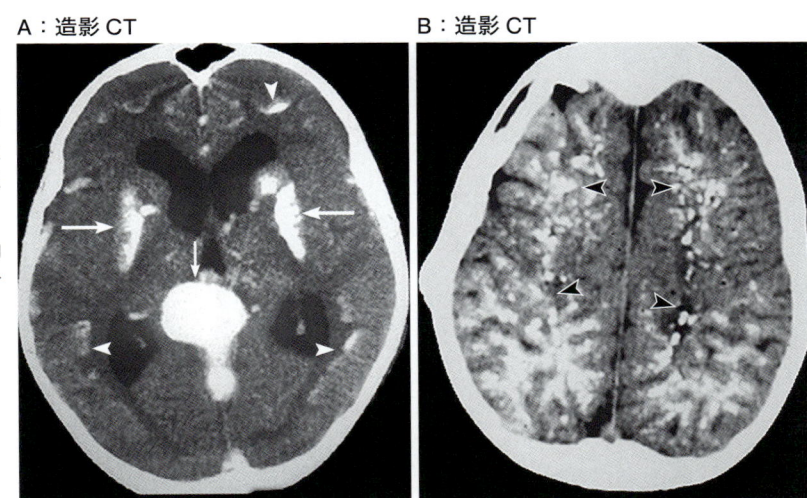

A：造影CT　　B：造影CT

表4-2　大脳基底核・大脳皮質下の石灰化

疾患	特徴・合併所見
生理的石灰化	淡蒼球，小脳歯状核に多い．皮質下にはまれ
カルシウム代謝異常症	副甲状腺機能低下症，偽性副甲状腺機能低下症など
甲状腺機能低下症	びまん性甲状腺腫
Down症候群	精神発達遅滞
Fahr病	錐体外路症状，精神発達遅滞
MELAS	脳卒中様発作，低身長，筋疾患
放射線治療後	特に全脳照射後
慢性静脈圧亢進	硬膜動静脈瘻，Galen大静脈瘤など

2）脳回に沿う石灰化

　片側の大脳半球に限局する脳回に沿う石灰化は，特徴的な皮膚症状があれば，Sturge-Weber 症候群（→ 13 章 p.227）における軟膜血管腫にほぼ特異的である（図 4-5）．

　鑑別診断：石灰化を伴う脳腫瘍があげられる．

3）側脳室壁の石灰化

　両側の側脳室壁の石灰化は，**結節性硬化症**（→ 13 章 p.225）にほぼ特異的な所見である（図 4-6）．

　鑑別診断：TORCH 症候群（→ 14 章 p.242）があげられるが，新生児，乳児期に発症し，脳回形成異常，脳室拡大など多彩な異常を合併するので鑑別は容易である（図 4-7）．まれに，硬膜動静脈瘻や Galen 大静脈瘤などによる**慢性静脈圧亢進**により，同様な石灰化を見ることがある（→ 9 章 p.118）．

単純 CT

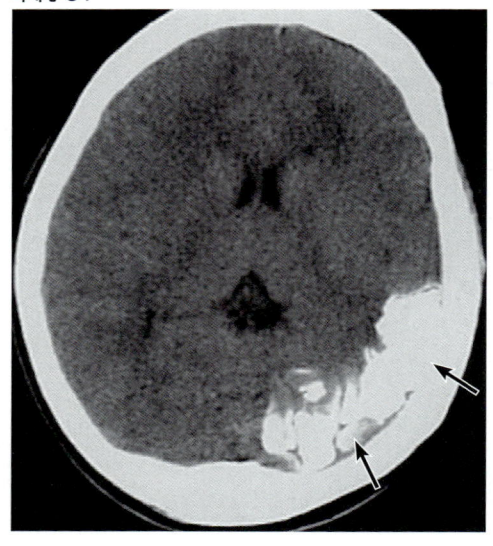

図 4-5　脳回に沿う石灰化
5 歳女児．Sturge-Weber 症候群．軟膜血管腫による脳回に沿う石灰化がみられる（→）．

C.　単発ないし少数の限局性石灰化

1）脳底部

　脳底部の粗大石灰化は，動脈硬化性変化に伴う**血管壁の石灰化**が最も多く（図 4-8），ある程度の大きさがあれば**脳動脈瘤**も考える必要がある（図 4-9）．動脈硬化の石灰化は脳底主幹動脈に好発するが，円蓋部の脳表，脳溝内の血管にも認められることがある．

単純 CT

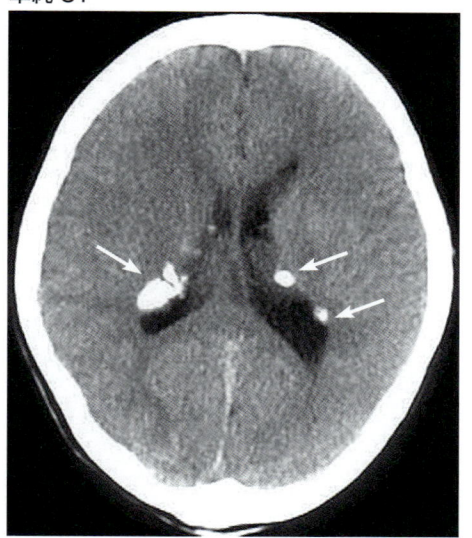

図 4-6　側脳室壁の石灰化
13 歳女児．結節性硬化症．側脳室壁の多発
石灰化（→）はほぼ特異的である．

単純 CT

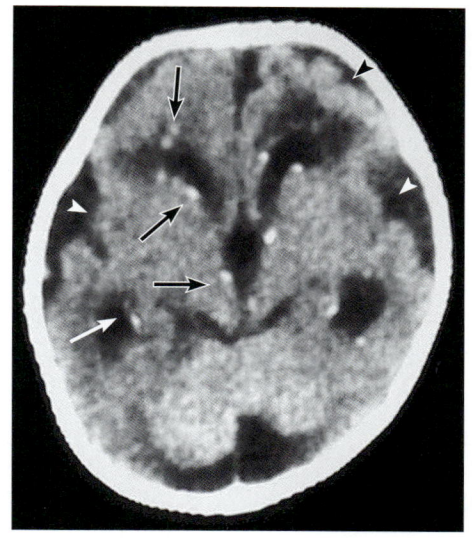

図 4-7　側脳室壁の石灰化
0 歳男児．先天性サイトメガロウイルス
（CMV）感染症．脳室壁，第 3 脳室の石灰化
（→）に加えて，脳回形成異常（▶），脳室拡大
が認められる．

単純 CT

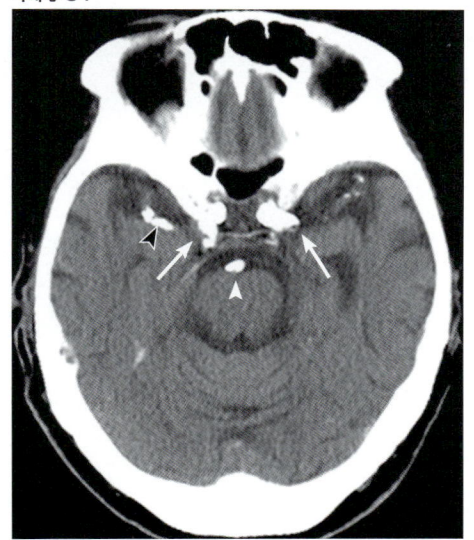

図 4-8　動脈硬化性変化による石灰化
85 歳男性．動脈硬化性変化．内頸動脈（→），
中大脳動脈（黒矢頭），椎骨動脈（白矢頭）の粗
大石灰化がみられる．

単純 CT

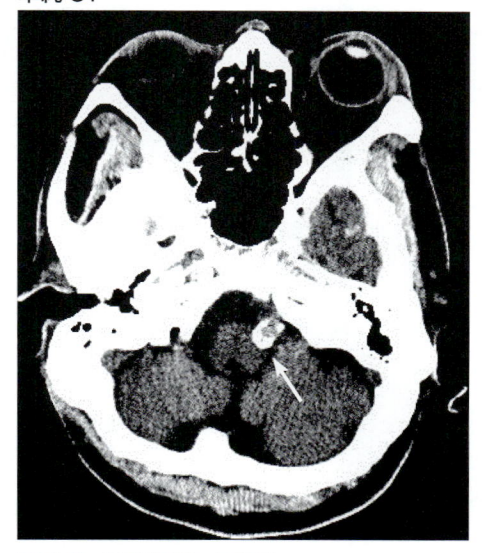

図 4-9　脳動脈瘤の石灰化
65 歳男性．椎骨動脈瘤の石灰化（→）．ある
程度の大きさがあれば，動脈硬化性変化に加
えて脳動脈瘤の可能性も考える．

4
石灰化

　石灰化ではないが，以前のミエログラフィで使用した**油性造影剤の遺残（ノート5）**がくも膜下腔の多発高吸収として認められることがある（図4-10）．鞍上槽，Sylvius谷，脳幹周囲槽など，脳底部のくも膜下腔，脳槽に分布することが多い．MRIではT1強調像で高信号を呈することもあるが，ほとんどの場合みえない．

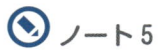 **ノート5**

油性造影剤

　油性ヨード造影剤マイオジール®（一般名Iophendylate，アメリカではPantopaque®）は，日本では1980年頃までミエログラフィ造影剤として使用されていた．吸収されることなく生涯にわたってくも膜下腔内に残存するため，それ以前にミエログラフィを施行された患者のCTでみられることがある（図4-10）．通常は無症状であるが，癒着性くも膜炎の原因となることがある．

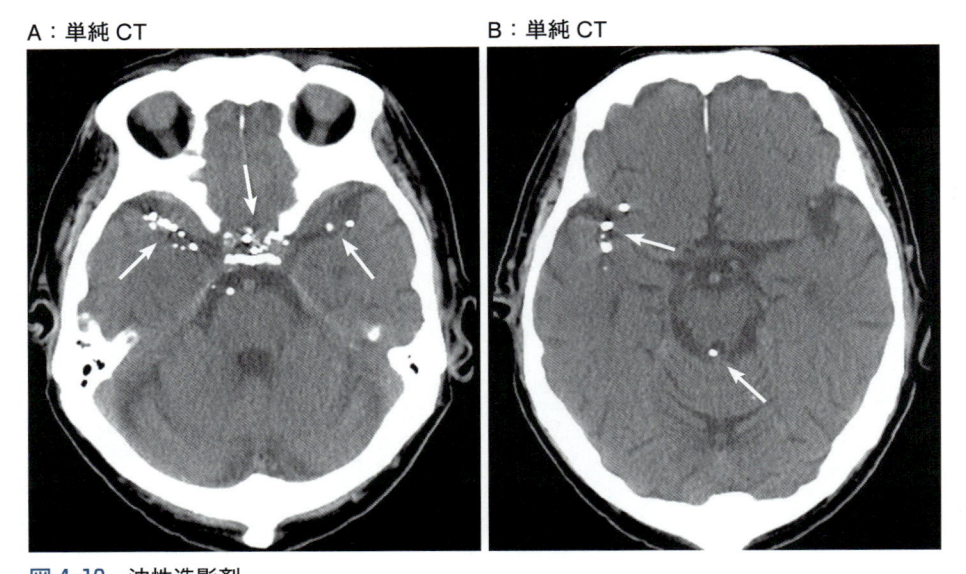

A：単純CT　　B：単純CT

図4-10　油性造影剤
80歳男性．約40年前にミエログラフィの既往がある．鞍上槽，Sylvius谷，Sylvius裂，橋周囲槽などに点状の高吸収が多発している（→）．

2）硬膜

硬膜（大脳鎌，小脳テント）には結節状あるいは扁平な石灰化がしばしば認められる（図4-11）．大部分は生理的石灰化であるが，腫瘤状の場合，経時的に増大する場合は髄膜腫の可能性があり，造影MRIで造影効果の有無を確認する必要がある．

3）脳実質

脳実質内の点状〜斑状石灰化で，明らかな腫瘍やmass effectがない場合は，海綿状血管奇形（→9章 p.117）（図4-12），**脳動静脈奇形**（→9章 p.116）（図4-13）をまず疑い，MRIで確認する．**脳腫瘍**には石灰化を伴うものが多い（図4-14）．特に石灰化の頻度が高いものとして，乏突起膠腫（90％），頭蓋咽頭腫（90％），上衣腫（50％），びまん性星細胞腫（20％），髄膜腫（20％）などがあげられる．一方，石灰化がまれな腫瘍としては，下垂体腺腫，神経鞘腫（1％以下），膠芽腫，髄芽腫（5％以下）があげられる．

単純 CT

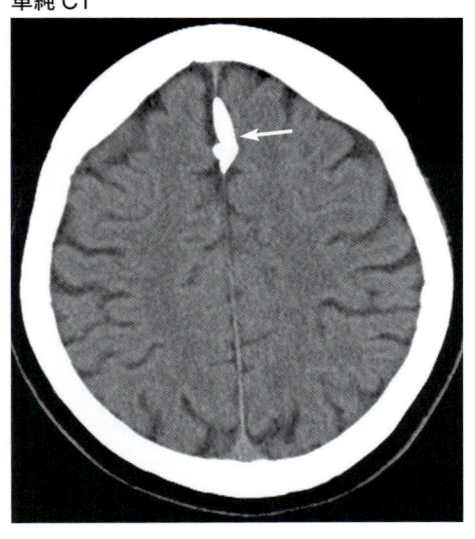

図 4-11　大脳鎌の石灰化
50歳男性．大脳鎌の粗大石灰化（→）がみられる．生理的なものが大部分だが，腫瘤状の場合，増大する場合は髄膜腫の可能性がある．

4

石
灰
化

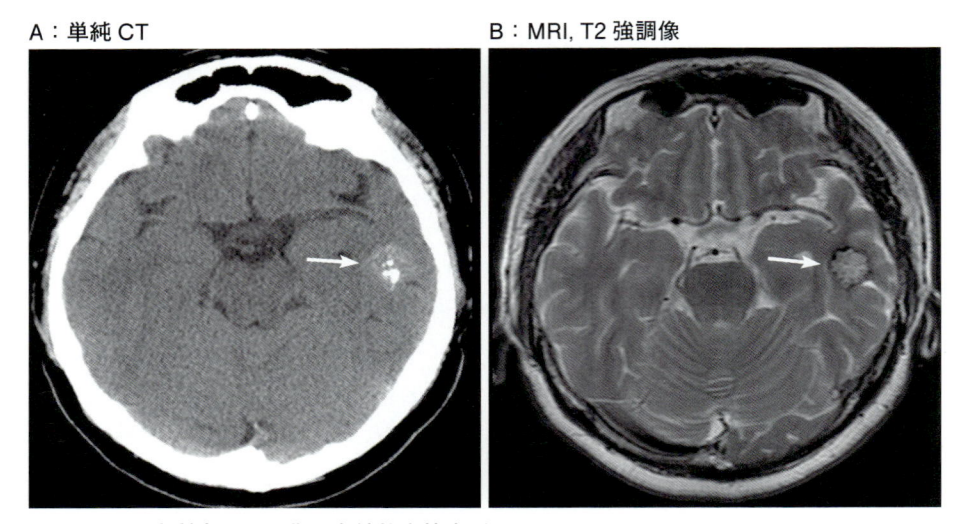

図 4-12 脳実質内の石灰化：海綿状血管奇形
40 歳女性．単純 CT（**A**）で淡い高吸収の中に粗大な石灰化がみられる（→）．T2 強調像（**B**）
で低信号と高信号が混在する特徴的な所見を示す（→）．

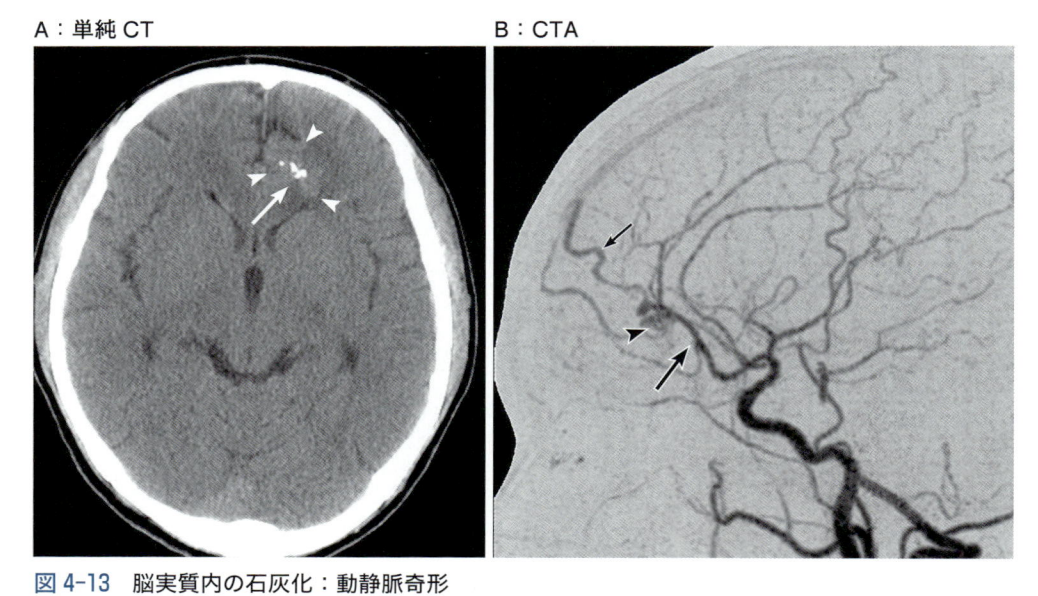

図 4-13 脳実質内の石灰化：動静脈奇形
53 歳女性．単純 CT（**A**）で動静脈奇形（▶）の一部に粗大な石灰化（→）がみられる．CTA（**B**）で拡張
した流入動脈（大矢印），ナイダス（▶），流出静脈（小矢印）が認められる．

A：単純 CT

B：MRI, FLAIR 像

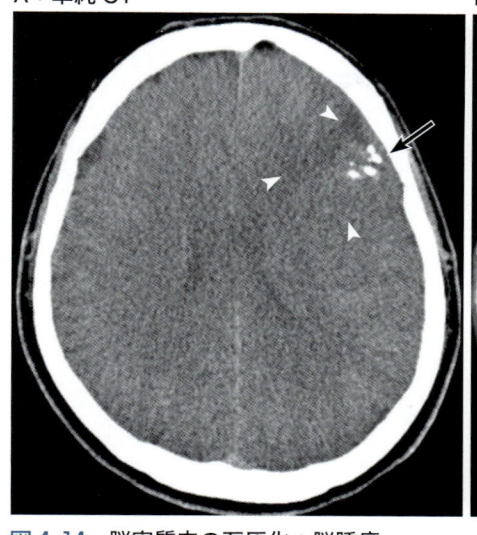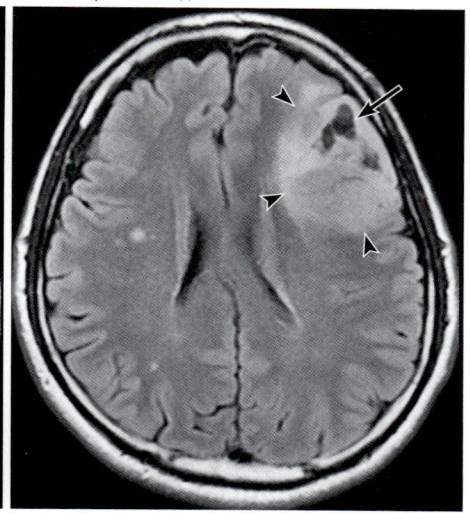

図 4-14　脳実質内の石灰化：脳腫瘍

36 歳男性．星細胞腫．単純 CT（**A**）で左側頭葉から後頭葉に粗大な石灰化（→）を伴う淡い低吸収性病変（➤）がみられる．FLAIR（**B**）で病変は広範な高信号を示し（➤），石灰化は無信号として認められる（→）．脳実質内の石灰化腫瘍としては，頻度的にはびまん性星細胞腫が最も多い．

4

石灰化

---

memo　脳の肉芽腫はまれ

　胸腹部の CT では，限局性，非特異的な石灰化を見るととりあえず陳旧性肉芽腫，陳旧性結核などとすると「当たらずといえども遠からず」であるが，脳の場合は肉芽腫はまれである．血管壁の石灰化，血管奇形などをまず考える．

5

囊胞性病変

a. 小脳背側囊胞

1）巨大大槽・くも膜囊胞

　巨大大槽(mega cisterna magna)は，厳密な定義はないが大槽が拡大した状態で，しばしば認められる正常変異といってもよい状態である(図5-1)．小さなくも膜囊胞との鑑別は難しいが，頭蓋内板の変形を伴う，小脳に圧排がある，内後頭隆起を越えて頭側まで進展している場合はくも膜囊胞と考える(図5-2)．鑑別の意義には乏しい．

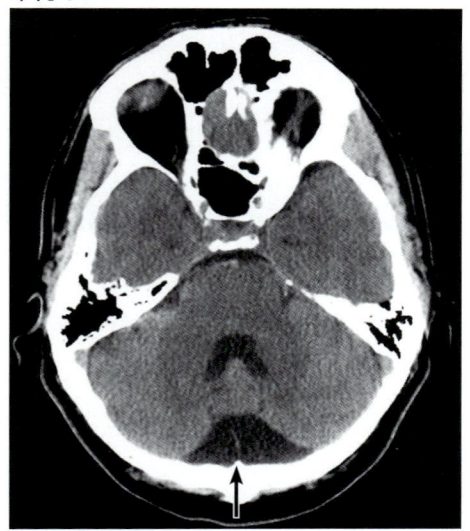

単純 CT

図 5-1　巨大大槽
30 歳男性．正常構造である大槽の拡大がみられる(→).

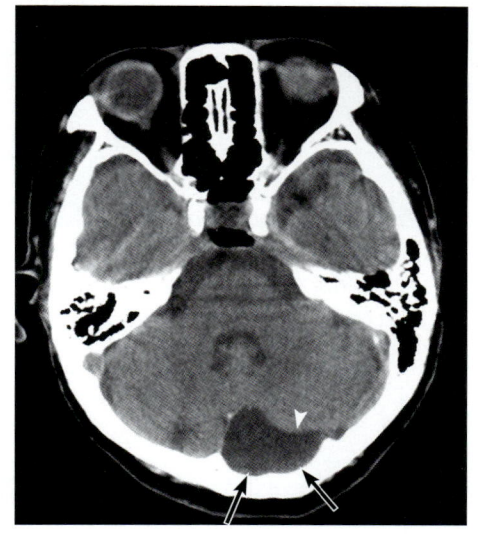

単純 CT

図 5-2　後頭蓋窩くも膜囊胞
40 歳男性．後頭蓋窩背側に限局性のくも膜下腔拡大があり，頭蓋内板の変形(→)，小脳の圧排(➤)があることからくも膜囊胞と考えられる．

> **memo**　後頭蓋窩背側の囊胞
>
> 　後頭蓋窩背側に囊胞を見ることは多い．この辺りの発生は複雑で，このほかにも Blake 囊胞，arachnoid pouch などの分類がある[1]．しかし，学問的興味を別すればこれを区別する意義には乏しい．広く小脳背側囊胞(retrocerebellar cyst)と総称して，必要に応じて水頭症など合併奇形を評価する方が実際的である[2]．

2）Dandy-Walker 奇形

　小脳虫部下部の低形成，静脈洞交会の高位を伴う大きな囊胞を見るまれな病態(図 5-3)．臨床的には精神発達遅滞などをみる(→ 14 章 p.243)．

A：単純 CT　　　　　　B：単純 CT　　　　　　C：MRI, T2 強調矢状断像

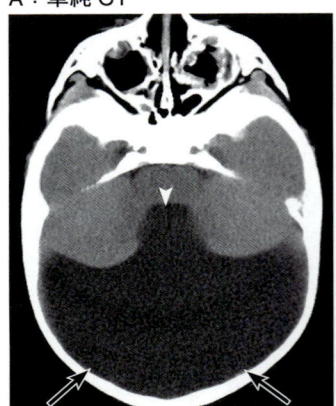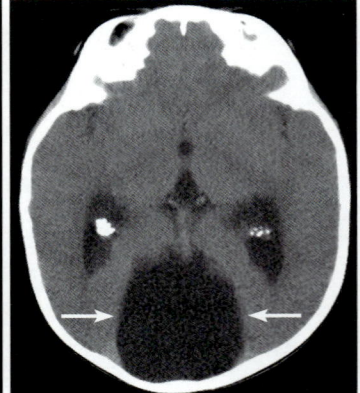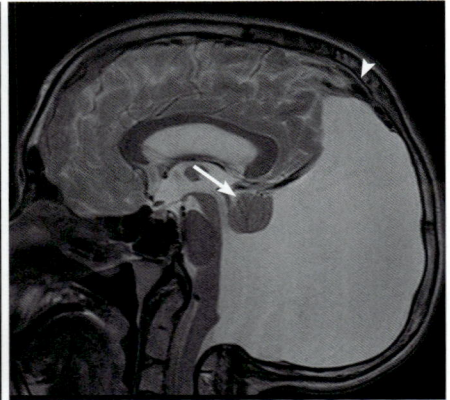

図 5-3　Dandy-Walker 奇形
2 歳男児．単純 CT(**A, B**)では，小脳半球の背側に第 4 脳室(➤)と交通する大きな囊胞があり(→)，小脳虫部は認められない．T2 強調矢状断像(**C**)では小脳虫部は上部のみ形成されており(→)，下部は欠損している．静脈洞交会は高位に位置する(➤)．

b. 脳実質内の囊胞

1）血管周囲腔の拡張

　大脳基底核の下部に好発するが(図 5-4)，大脳半球円蓋部にも発生する(図 5-5)．一般に加齢に伴い拡張することが知られているが，若年者でも 1 cm 以上に拡張している場合がある．成因は不明の場合が多く，臨床的意義にも乏しい．大脳基底核部ではラクナ梗塞との鑑別が必要であるが，血管周囲腔は大脳基底核の下部，ラクナ梗塞は上部に発生することが参考になる．

　特に円蓋部の血管周囲腔の拡張を見る病態として，もやもや病(→ 8 章 p.95)，ムコ多糖類症(→ 12 章 p.170)などがある．

2) neuroglial cyst

　神経管の一部が分画されて残る囊胞構造. neuroglial cyst, neuroepithelial cyst, glio-ependymal cyst などの用語が混在しているが, ほぼ同義と考えてよい. 前頭葉, 頭頂葉に多いが, 脳脊髄のどこにでも発生しうる. 境界明瞭, 平滑な輪郭の囊胞で, 周囲の脳実質は正常で, 圧排, 変形を伴わない(図 5-6). 孔脳症との鑑別は難しいこともある.

単純 CT

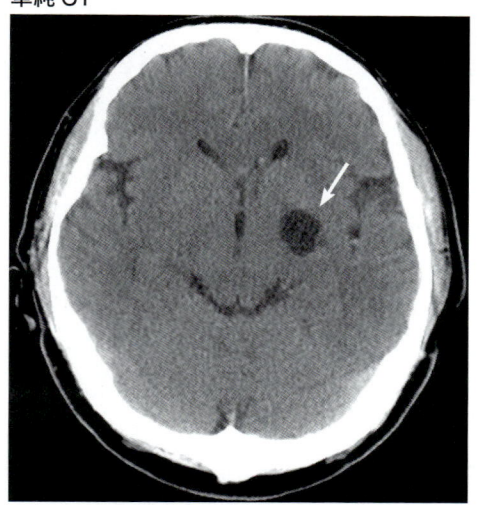

図 5-4　血管周囲腔の拡張
40 歳男性. 左大脳基底核下部の囊胞構造がみられる(→). ラクナ梗塞と異なり, 大脳基底核の下部に発生する.

単純 CT

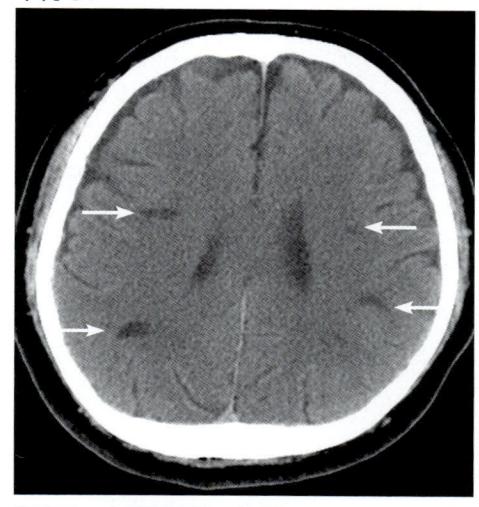

図 5-5　血管周囲腔の拡張
40 歳男性. 大脳半球円蓋部に多発する管状低吸収がみられる(→). 大脳基底核部に比べると低頻度である.

単純 CT

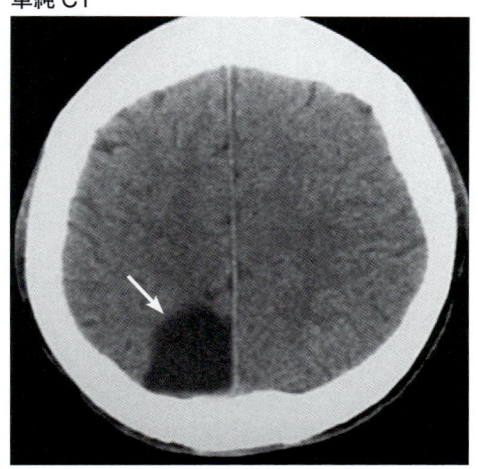

図 5-6　neuroglial cyst
25 歳女性. 頭頂葉脳実質内の輪郭明瞭な丸い囊胞腔がみられる(→).

5

囊胞性病変

> **memo**　neuroglial cyst
>
> 　neuroglial cyst は，これといって特徴がないのが特徴．浮腫もなく，いかにも偶発所見らしい脳実質内嚢胞を見たら「ニューログリアルシスト」と言っておくのが無難．生検されることはまずないので，間違っていても誰にもわからない．

3）孔脳症　porencephaly

　胎生期〜周産期の脳血管障害で，感染などによる**脳組織の破壊**による嚢胞腔（→14章 p.237）．他の先天性嚢胞に比べていびつな形の場合が多く，脳室や脳表くも膜下腔にしばしば密接，交通する（図5-7）．症状も無症状から巣症状，精神発達遅滞をみるものまでさまざまである．無症状で丸い場合は neuroglial cyst との鑑別は難しい．

4）嚢胞性腫瘍・脳膿瘍

　嚢胞成分を伴う脳腫瘍としては，神経膠腫，転移性腫瘍，神経節膠腫，血管芽腫などがあり，また**脳膿瘍，包虫症**などの感染症でも嚢胞病変が認められるが（→11章 p.137）．壁の一部に充実性部分，石灰化，あるいは周囲の浮腫などを見る場合は，これらの病変を疑って積極的に造影 MRI を施行する．

A：単純 CT　　　　　　　　　　　　B：MRI, T2 強調像

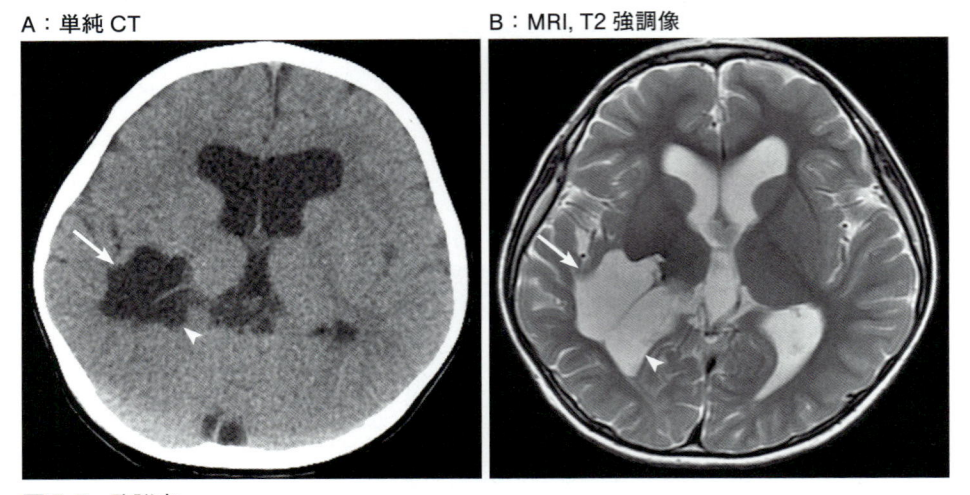

図5-7　孔脳症
5歳男児．単純 CT（**A**）で右側頭葉のいびつな形の嚢胞腔（→）が認められ，側脳室三角部（➤）に連続している．T2 強調像（**B**）では，脳脊髄液に等しい高信号である．

c. 脳室内，脳室近傍の囊胞

1）上衣囊胞　ependymal cyst

　脳室内，特に側脳室に囊胞を見ることは多い．薄い壁がみえることもあるが，壁がみえずに脳室の限局性拡張としてのみ認められることもある（**図 5-8**）．病理学的には，壁を作る組織により上衣囊胞あるいは脳室内くも膜囊胞に分けられるが，画像では区別できない．原則として無症状であるが，まれに閉塞機転となって水頭症の原因となる．

2）脈絡叢囊胞　choroid plexus cyst

　脈絡叢のあるところならどこにでも発生しうるが，**側脳室三角部**に多くしばしば両側性で，1〜2 cm のものが多い（**図 5-9**）．脳脊髄液と等吸収ないしやや高吸収で，FLAIR では明らかな高信号を示すこともある．脈絡叢の生理的石灰化により壁が石灰化しているようにみえることもある．三角部に好発する病変として，髄膜腫，脈絡叢乳頭腫，脈絡叢黄色肉芽腫，転移性腫瘍などがあるが，いずれも充実性である．

単純 CT

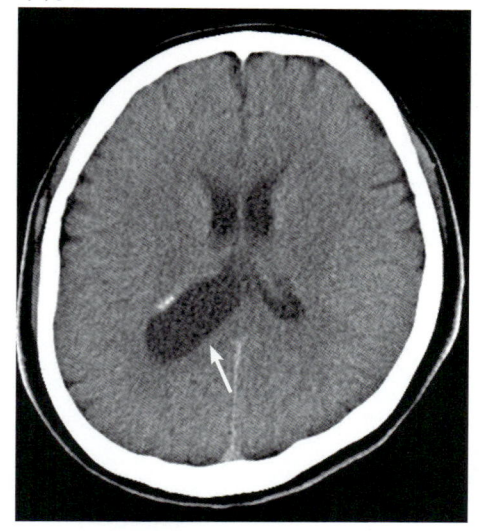

図 5-8　上衣囊胞
60 歳男性．右側脳室体部の囊胞を認める（→）．囊胞壁はみえない．

単純 CT

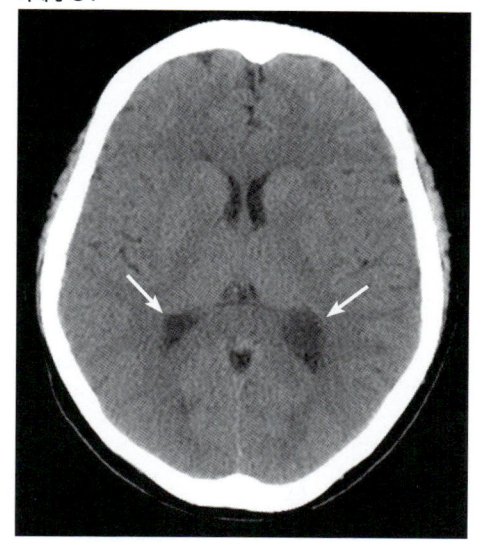

図 5-9　脈絡叢囊胞
32 歳女性．両側側脳室三角部に，脳脊髄液よりやや高吸収の囊胞が認められる（→）．

5

囊胞性病変

3) 脈絡裂囊胞　choroid fissure cyst

側脳室下角内側，脈絡裂に接して発生する類円形の囊胞（図5-10）．無症状．脳幹周囲槽のくも膜囊胞と鑑別が難しいこともあるが，鑑別の必要もない．

4) 松果体囊胞　pineal cyst

松果体部に発生する丸い神経上皮囊胞（図5-11）．1～2 cmのものが多い．囊胞に圧排された正常松果体のために，壁の一部が厚くみえたり，石灰化しているようにみえることがある．2 cm以上のもの，明らかな充実成分を伴う場合は，変性を伴う腫瘍の可能性がある（→13章 p.208）．

単純 CT

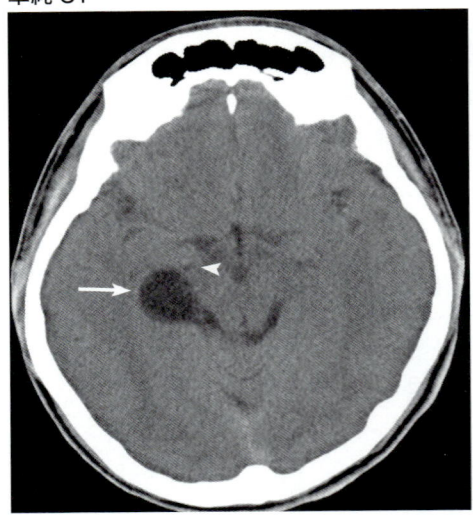

図5-10　脈絡裂囊胞
脈絡裂（➤）に接する囊胞（→）がみられる．特徴的な位置から診断できる．

A：単純 CT

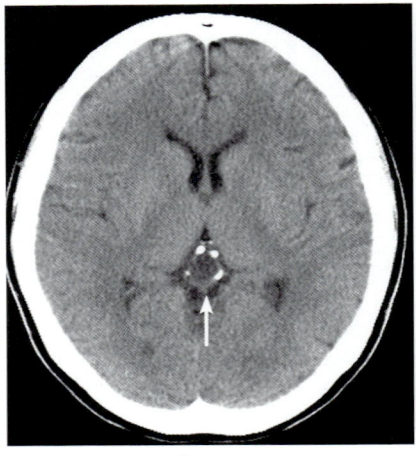

B：MRI, T1強調矢状断像

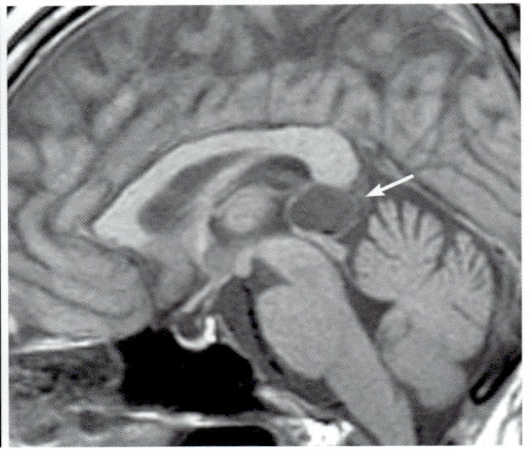

図5-11　松果体囊胞
52歳女性．単純CT（A）では松果体部の囊胞がみられ（→），周囲の石灰化は正常松果体の石灰化である．T1強調矢状断像（B）では，脳脊髄液に等しい低信号である．

5）コロイド嚢胞　colloid cyst

　第3脳室前上部，正中，Monro 孔の位置に発生する嚢胞性腫瘤．内容は粘稠な液体で，その濃度によって**低吸収〜高吸収**までさまざまな濃度を示す（→ 13 章 p.203）（図5-12）．

A：単純 CT

B：MRI，造影 T1 強調矢状断像

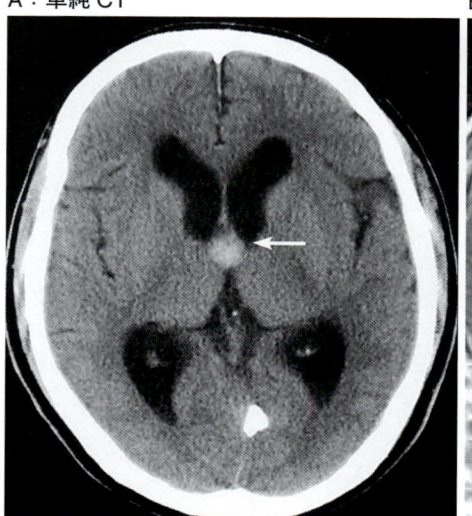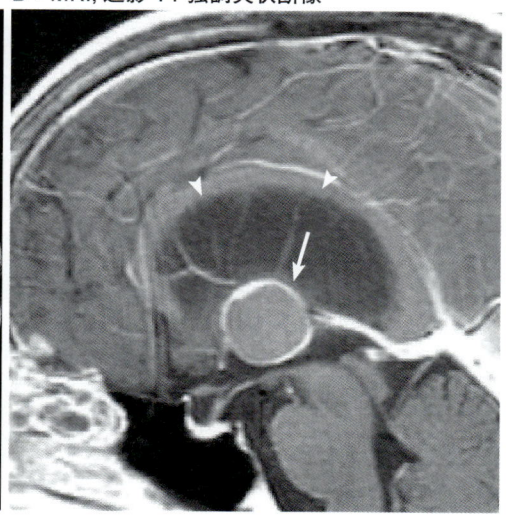

図5-12　コロイド嚢胞
51 歳男性．単純 CT（**A**）では第3脳室前部正中，Monro 孔の位置に高吸収の腫瘤がみられる（→）．側脳室に，閉塞性水頭症による軽度の拡大が認められる（後頭葉の石灰化は偶発的な髄膜腫）．造影 T1 強調矢状断像（**B**）では第3脳室前部の腫瘤は脳脊髄液よりやや高信号で（→），薄い壁に造影効果が認められる．側脳室は拡大している（▶）．

> **memo　「コロイド」**
> 　脈絡嚢胞（choroid plexus cyst），コロイド嚢胞（colloid cyst）は，カタカナではいずれも「コロイド」なので混同されることがあるが，もちろんまったく別物である．

d.　傍鞍部嚢胞

1）鞍上部くも膜嚢胞　suprasellar arachnoid cyst

　CT では嚢胞壁がみえないことが多く，鞍上槽の拡大として認められる（図5-13）．他の部位のくも膜嚢胞に比較して症状を呈することが多く，第3脳室底を挙上，Monro 孔を狭窄して閉塞性水頭症の原因となることもある．

A：単純 CT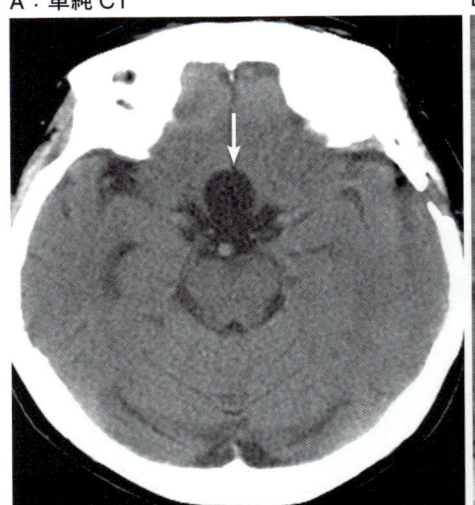
B：MRI, T1 強調矢状断像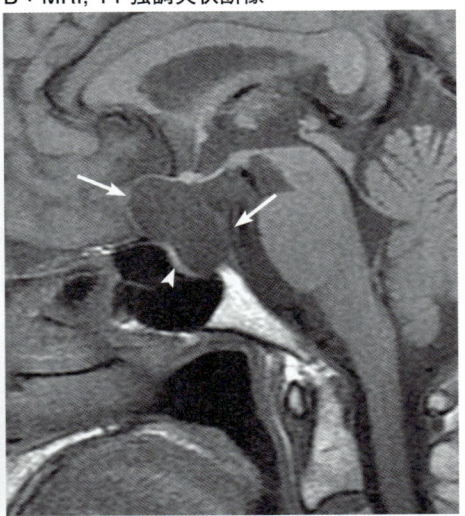

図 5-13 鞍上部くも膜囊胞
45 歳男性．単純 CT（**A**）で鞍上槽内に脳脊髄液と等吸収の丸い囊胞がみられる（→）．T1 強調矢状断像（**B**）では，下垂体は圧排され菲薄化している（►）．

2）Rathke 囊胞 Rathke's cleft cyst

胎生期の Rathke 囊上皮遺残による先天性囊胞（→ 13 章 p.194）．典型例は正中，下垂体前葉と後葉の間に発生するが，左右いずれかに偏ったり，鞍上部に発生する場合もある．**低吸収～やや高吸収**で，MRI では T1 強調像で高信号，T2 強調像で低信号となることもある（図 5-14）．壁が厚い場合，充実性部分を伴う場合は，下垂体腺腫，頭蓋咽頭腫を疑う必要がある．原則として無症状だが，大きくなると視交叉を圧排して視野障害の原因となる．

3）頭蓋咽頭腫 craniopharyngioma

胎生期の Rathke 囊上皮から発生する腫瘍で，**囊胞成分，壁の石灰化**を伴うことが多い（→ 13 章 p.193）（図 5-15）．

鑑別診断：鞍上部くも膜囊胞との鑑別が必要だが，壁に充実性部分，石灰化がある場合は頭蓋咽頭腫を疑う．造影 MRI で確認できる．

A：単純 CT

B：MRI, T1 強調矢状断像

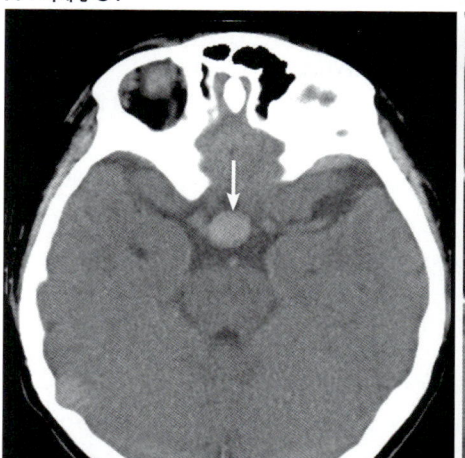
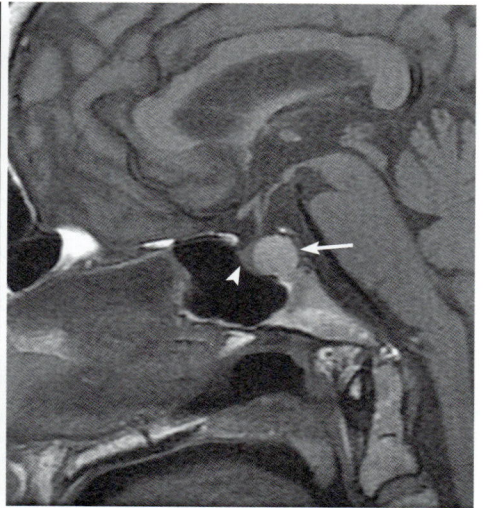

図 5-14　Rathke 囊胞

20 歳女性．単純 CT（**A**）で鞍内から鞍上部にやや高吸収の丸い腫瘤が認められる（→）．T1 強調矢状断像（**B**）では高信号の囊胞（→）の腹側に正常下垂体前葉がみえる（➤）．

A：単純 CT

B：MRI, 造影 T1 強調矢状断像

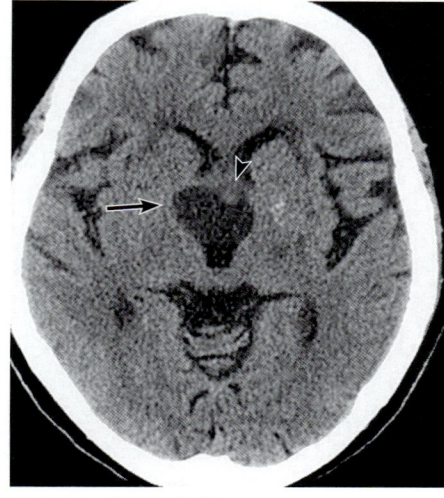
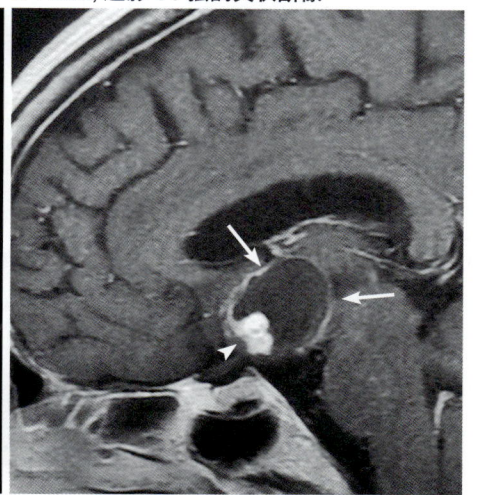

図 5-15　頭蓋咽頭腫

45 歳男性．単純 CT（**A**）で鞍上部の囊胞性腫瘤がみられる（→）．壁の一部に充実性部分が認められる（➤）．造影 T1 強調矢状断像（**B**）では充実性部分（➤）および囊胞壁（→）に造影効果が認められる．

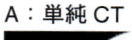

5

囊胞性病変

4) empty sella

トルコ鞍内が脳脊髄液で満たされた状態の総称．CT では鞍内の低吸収として認められる．本来の意味での**一次性** empty sella は，鞍隔膜の低形成などにより鞍上槽が鞍内に陥入して下垂体を鞍底部に圧排した状態で，トルコ鞍の拡大を伴う（**図 5-16**）．原則として無症状だがごくまれに頭痛，下垂体機能低下症などの原因になるとされる．最も多いのは**二次性**で，放射線治療や術後変化による下垂体の萎縮によるもので，加齢に伴ってみられることも多い．原則としてトルコ鞍は拡大しない．

 鑑別診断：くも膜囊胞など囊胞性腫瘤との鑑別が必要だが，低吸収は鞍内に限局しており鞍上部には異常がない．

5) 頭蓋底髄膜瘤 basal meningocele

脳髄膜瘤は，頭蓋，硬膜の欠損部から頭蓋内容が脱出する状態で（→ 14 章 p.235），後頭部や前頭部に多く，新生児期に診断されるが，まれに頭蓋底に発生して，蝶形骨洞，上咽頭，鼻腔に脱出すると視診では診断できないため，成人になって診断されることもある．CT では頭蓋底から蝶形骨洞，上咽頭，鼻腔などに連続する囊胞として認められ，矢状断で脳底部のくも膜下腔，下垂体，脳実質が洞内に脱出する様子を知ることができる（**図 5-17**）．

A：単純 CT

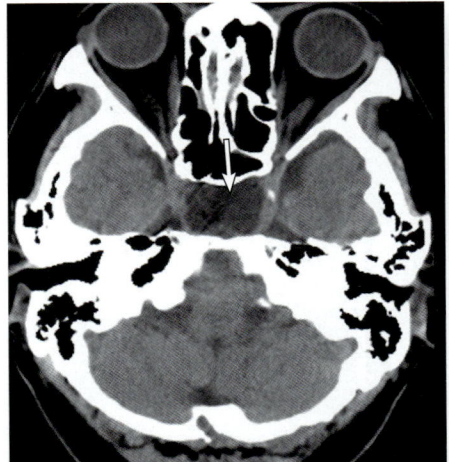

B：MRI, T1 強調矢状断像

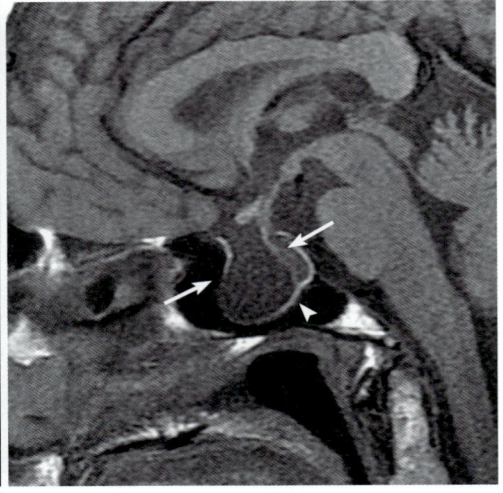

図 5-16 empty sella
42 歳男性．単純 CT（**A**）で，拡大したトルコ鞍が脳脊髄液に等しい低吸収で満たされている（→）．T1 強調矢状断像（**B**）ではトルコ鞍は拡大し（→），蝶形骨洞内に膨隆した鞍底に著しく菲薄化した下垂体が認められる（➤）．

A：単純CT　　　　　　　　B：単純CT　　　　　　　　C：MRI, T2強調矢状断像

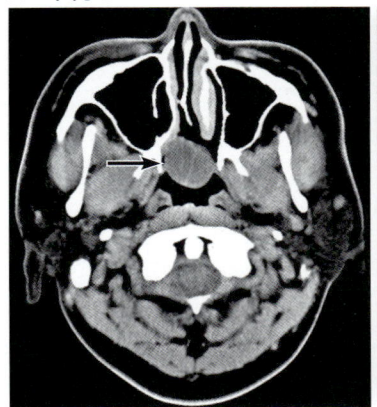 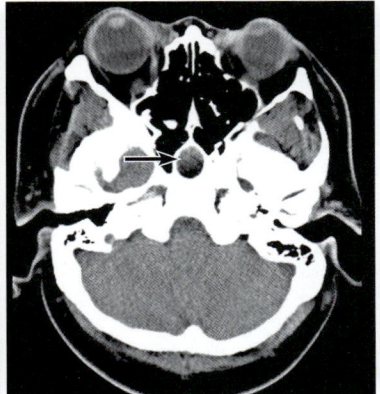 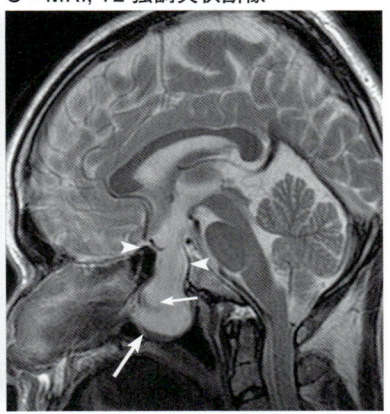

図5-17　頭蓋底髄膜瘤

36歳男性．transsphenoidal meningocele．単純CT（**A, B**）で蝶形骨洞から上咽頭に丸い囊胞がみられる（→）．T2強調矢状断像（**C**）でトルコ鞍を含む頭蓋底正中の欠損があり（➤），くも膜下腔（大矢印）とともに下垂体（小矢印）が上咽頭に脱出している．

e. 脳表の囊胞

1）くも膜囊胞　arachnoid cyst

　脳表のどこにでも発生しうるが，特に**中頭蓋窩前縁，鞍上部，後頭蓋窩背側，小脳橋角槽**に発する．脳脊髄液に等しい低吸収の腫瘤で，隣接する正常構造は圧排されるが，先天性占拠性病変の常としてその大きさに比して圧排の程度は軽い．**頭蓋内板の変形**（菲薄化，陥凹）を伴うことが多い（図5-18）．まれに増大して神経巣症状，水頭症の原因となったり，囊胞内に出血することがある．

　鑑別診断：CTでは，脳脊髄液と等吸収を示す**類表皮囊胞**との鑑別は難しい．MRIでは類表皮囊胞は拡散強調画像で高信号を示すことから容易に診断できる．

2）類表皮囊胞　epidermoid cyst

　胎生期皮膚上皮の遺残から発生し，その外見から真珠腫ともよばれる．頭蓋内では小脳橋角槽に最も多いが（→13章 p.220），このほか傍鞍部，松果体槽，脳室内などにも好発する．原則として脳脊髄液と同程度の低吸収囊胞として認められるが（図5-19），まれに等～高吸収の場合がある（dense epidermoid）．

　鑑別診断：脳脊髄液と等吸収の類表皮囊胞は，CTではくも膜囊胞と区別できない．MRIではFLAIRで脳脊髄液より高信号，拡散強調画像で強い高信号となる．

単純 CT

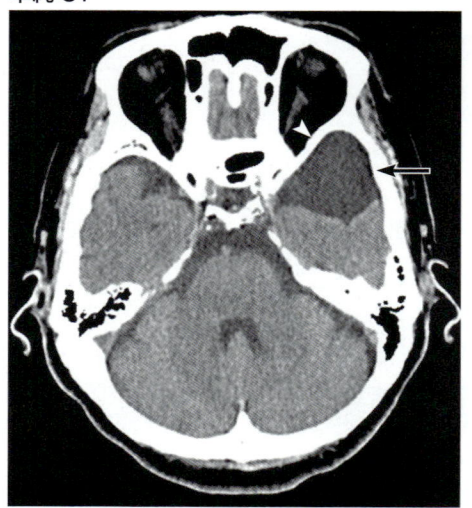

図 5-18　くも膜囊胞

30 歳男性．中頭蓋窩前縁の囊胞が認められる
（→）．くも膜囊胞の最好発部位．蝶形骨縁が菲
薄化，変形している（➤）．

A：単純 CT	B：MRI, T2 強調像	C：拡散強調画像

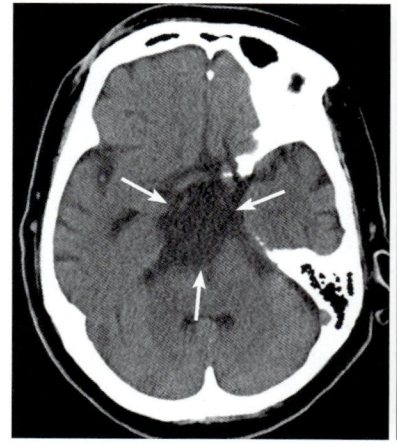 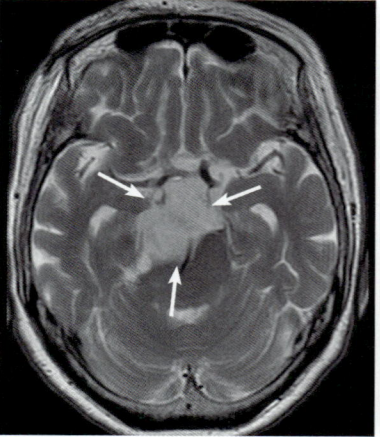 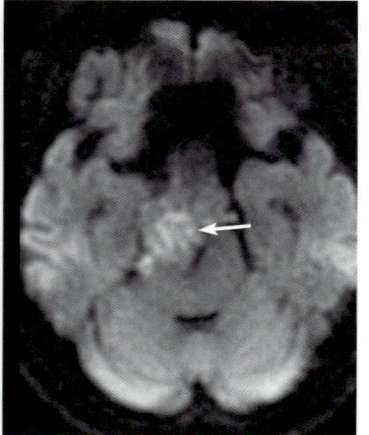

図 5-19　類表皮囊胞

55 歳男性．単純 CT（**A**）で小脳橋角槽に脳脊髄液に等しい低吸収がみられる（→）．くも膜囊胞との鑑別を要す
る．T2 強調像（**B**）でも脳脊髄液とほぼ等信号（→）であるが，拡散強調画像（**C**）で高信号を示す（→）ことから類
表皮囊胞と診断できる．

3）神経鞘腫　schwannoma

　神経鞘腫はしばしば変性による**大小の囊胞成分**を伴い（→ 13 章 p.214），脳脊髄液にほぼ等
しい低吸収として認められることがある（図 5-20）．

　鑑別診断：神経鞘腫は脳表に発生することから，**くも膜囊胞，類表皮囊胞**に類似すること
がある．造影 CT，造影 MRI で充実成分が認められれば診断できる．

A：単純 CT　　　　　　　　　B：MRI, 造影 T1 強調像

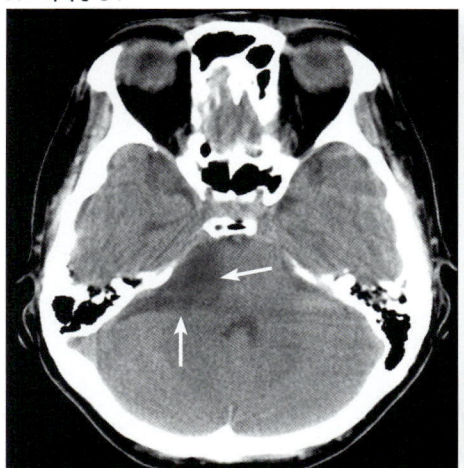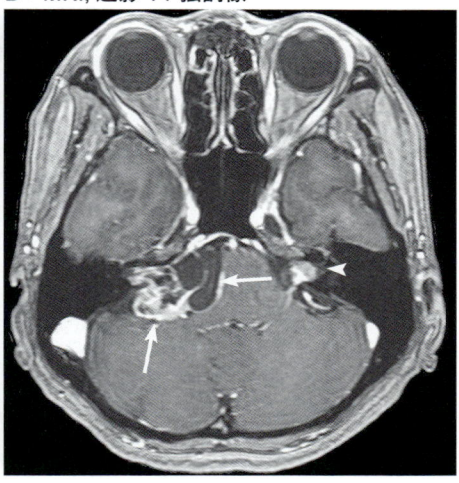

図 5-20　前庭神経鞘腫
38 歳女性．単純 CT（**A**）で小脳橋角槽の低吸収性病変がみられる（→）．CT だけではくも
膜嚢胞や類表皮嚢胞と区別できない．造影 T1 強調像（**B**）では，多房性嚢胞性腫瘤である
ことがわかる（→）．CT ではわからないが，対側の内耳道にも小病変がある（➤）．

f. 正中過剰腔

　左右の側脳室の間，正中に認められる脳脊髄液を含む腔の総称．正常変異であるがごくま
れに大きな嚢胞を形成して閉塞機転となることがある．

1）透明中隔腔と Verga 腔

　透明中隔は，胎生期に 2 枚の薄い膜構造が癒合して形成されるが，これが癒合せずに空間
が残った状態で，脳弓前縁より前にあるものを**透明中隔腔**（cavum septi pellucidi），後ろを
Verga 腔（cavum Vergae）とよぶ（**図 5-21**）．CT の横断像（水平断）では Monro 孔が境界と
なる．透明中隔腔の頻度は 50％以上と多いが，その多くは幅 5 mm 以下である．透明中隔
の癒合は後ろから前に進むため，原則として Verga 腔がみられる例は透明中隔腔が存在す
るが，まれに Verga 腔が単独で認められることがある．臨床的意義には乏しいが，まれに
腔内に出血を見ることがある．

2）中間帆腔　cavum veli interpositi

　正常に存在する中間帆槽が拡大したもので脳室間腔ともいう．脳梁膨大部を底辺とする三
角形の腔としてみえる（**図 5-22**）．横断像では Verga 腔と似た位置にあるが，Verga 腔より
も尾側（脳弓の下）に位置する．新生児には大部分でみられるが，通常は次第に消失する．

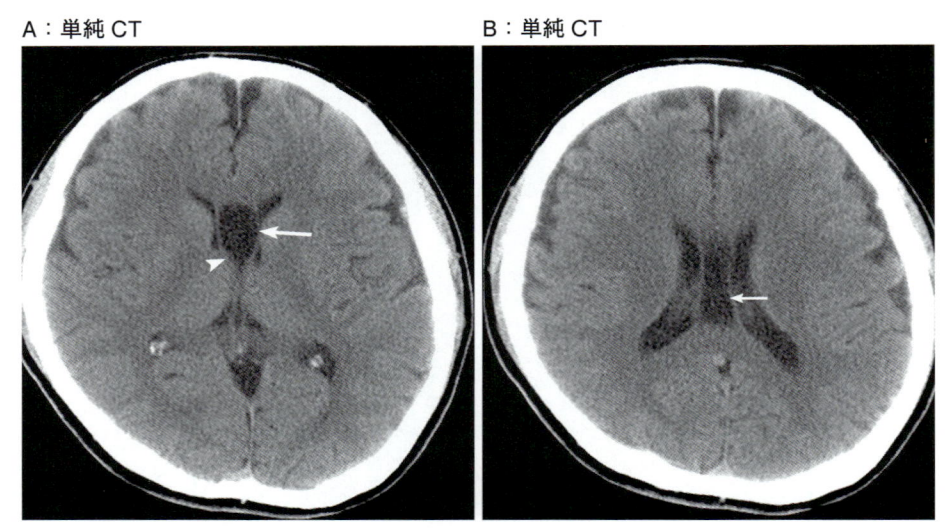

図 5-21 透明中隔腔と Verga 腔

50 歳男性. Monro 孔 (➤) よりも前方が透明中隔腔 (大矢印), 後方が Verga 腔 (小矢印) である.

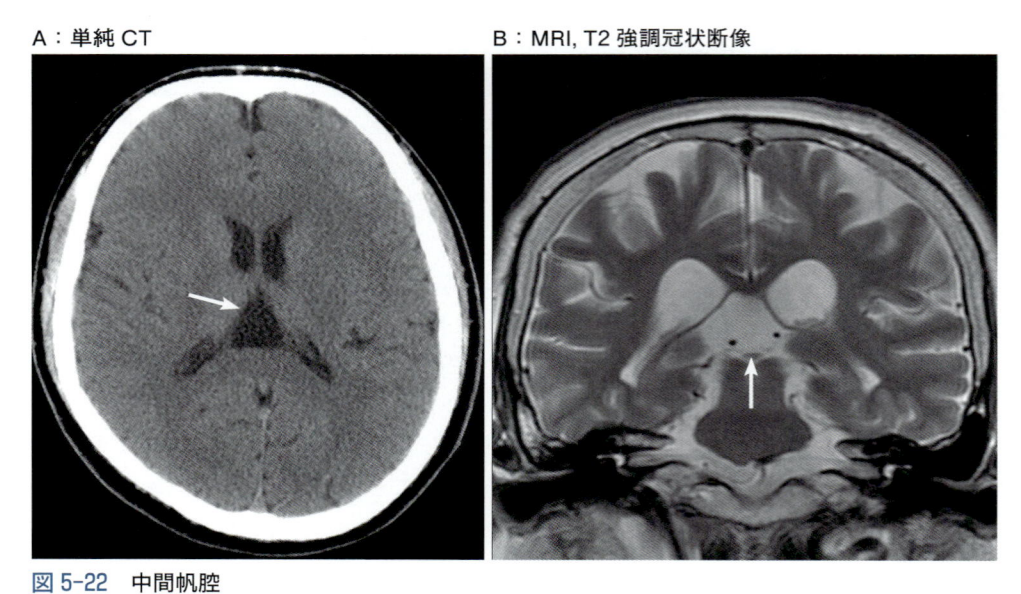

図 5-22 中間帆腔

45 歳女性. 脳梁膨大部を底辺とする三角形で, Verga 腔より下方に位置する (→). T2 強調冠状断像 (B) では, 脳脊髄液に等しい高信号である.

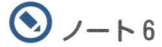 **ノート6**

正中過剰腔と頭部外傷

　正中過剰腔が，フットボールなど激しいスポーツにおける脳外傷の危険因子になりうるかという問題については多くの研究にもかかわらず結論は出ていないが，その存在によって特定のスポーツを避けるべき理由にはならないというのが一般的な見解である[3]．また，くも膜囊胞についても同様である[4]．

文献

1) Utsunomiya H, Yamashita S, Takano K, et al：Midline cystic malformations of the brain：imaging diagnosis and classification based on embryologic analysis. Radiat Med 2006；24：471-481.
2) Nelson MD Jr, Maher K, Gilles FH：A different approach to cysts of the posterior fossa. Pediatr Radiol 2004；34：720-732.
3) Koerte IK, Hufschmidt J, Muehlmann M, et al：Cavum septi pellucidi in symptomatic former professional football players. J Neurotrauma 2016；33：346-353.
4) Strahle J, Selzer BJ, Geh N, et al：Sports participation with arachnoid cysts. J Neurosurg Pediatr 2016；17：410-417.

5

囊胞性病変

6

頭蓋病変

頭蓋内病変の診断には，溶骨性変化/造骨性変化を容易に評価できる CT が第一選択である．病変は多岐にわたるが，比較的多いものをあげる[1]．

a. 頭蓋底

中高年者の頭蓋底に溶骨性腫瘍を見る場合，頻度的には**転移性腫瘍**が最も多いが，同じくこの年齢に好発する**骨髄腫**，**リンパ腫**も鑑別にあがる．若年者では，脊索腫，軟骨腫なども考えられる．

1）脊索腫　chordoma

好発年齢は 30〜40 歳，男性に多い．脊索遺残組織から発生し，**斜台**と**仙骨**に特に好発する．頭蓋内では斜台に一致して正中に発生することが多いが，非対称，片側性の場合もある．CT では**溶骨性病変**だが，石灰化あるいは残存骨片による高吸収が散在することがある．MRI では T2 強調像で高信号を示すのが特徴である．造影効果は軽度の場合が多い（図6-1）．

鑑別診断：中高年齢の場合は，**転移**，**骨髄腫**を否定する必要がある．T2 強調像の高信号が参考になる．

A：単純 CT　　　　　　B：MRI, T2 強調像　　　　　C：造影 T1 強調矢状断像

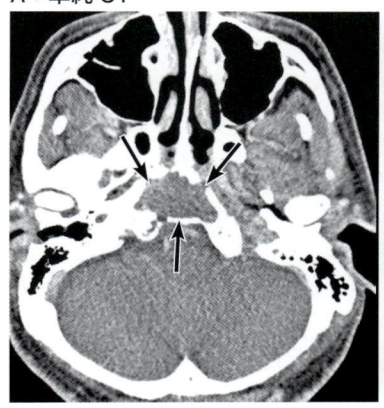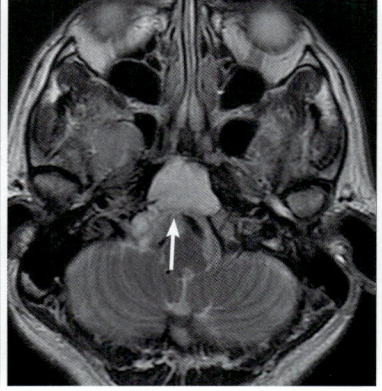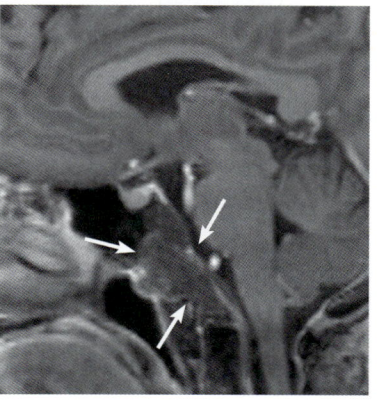

図 6-1　脊索腫
48 歳男性．単純 CT（**A**）で斜台の溶骨性病変がみられる（→）．T2 強調像（**B**）で高信号を示すのが特徴である（→）．造影 T1 強調矢状断像（**C**）では軽度の造影効果が認められる（→）．

2) 軟骨腫・軟骨肉腫　chondroma/chondrosarcoma

　頭蓋底の軟骨結合部から発生する溶骨性腫瘍．低吸収の中に軟骨基質の**点状～輪状石灰化**が認められれば特徴的である．T2強調像では脊索腫よりさらに高信号の場合が多い(図6-2)．軟骨腫，軟骨肉腫の鑑別は難しい．

　鑑別診断：正中に発生した場合，特徴的石灰化がないと**脊索腫**との鑑別は難しい．

3) コレステロール肉芽腫　cholesterol granuloma

　錐体尖に，輪郭明瞭な**低吸収病変**として認められる．内容はコレステリン結晶を含む粘稠な液体で，MRIではT1強調像，T2強調像ともに高信号を示す(図6-3)．

　鑑別診断：錐体尖の骨髄の発達はしばしば非対称であることから**正常骨髄**との鑑別を要することがあるが，正常骨髄はコレステロール肉芽腫よりさらに低吸収の脂肪濃度を示し，脂肪抑制MRIで抑制されることから鑑別できる(→7章 p.73)．

4) 線維性骨異形成　fibrous dysplasia

　正常骨組織が未熟な骨組織で置換される先天異常で，眼窩から中頭蓋窩底，前頭蓋底に多いが，円蓋部にも発生する．大部分を占める単骨性病変(monostotic type)は思春期で増大が停止する．全身骨に病変を見る多骨性(polyostotic type)は，成人後も極めて緩徐に増大する．CTでは**すりガラス濃度**が認められ，ほぼ特異的である(図6-4)．石灰化巣を伴うこともある．MRIでは，内部が不均一で不整な造影効果を示すため，他の腫瘍と迷うことがある．無症状の場合も多いが，神経孔狭窄症状，頭蓋変形の原因となる．

A：単純CT　　　　　　　B：MRI, T2強調像　　　　　　C：T2強調矢状断像

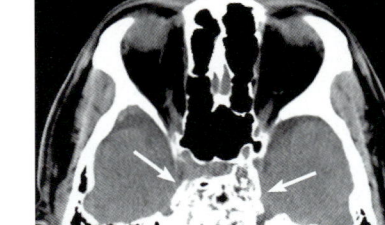
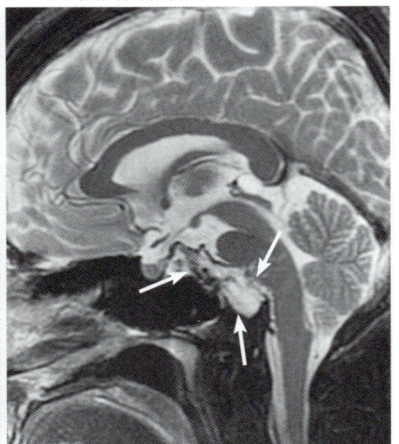

図6-2　軟骨腫
45歳男性．単純CT(**A**)で斜台の粗大な石灰化を伴う病変がみられる(→)．基質部分は低吸収を示す．T2強調像(**B, C**)では不均一な高信号を示す(→)．

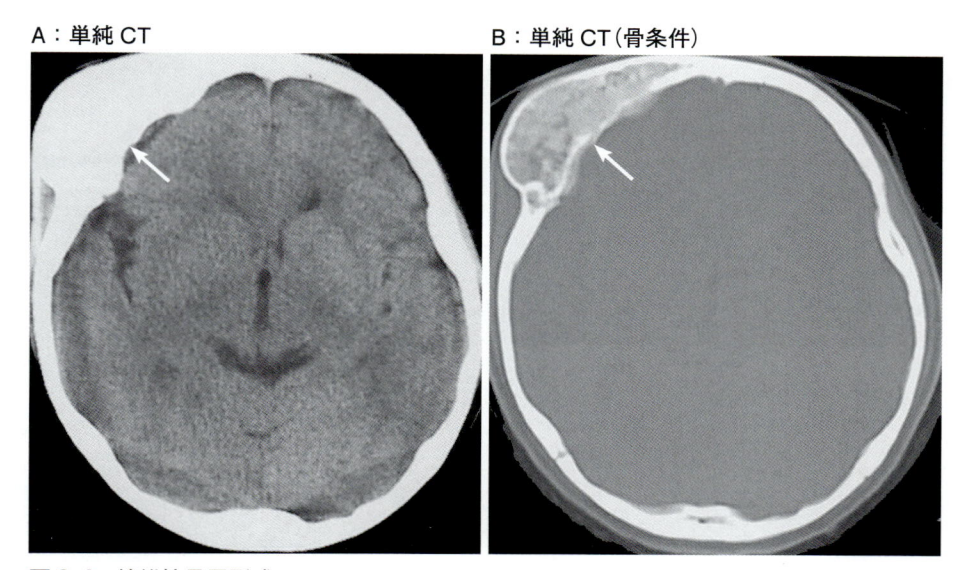

A：単純 CT　　　　　　　　　　B：MRI, T1 強調像

図 6-3　コレステロール肉芽腫
40 歳女性．単純 CT（**A**）で右錐体尖に輪郭明瞭な溶骨性腫瘤が認められる（→）．T1 強調像
（**B**）では高信号を示す（→）．正常錐体尖の骨髄（▶）．

A：単純 CT　　　　　　　　　　B：単純 CT（骨条件）

図 6-4　線維性骨異形成
35 歳男性．単純 CT（**A**）で右前額部に造骨性，高吸収の膨隆がみられる（→）．骨条件（**B**）
で観察すると特徴的なすりガラス濃度が認められる（→）．

b. 頭蓋冠

1）骨腫　osteoma

　骨膜から発生する良性腫瘍で，高吸収の頭蓋病変としては最も多い．前頭骨，頭頂骨の外板に好発するが，内板に見ることもある．扁平〜半球状が多いが，有茎性の場合もある．**皮質骨と等濃度の均一な高吸収腫瘤となる**（図6-5）．偶然発見されたり，あるいは腫瘤を触れる場合もあるが，増大は極めて緩徐で，美容上の問題を除けば治療の対象となることはまれである．

　鑑別診断：皮質骨に等しい均一な高吸収を示す．内部に不均一がある場合は，**線維性骨異形成，骨軟骨腫**など他の腫瘍を考える．

2）Langerhans 細胞組織球症　Langerhans cell histiocytosis：LCH

　小児，若年者（5〜20歳）の四肢骨に好発する全身疾患であるが，頭蓋に単独で発生することもあり，**若年者の溶骨性頭蓋病変では常に念頭におくべき疾患である**．無痛性あるいは有痛性腫瘤として発見される．CTでは，硬化縁を伴わない輪郭不明瞭な溶骨性病変として認められ，単発，多発あるいは融合性である．軟部組織の腫脹を伴うこともある（図6-6）．

　鑑別診断：不整な溶骨性病変で，軟部腫脹を伴うことから，**転移，Ewing肉腫**など悪性腫瘍を除外する必要があるが，全身病変があれば診断しやすい．

単純CT（骨条件）

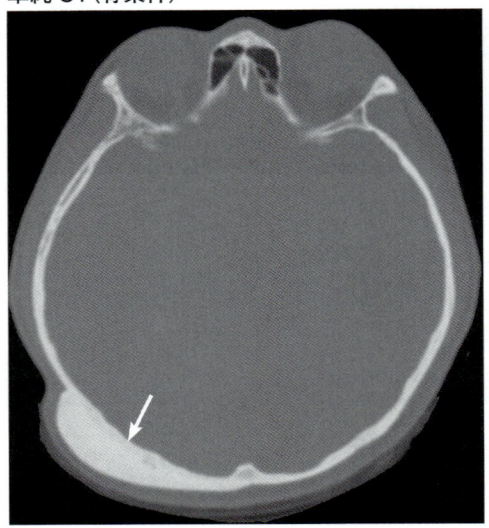

図6-5　骨腫
45歳男性．右後頭骨外板の皮質骨に等しい均一な高吸収を示す広基性腫瘤がみられる（→）．

単純CT

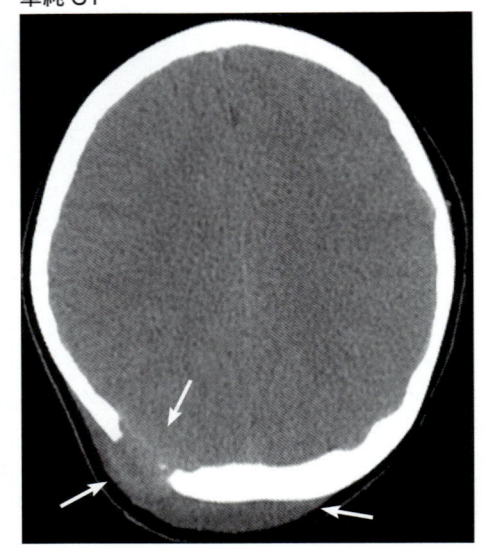

図6-6　Langerhans 細胞組織球症
6歳女児．右頭頂骨の不整な溶骨性病変が認められ，軟部陰影が頭蓋内から頭皮下に連続して腫瘤を形成している（→）．

3）類表皮囊胞　epidermoid cyst

　全身に発生する類表皮囊胞と同じく，コレステリン結晶，ケラチンを含む囊胞性腫瘍で，頭蓋では板間層から発生して前頭骨，頭頂骨に好発する．大部分は無症候性で偶然発見される．CTでは**硬化縁を伴う輪郭明瞭な丸い溶骨性病変**として認められる．MRIでは，頭蓋内病変と同じく拡散強調画像で高信号を示す（→5章 p.53，図6-7）．

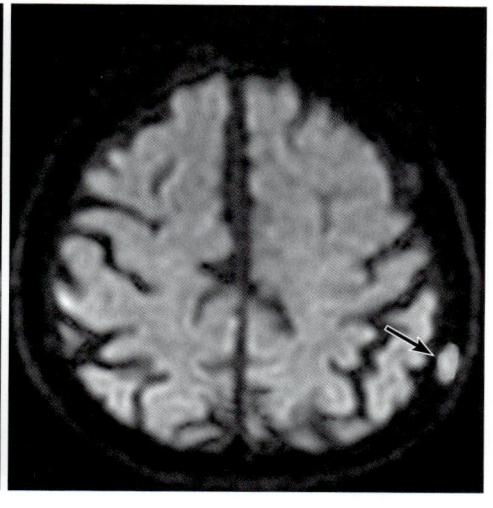

A：単純 CT（骨条件）　　　　　　**B：MRI, 拡散強調画像**

図 6-7　類表皮囊胞
33歳男性．単純CT（**A**）で，左頭頂骨に硬化縁を伴う輪郭明瞭な溶骨性病変がみられる（→）．拡散強調画像（**B**）では高信号を示す．

4）骨髄腫・形質細胞腫　myeloma/plasmacytoma

　40歳以降に発生し，全身の多発骨髄腫の一部，あるいは孤発性骨髄腫（形質細胞腫）として認められる．頭蓋冠の**溶骨性病変**として認められるが，頭蓋底にみられることもある．小病変が多発する場合は，通常の画像表示ではみえないこともあるため，骨条件での表示を確認する必要がある（図6-8, 9）．

　鑑別診断：孤発性，多発性いずれの場合も**転移性腫瘍**との鑑別は難しいが，転移と異なり石灰化や造骨性病変を見ることはない．

単純 CT

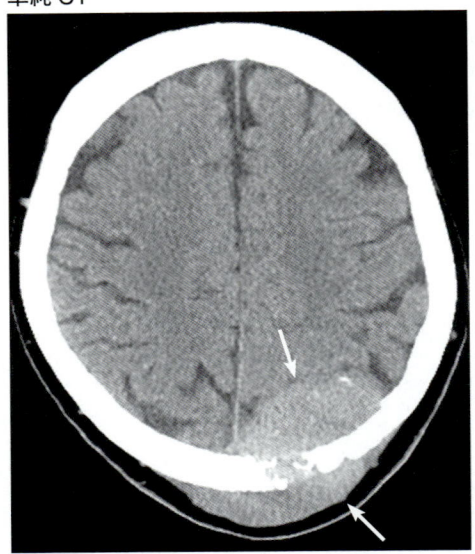

図 6-8　骨髄腫(形質細胞腫)
60 歳女性．左頭頂骨の不整な破壊を伴う腫瘤．頭蓋内から頭皮下に連続している(→)．溶骨性転移との鑑別は難しい．

A：単純 CT

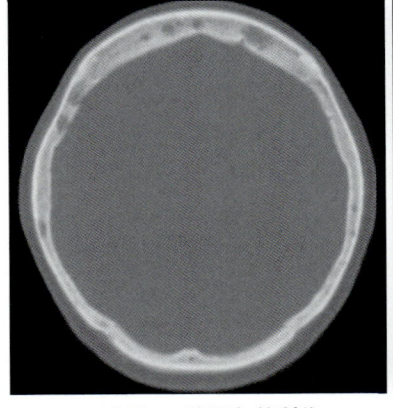

B：単純 CT

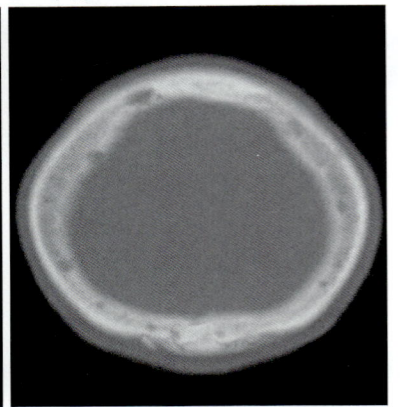

C：MRI, 造影 T1 強調矢状断像

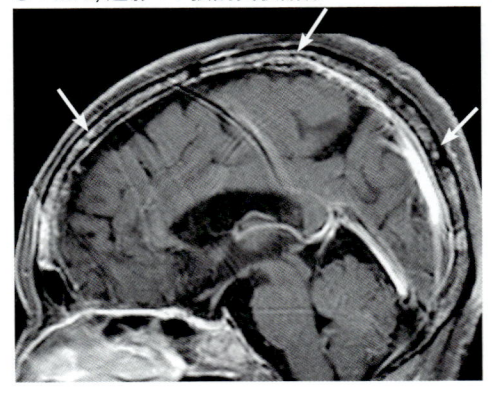

図 6-9　多発性骨髄腫
75 歳男性．単純 CT(A, B)で頭蓋冠に小さな溶骨性病変が多発している．骨条件で観察しないと見逃される．造影 T1 強調像(C)で頭蓋の骨髄の造影効果が不規則に認められる(→)．

5）転移性頭蓋腫瘍　metastatic skull tumor

　頭蓋底，頭蓋冠いずれにも認められ，特に乳癌，腎癌，肺癌，前立腺癌が多い．初診時に20〜30％は多発性である．不整な骨破壊を伴う**溶骨性転移**が大部分であるが（図6-10），乳癌，肺癌，前立腺癌では**造骨性転移**も多い（図6-11）．

　鑑別診断： 高齢者の頭蓋腫瘍はほとんどが転移であるが，溶骨性の場合，**骨髄腫**，**リンパ腫**との鑑別は難しい．造骨性腫瘍は**線維性骨異形成**に類似することがあるが，輪郭や濃度が不整な点が鑑別点となる．

単純 CT

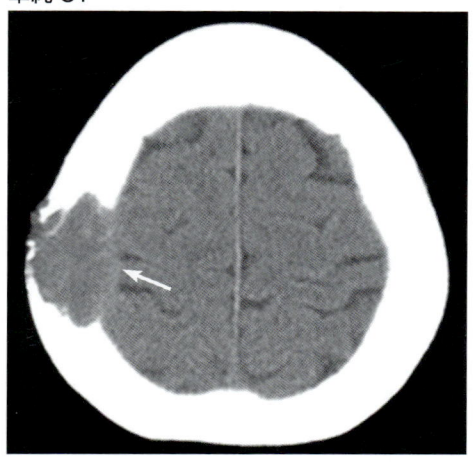

図 6-10　溶骨性頭蓋転移
77 歳女性．肺癌．単純 CT で右頭頂骨高位の不整な溶骨性腫瘤が認められる（→）．骨髄腫との鑑別は難しい．

6
頭蓋病変

A：単純 CT（骨条件）　　　　B：MRI, 造影 T1 強調像

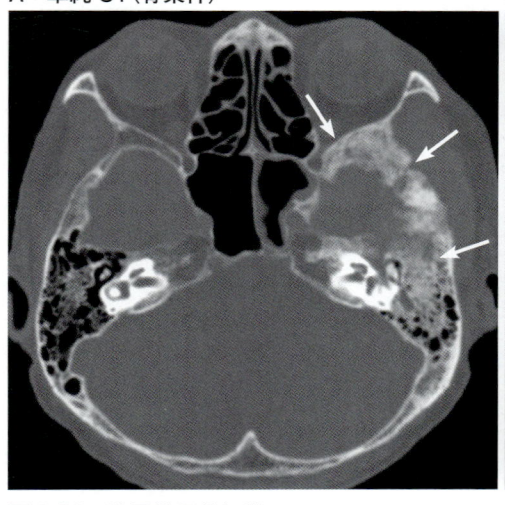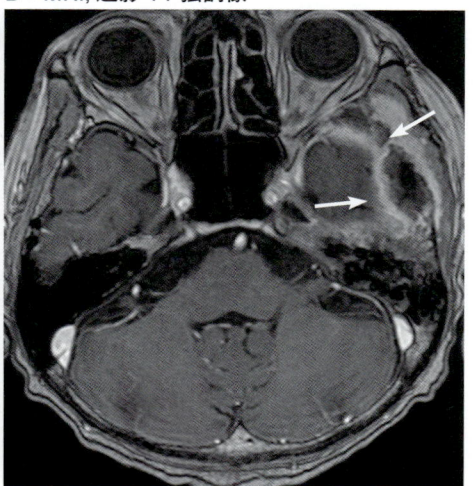

図 6-11　造骨性頭蓋転移
80 歳男性．単純 CT（**A**）で左側頭骨の不整な造骨性病変がみられる（→）．造影 T1 強調像（**B**）ではその一部に造影効果が認められる（→）．

6) 血管腫　hemangioma

　頭蓋は脊椎に次ぐ血管腫の好発部位で，中年女性に多い．多くは偶発的に発見されるが，疼痛，腫脹を伴うことがある．CTでは，輪郭明瞭な**溶骨性病変**として認められ，硬化縁を伴うこともある．肥厚した骨梁が棘状，放射状に認められる "sun-burst appearance" は特徴的である（図6-12）．

7) 頭蓋のびまん性肥厚

　頭蓋冠のびまん性肥厚はしばしば認められる所見である．比較的多いのは，フェニトイン系**抗てんかん薬長期服用**の副作用によるもので，均一な厚さのびまん性頭蓋冠肥厚が認められる（図6-13）．先天的な脳疾患による幼時からの脳萎縮，小頭症などでもしばしば認められる．このほか，表6-1のようなものがあげられる．

単純CT（骨条件）

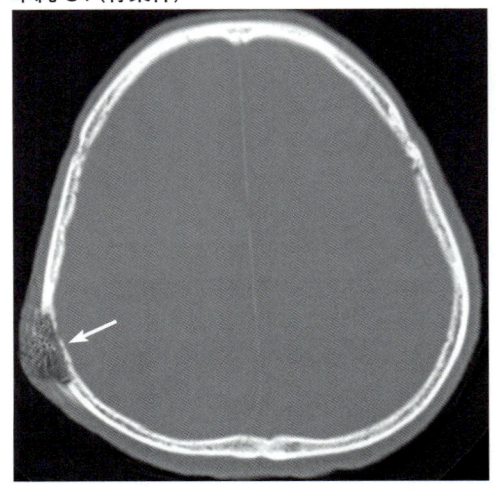

図6-12　骨血管腫
50歳女性．頭頂骨の輪郭明瞭な溶骨性病変があり，内部に特徴的な放射状の構造が認められる（→）．

表6-1　頭蓋のびまん性肥厚の鑑別診断

疾患	特徴
高頻度	
抗てんかん薬の長期服用	均一な厚さの頭蓋冠肥厚
脳萎縮・小頭症	先天性あるいは幼少期からの脳萎縮，発達異常に合併
低頻度	
末端肥大症	副鼻腔の拡大，顎骨の肥大を伴う
慢性貧血	長期，高度の貧血，hair-on-end appearance
副甲状腺機能亢進症	二次性に多い．脊椎にも層状硬化像（rugger-jersey spine）
まれ	
Paget病	溶骨性・硬化性病変が混在（地図状あるいは綿花状 cotton wool appearance）
大理石病	全身骨にも広範，高度な硬化像

8）hyperostosis frontalis interna（前頭骨内板過骨症）

　中高年女性の両側前頭骨内板に，びまん性肥厚を見る．内板に限局し，左右対称，正中部分は比較的保たれるのが特徴である（図6-14）．波状の輪郭を見ることが多い．原因不詳であるが，男性でも性ホルモン異常がある場合に発生することなどから，エストロゲンとの関連が示唆されている．臨床的意義に乏しく正常変異といってもよい所見である．

A：単純CT　　　　　　　　　　B：単純CT（骨条件）

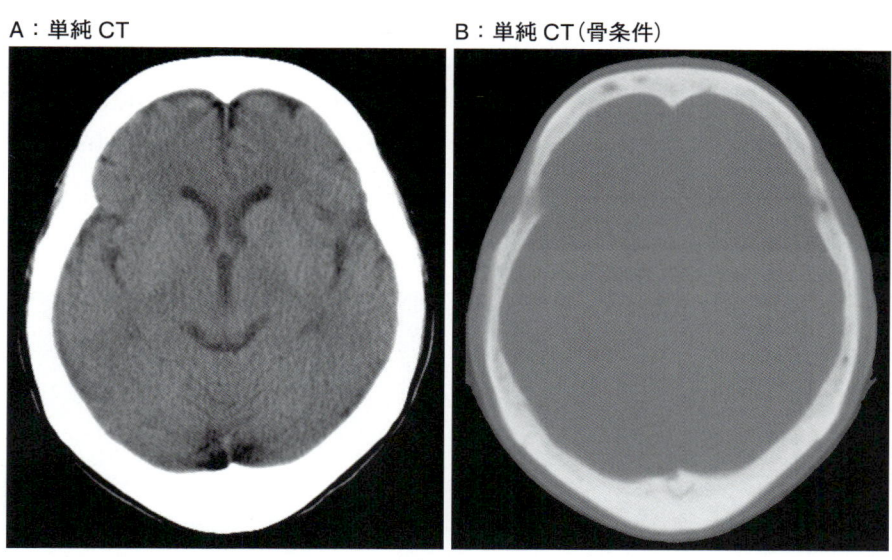

図6-13　フェニトイン長期服用による頭蓋肥厚
67歳女性．てんかんにてフェニトインを20年以上服用．頭蓋冠のびまん性肥厚，硬化像がみられる．

A：単純CT　　　　　　　　　　B：単純CT（骨条件）

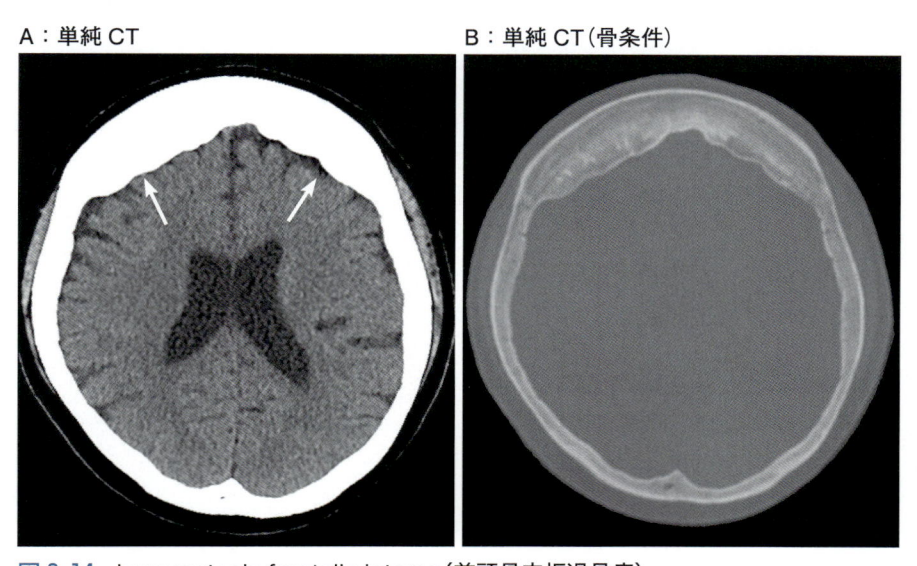

図6-14　hyperostosis frontalis interna（前頭骨内板過骨症）
58歳女性．両側前頭骨内板の対称性，波状の肥厚が認められる（→）．

9）骨 Paget 病　Paget disease of the bone

　破骨細胞の制御遺伝子異常による骨系統疾患．日本人には少ないが，中高年男性に好発する．頭蓋は脊椎，骨盤とともに次ぐ好発部位で，特に前頭骨，後頭骨に多い．CT では，**頭蓋のびまん性肥厚**があり，初期には溶骨性病変であるが，次第に造骨性病変も加わって両者が混在する不均一な濃度を示す（図6-15）．頭蓋X線写真でも，**地図状あるいは綿花状**（cotton wool appearance）と表現される濃淡不均一な濃度が特徴的である．

10）大理石病　osteopetrosis

　全身骨に高度の硬化像を見るまれな骨系統疾患のひとつであるが，そのなかでは比較的多い．いくつかの亜型があるが，いずれも神経孔の狭窄症状（視力障害，聴力障害など），骨髄障害（重症貧血）を呈し，CT では頭蓋に高度な硬化像，肥厚を見る（図6-16）．

A：単純 CT（骨条件）　　　　　　　　**B：CT 位置決め画像**

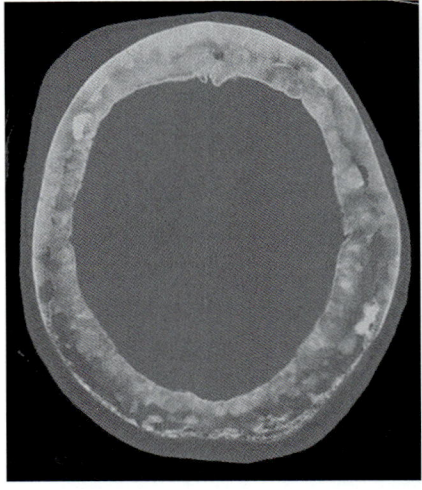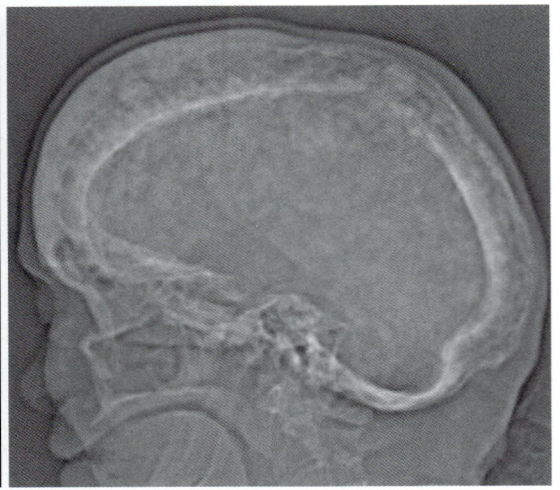

図 6-15　骨 Paget 病
骨条件の単純 CT（**A**）で頭蓋冠のびまん性肥厚，溶骨像と硬化像が混在する不均一な濃度を示す．CT 位置決め画像（**B**）では頭蓋冠のびまん性肥厚，綿花状の濃淡不均一な濃度が認められる．
（Case courtesy of A. Prof Frank Gaillard, rID 2639, Radiopaedia.org）

A：単純 CT

B：頭蓋単純 X 線写真側面像

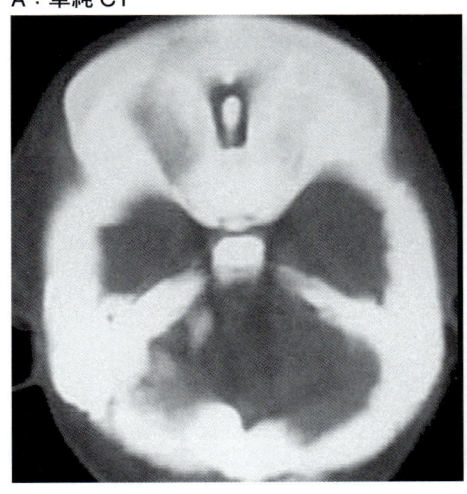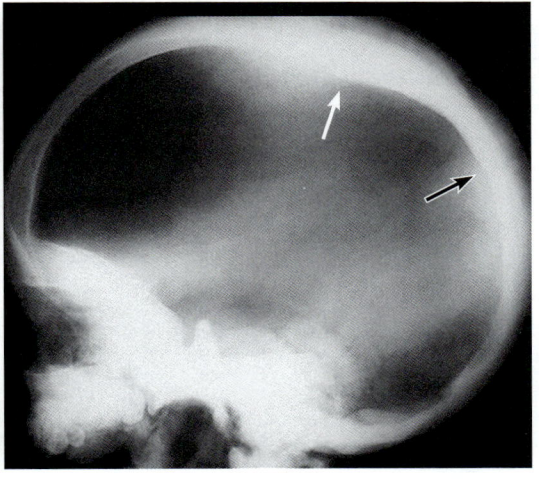

図 6-16　大理石病
0 歳男児．単純 CT（**A**）で頭蓋底の骨にびまん性，高度の硬化を伴う肥厚がみられる．頭蓋単純 X
線写真（**B**）では頭蓋冠にも一様な肥厚が認められる（→）．

11）頭蓋早期癒合症　craniosynostosis

　胎生期に**頭蓋縫合が早期に癒合**し，その後の頭蓋成長に伴って頭蓋変形をきたす状態（**表 6-2**）．CT では縫合の不明瞭化，罹患縫合に応じた特徴的な変形に加え，進行すると水頭症が認められる（**図 6-17**）．種々の遺伝子異常による症候群の部分症であることが多い．代表的な症候群とその合併奇形には，**Crouzon 病**（顔面骨奇形），Apert 症候群（合指症），Pfeiffer 症候群（喉頭・気管狭窄，母指趾異常），Antley-Bixler 症候群（橈尺骨癒合，手指骨異常）などがある．

表 6-2　おもな頭蓋早期癒合症による頭蓋変形

分類	早期癒合する縫合	変形の特徴
scaphocephaly（舟状頭蓋，長頭蓋）	矢状縫合，前頭縫合	前後に細長い頭蓋
brachycephaly（短頭蓋）	冠状縫合	前後径が短い頭蓋
oxycephaly（塔状頭蓋）	冠状縫合	上下に長い尖塔状頭蓋
plagiocephaly（斜頭蓋）	左右非対称な縫合閉鎖	頭蓋の非対称
trigonocephaly（三角頭蓋）	前頭縫合	前額部正中の膨隆
cloverleaf skull（クローバー状頭蓋）	矢状・冠状・人字縫合	前額部，両側頭部の膨隆

6

頭蓋病変

A：上段：単純CT，下段：3D–CT　　B：上段：単純CT，下段：3D–CT　　C：上段：単純CT，下段：3D–CT

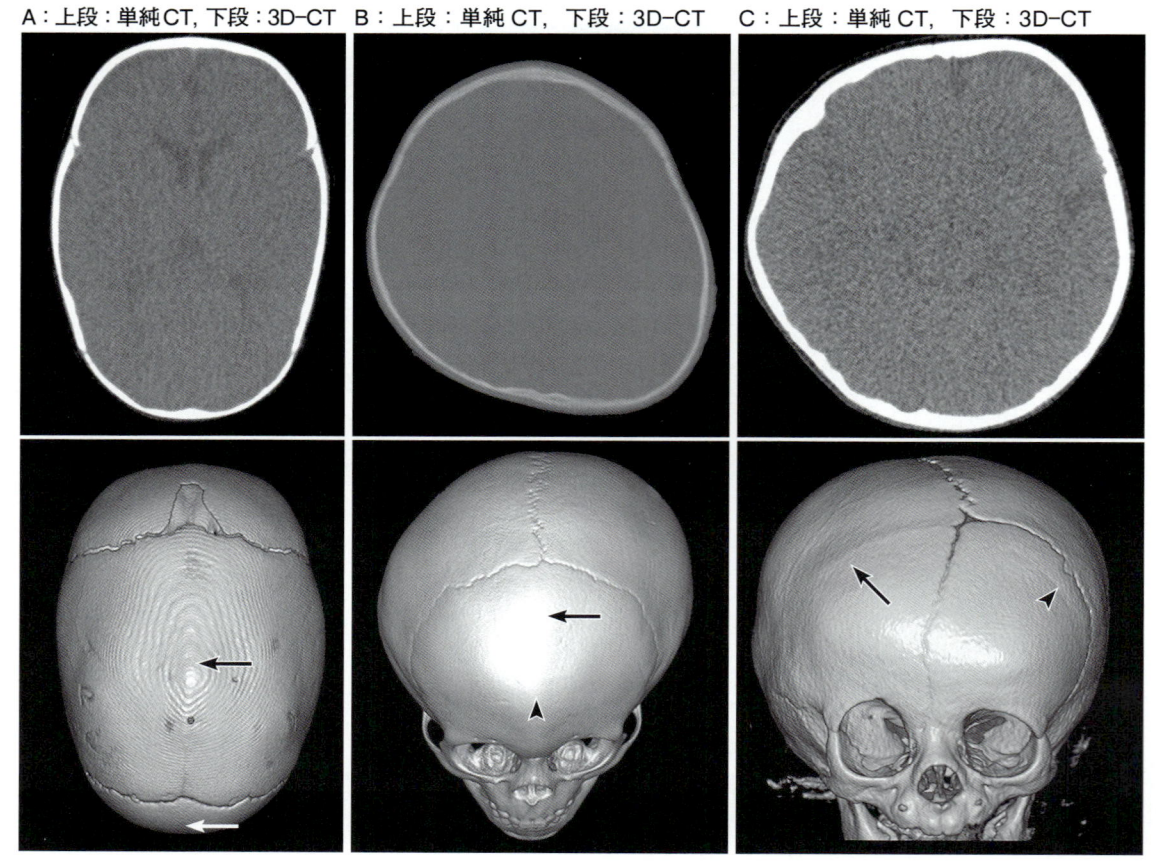

図 6-17　頭蓋早期癒合症

A：scaphocephaly（舟状頭蓋）：前後に細長い頭蓋．矢状縫合，前頭縫合の閉鎖（→）がみられる．B：trigonocephaly（三角頭蓋）：前頭縫合の閉鎖（→）による前額部の膨隆（▶）が認められる．C：plagiocephaly（斜頭蓋）：頭蓋の非対称，右冠状縫合の閉鎖（→），対側の開存した冠状縫合（▶）がみられる．

文献

1) Colas L, Caron S, Cotten A：Skull vault lesions：a review. AJR Am J Roentgenol 2015；205：840-847.

7

異常と間違えやすい正常構造

a. 外後頭隆起　external occipital protuberance

後頭骨正中の隆起．項靱帯が付着する．時にドアノブ状に突出することがある（図7-1）．

A：単純CT　　　　　　　　　　B：単純CT（骨条件）

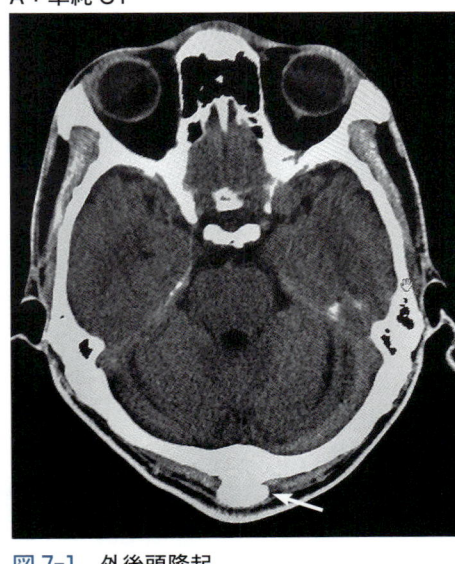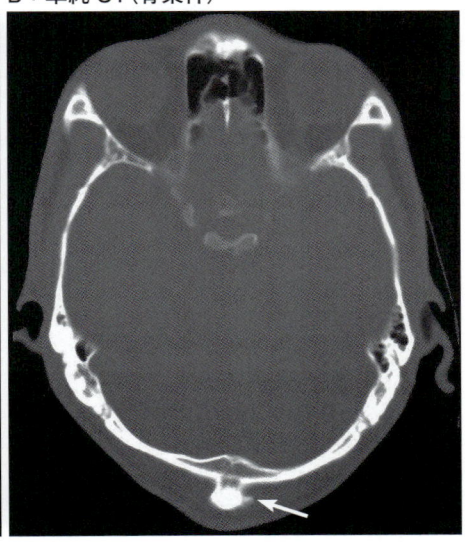

図7-1　外後頭隆起
30歳男性．外後頭隆起がドアノブ状に突出している（→）が正常である．

b. 頸静脈結節　tuberculum

後頭骨内側面，大後頭孔の両側にある隆起（図7-2）．特に定位に傾きがあって左右非対称な場合，その上部が椎骨動脈の石灰化，椎骨動脈瘤，髄膜腫などと誤認されることがあるが，椎骨動脈はもっと内側を走る．

A：単純 CT　　　　　　　　　　B：単純 CT（A より頭側のレベル）

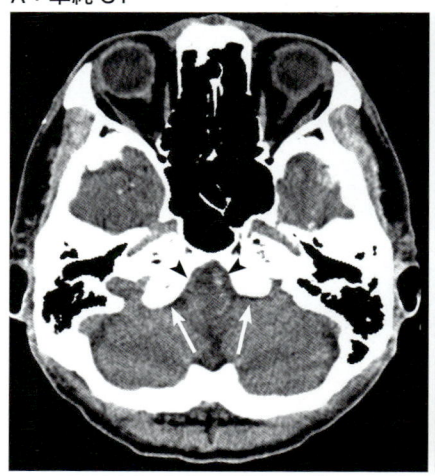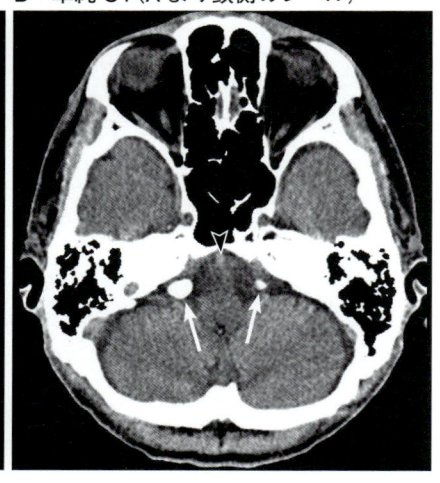

図 7-2　頸静脈結節

50 歳男性．頸静脈結節（**A**，→）．特に定位が非対称な場合，その上部（**B**，→）が石灰化椎骨動脈瘤と間違われることがある．椎骨動脈（➤）はその内側にある．

C.　くも膜顆粒　arachnoid granulation

　くも膜顆粒は，硬膜静脈洞内にくも膜が憩室状に突出する構造で，機能的には脳脊髄液の吸収に与る正常構造だが，大きいものでは頭蓋内板の陥凹を伴うため溶骨病変と間違われたり（図 7-3），静脈洞内の低吸収として血栓との鑑別を要することがある（図 7-4）．横静脈洞で特に目立つこと，頭蓋穹窿部では上矢状静脈洞の左右 2 cm の範囲に多いことが参考になる．T2 強調像ではくも膜下腔の脳脊髄液の一部であることがわかる．

A：単純 CT　　　　　　　　　　B：MRI, T2 強調像

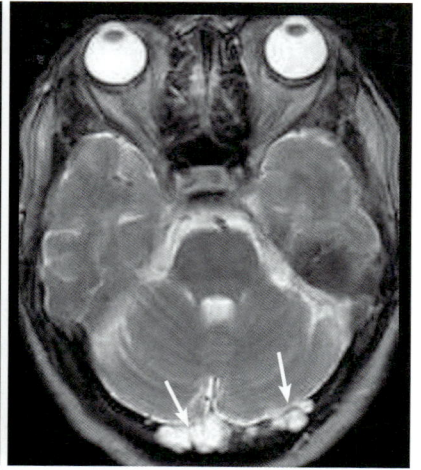

図 7-3　くも膜顆粒

20 歳女性．単純 CT（**A**）で横静脈洞の背側に接して，後頭骨内板に不整な陥凹がみられる（→）．溶骨性病変のようにみえるが，T2 強調像（**B**）では，脳脊髄液に等しい高信号であることから（→），くも膜下腔の一部であることがわかる．

A：単純 CT

B：MRI, T2 強調像

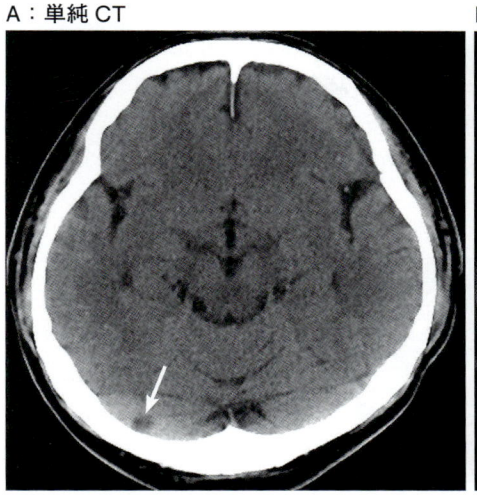
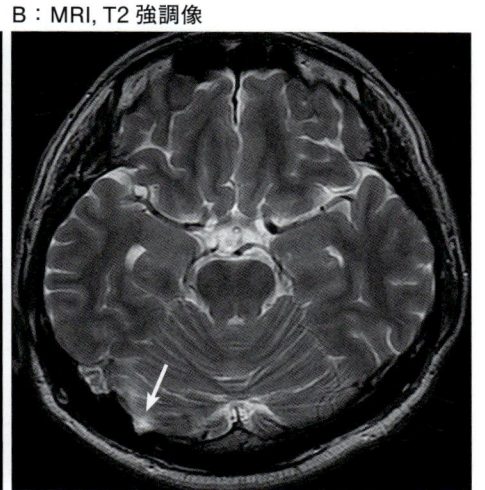

図7-4　くも膜顆粒

50 歳男性．単純 CT（**A**）で右横静脈洞内に丸い低吸収がみられる（→）．静脈洞内の病変のようにみえるが，T2 強調像（**B**）では脳脊髄液に等しい高信号で（→），静脈洞内に突出したくも膜下腔の一部であることがわかる．

d. 錐体尖の非対称

　側頭骨錐体は，基部には乳突蜂巣の含気，尖部には皮質骨と多少の骨髄が存在し，ほぼ左右対称にみえるのが普通であるが，非対称に尖部まで含気腔が発達していたり，あるいは逆に硬化している場合がある．骨髄組織が左右非対称に存在すると病変のようにみえる場合があり，特にコレステロール肉芽腫との鑑別が問題となる（→ 6 章 p.60）．正常骨髄組織は，MRI でいずれの画像でも脂肪の輝度を示すことで鑑別できる（図7-5）．

A：単純 CT（骨条件）

B：MRI, T1 強調像

C：T2 強調像

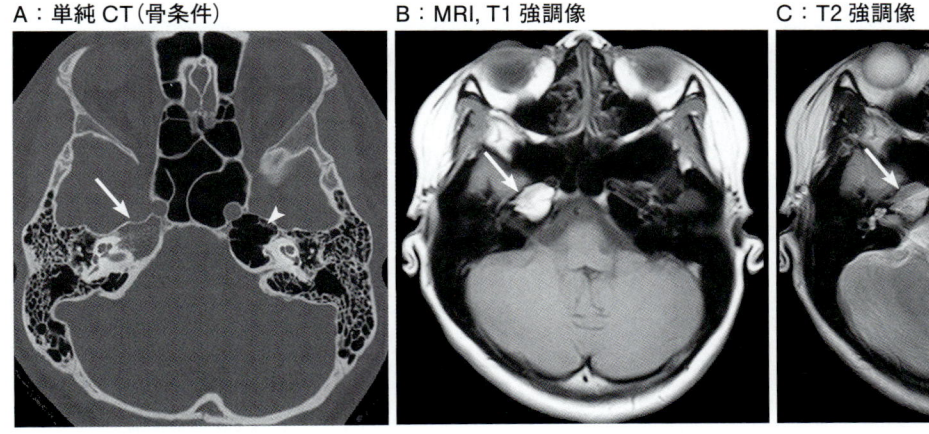
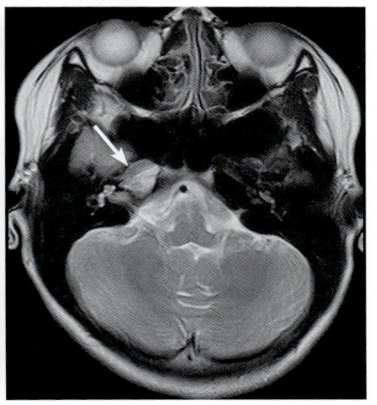

図7-5　錐体尖の非対称

26 歳女性．単純 CT（**A**）で右錐体尖（→）には骨髄組織，左錐体尖（▶）は含気腔が認められる．T1 強調像（**B**），T2 強調像（**C**）では，骨髄組織はいずれの画像でも脂肪の濃度を示すことから（→），病変と区別できる．

e. 小脳片葉の非対称

　小脳片葉，小脳扁桃，下虫部など小脳下面の構造は，小脳半球に比べてやや高吸収にみえる．特に小脳片葉(flocculus)が非対称な場合，小脳半球と離れてみえる場合など，小脳橋角槽の腫瘍と間違えられることがある(図7-6)．

単純 CT

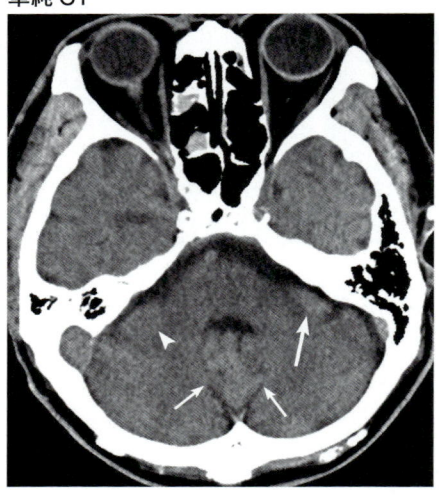

図 7-6　小脳片葉の非対称
30 歳女性．左小脳片葉が小脳半球と離れてやや高吸収にみえる(大矢印)．右側の小脳片葉(➤)，小脳扁桃(小矢印)もやや高吸収にみえることが多い．

f. 横静脈洞の非対称

　硬膜静脈洞は脳実質に比してやや高吸収であるが，横静脈洞にはしばしば生理的な左右差があり，右優位の例が多い(図7-7)．静脈洞血栓症との鑑別が問題となることがあるが，疑わしい場合は MRI でフローの有無を確認する(→8章 p.98)．

A：単純 CT　　　　　　　　　　　B：単純 CT（A より頭側のレベル）

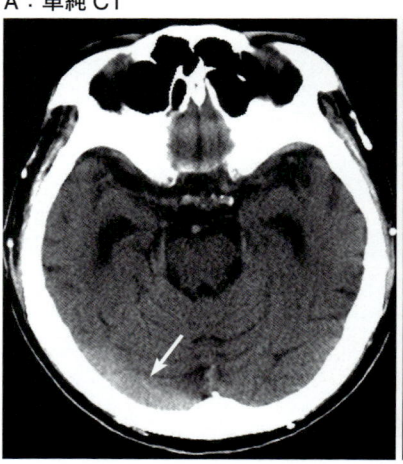 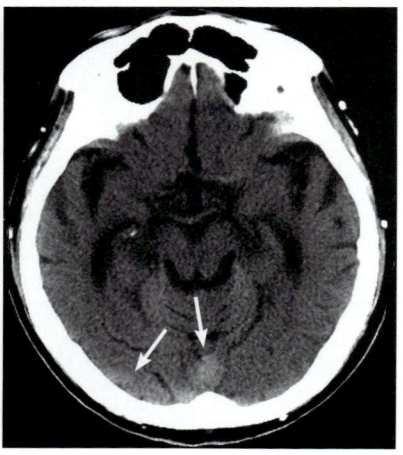

図 7-7　横静脈洞の非対称
80 歳女性．右横静脈洞から直静脈洞が高吸収にみえる(→)．横静脈洞には生理的な左右差があり，右優位の場合が多い．

C.

各論 2
［ 疾患別 ］

8

脳血管障害（1）　虚血性疾患

a. 脳梗塞　cerebral infarction

1）経時的変化

　図 8-1 に，脳梗塞の経時的変化を示す．

2）超急性期

　脳梗塞で明瞭な低吸収が出現するのは 12〜24 時間以降であるが，よく見ると発症後数時間の超急性期から軽微な所見が出現する．これを**早期 CT 虚血徴候**（early CT ischemic sign）という．これには，① レンズ核の不明瞭化，② 島皮質の低吸収，③ 皮髄境界の不明瞭化，④ 脳溝の不明瞭化，があげられる（図 8-2）．①〜③は単に部位の違いで，本質的には細胞性浮腫を反映しており，その意味では MRI における拡散低下領域にほぼ対応する．①②に比べて③はやや遅れるが，発症 1〜3 時間で出現する．④は間質性浮腫を反映し，さらに遅れて 6 時間以降に明らかとなることが多い．

　上記①②は内頸動脈あるいは中大脳動脈領域の梗塞を対象とするものだが，③④は前・後大脳動脈領域の梗塞についても適用できる．ラクナ梗塞のような小梗塞については，この時期の診断は難しい．

　またこの時期に，中大脳動脈内の血栓が高吸収に認められることがあり，"hyperdense MCA sign" とよばれるが，他の血管にも同様の所見を見ることがあり，これも早期 CT 虚血徴候のひとつに数えることがある（図 8-3）．

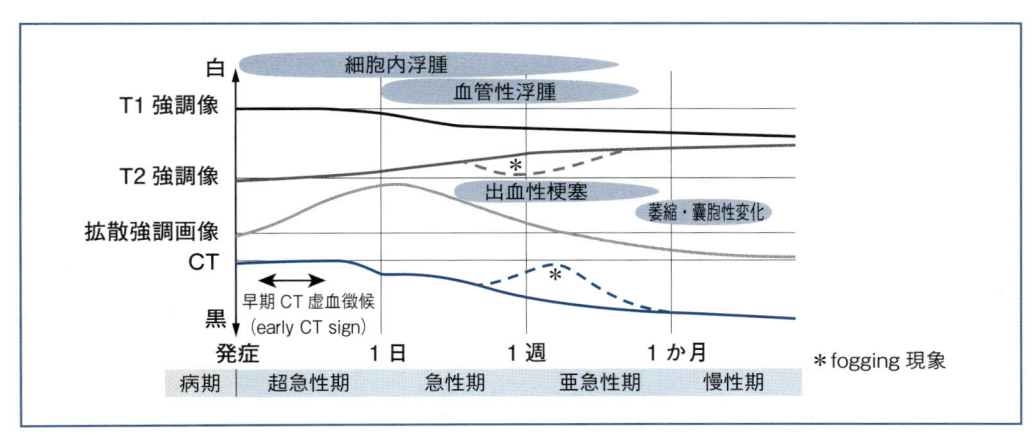

図 8-1　脳梗塞の経時的変化
（百島祐貴・著：画像診断コンパクトナビ 第 4 版．医学教育出版社，2016：65 より一部改変）

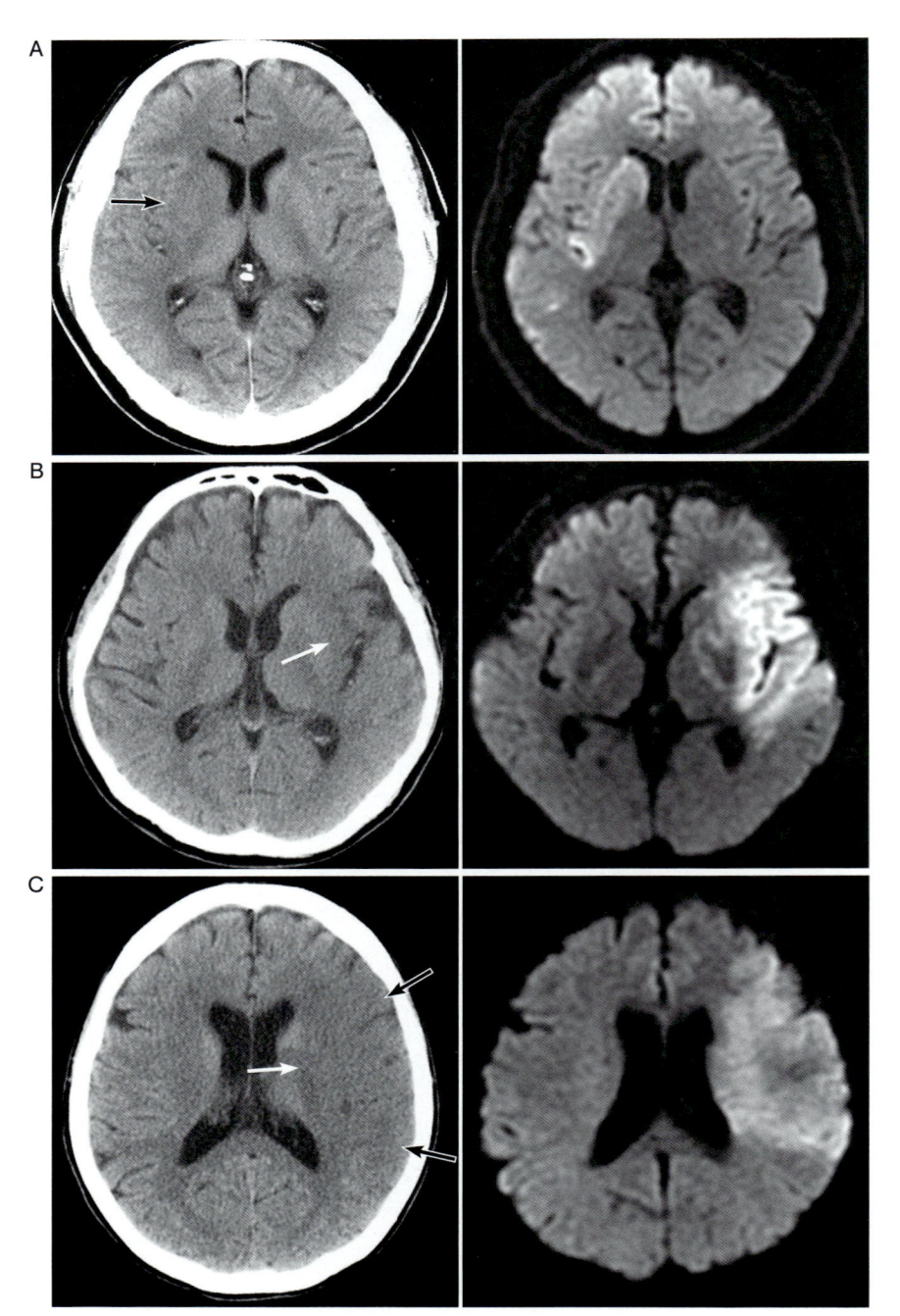

図 8-2 超急性期脳梗塞(early CT ischemic sign)
左：単純 CT，右：ほぼ同時期の MRI，拡散強調画像　いずれも発症 6 時間以内
の脳梗塞．**A：レンズ核の不明瞭化**　正常のレンズ核は内包と外包の低吸収の間に
相対的な高吸収としてみえるが，低吸収化のため輪郭が不明瞭になっている(→)．
B：島皮質の低吸収　正常島皮質の灰白質の濃度が失われ，低吸収化している
(→)．**C：皮髄境界の不明瞭化，脳溝の不明瞭化**　皮質が白質と同程度に低吸収
化しているため，皮髄境界が不明瞭になり，腫脹のため脳溝が対側に比して狭く
不明瞭である(→)．

A：発症6時間

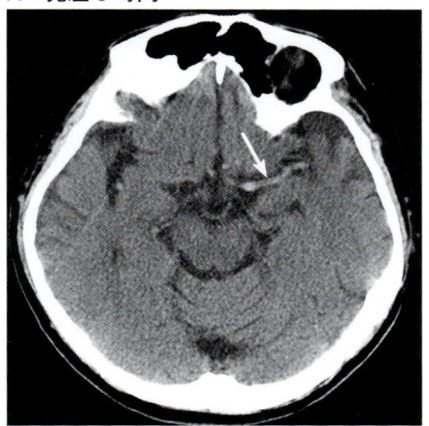

B：Aと同時期　　　　　C：3日後

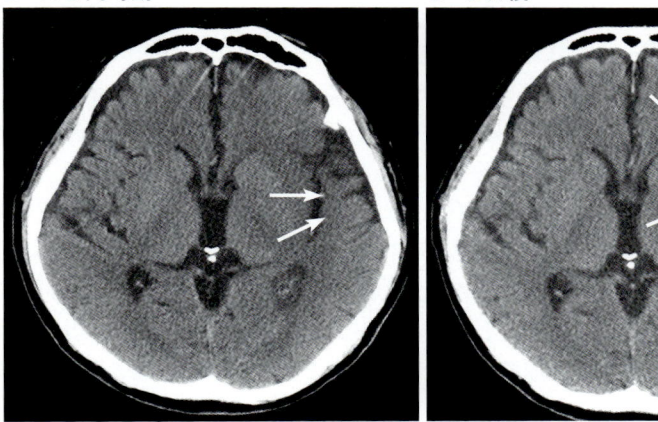

図 8-3　超急性期脳梗塞（hyperdense MCA sign）
単純 CT　発症6時間後の CT（**A**）で，左中大脳動脈水平部が高吸収に認められ（→），
島皮質の低吸収もみられる（**B**，→）．3日後（**C**），中大脳動脈領域に一致する広範
な低吸収が出現している．

8

脳血管障害(1)　虚血性疾患

> **memo　早期 CT 虚血徴候（early CT ischemic sign）**
>
> 　早期 CT 虚血徴候を最初に報告したのは戸村則昭先生（当時秋田脳研）である[1]．筆者は論
> 文発表に先立つ国内学会での発表をよく覚えている．しかし当時，あまり注目されなかっ
> た．超早期に診断しても治療法がなく，意味がなかったからである．脳卒中急性期の CT
> の役割は単に出血を否定するためであった．しかし 2000 年代前半，血栓溶解治療の普及に
> よりこの所見の重要性が再認識されることになる．先見性に富む研究であった．

🔵 ノート7

> ## CTかMRIか
>
> 　血栓溶解療法を前提とする急性期脳梗塞の画像診断として，CTの早期虚血徴候，MRIの拡散低下を比較した研究では，MRIの方が感度が高いことが示されている[2]．CTの撮影条件を最適化して慎重な読影を行えば同程度ともいわれるが，微妙なコントラストを読み取るには相応のトレーニングと経験が必要であり[3]，また皮質下の梗塞はCTで診断できない場合もある．したがって血栓溶解療法の適応判断にあたっては，MRIが撮像できる状況であればそちらを優先すべきである．

3）急性期〜亜急性期

　発症24時間以降の梗塞巣は明瞭な**低吸収**となり，浮腫による**腫脹**が増強する．浮腫は1週間前後をピークに次第に消退するが，1〜3週後に一時的に濃度が上昇して不明瞭化し，場合によっては完全な等吸収となることがある．これは**fogging現象**とよばれ，浮腫の消退，毛細血管の増生などが原因とされる（図8-4）．この時期には造影効果を示すことが多く，脳回に沿う造影効果が特徴的である．

　またこの時期は**出血性梗塞**（hemorrhagic infarction）が起こりやすい時期でもあり，梗塞巣内に出血による高吸収を見る（図8-5）．閉塞動脈の再疎通により脆弱な血管から出血するものと考えられ，特に広範囲の梗塞で認められることが多い．この時期に初回検査が行われると**脳出血との鑑別**が問題となることがあるが，一次性脳出血に比して高吸収が不均一であること，病変が血管支配領域に一致することなどが参考になる．また造影CTでは脳回に沿

A：発症5日　　　　　　　B：23日後　　　　　　　C：40日後

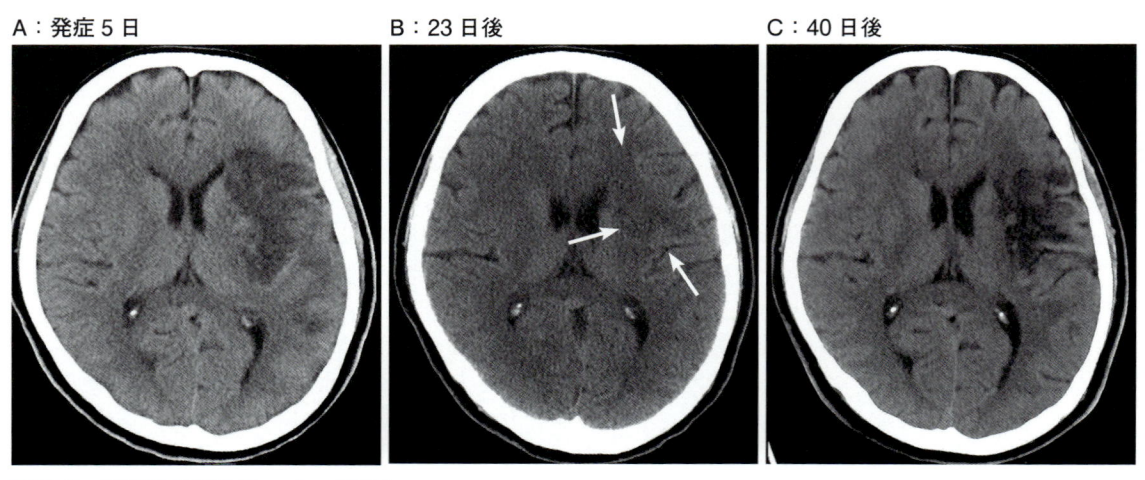

図8-4　脳梗塞の経過（fogging現象）
単純CT　75歳男性．脳梗塞（左中大脳動脈領域）．23日目CT（**B**）では梗塞巣がほぼ等吸収となり，病変が不明瞭化している（→）．これをfogging現象という．

う造影効果が認められ，輪状の被膜が造影される一次性血腫との鑑別の参考になる（→9章 p.102）．また高度の出血性梗塞では脳表に穿破してくも膜下出血を合併することがある（図 8-6）．

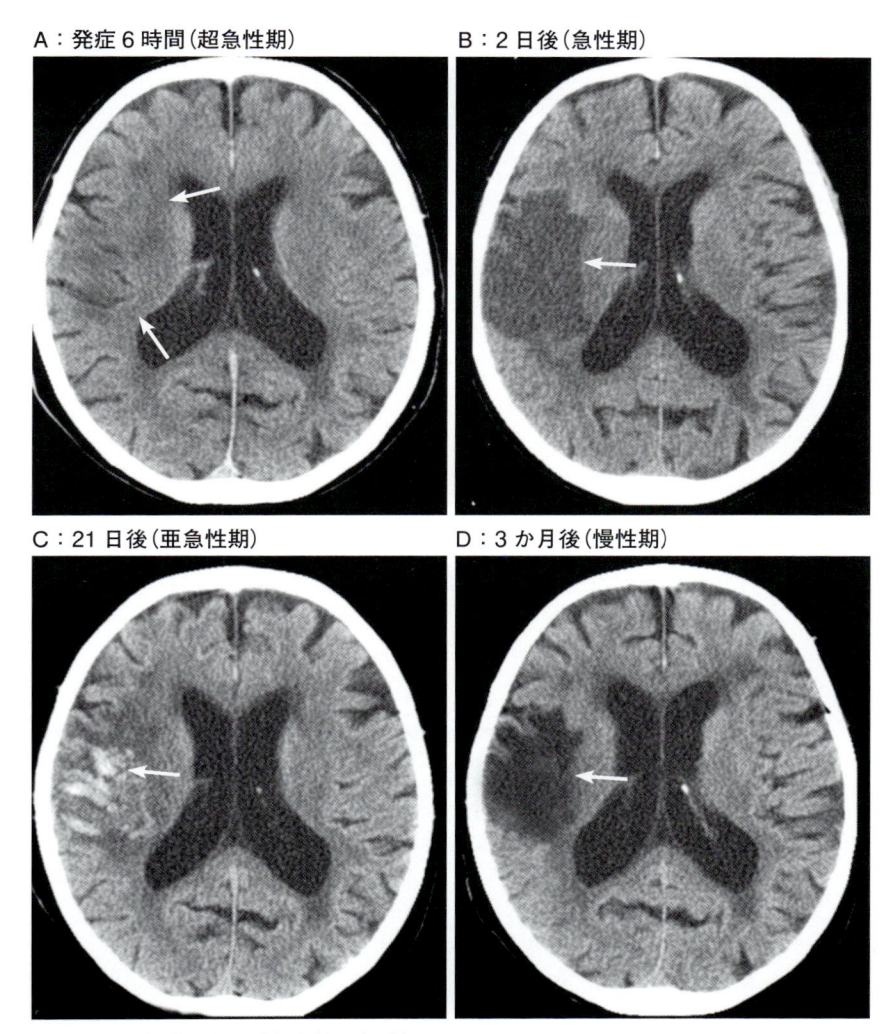

A：発症6時間（超急性期）　　　B：2日後（急性期）

C：21日後（亜急性期）　　　D：3か月後（慢性期）

図 8-5　脳梗塞の経過（出血性脳梗塞）
単純CT　70歳男性．脳梗塞（中大脳動脈枝領域）．**A：発症6時間（超急性期）**　右前頭葉から側頭葉の皮質，皮質下に軽度の低吸収があり，皮髄境界が不明瞭である（→early CT sign）．**B：2日後（急性期）**　明瞭な低吸収が出現（→）．**C：21日後（亜急性期）**　脳溝に沿う高吸収が出現．出血性脳梗塞である．**D：3か月後（慢性期）**脳脊髄液と等吸収の囊胞性病変（encephalomalacia の状態）になっている．

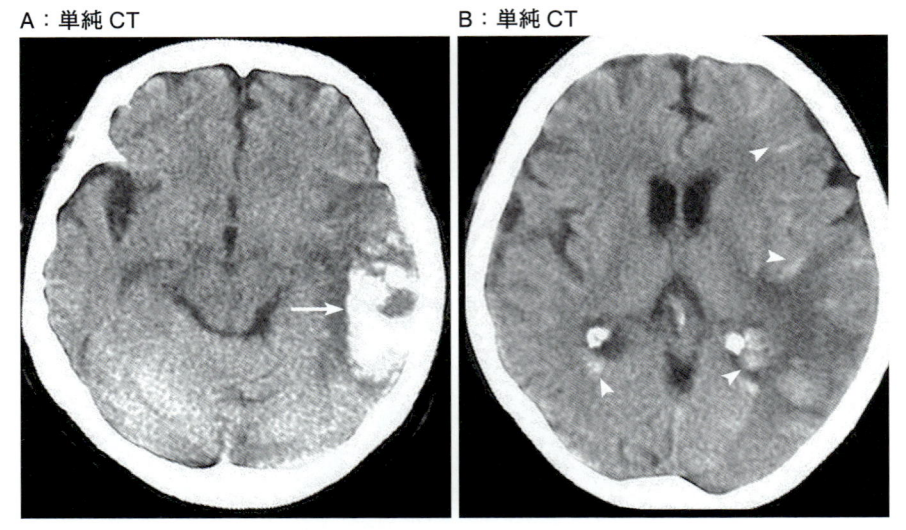

A：単純 CT　　　**B：単純 CT**

図 8-6　くも膜下出血を伴う出血性梗塞
35 歳男性．発症 20 日後の出血性梗塞．左側頭葉の出血巣(→)に加え，脳表くも膜下腔，側脳室にも高吸収が認められる(▶)．

4) 慢性期

1 か月以降，梗塞巣はさらに低吸収となり，浮腫は消失して萎縮性となり，最終的には**嚢胞状脳軟化症**(encephalomalacia)となる(図 8-7)．小さなラクナ梗塞は，同定できなくなることもある．

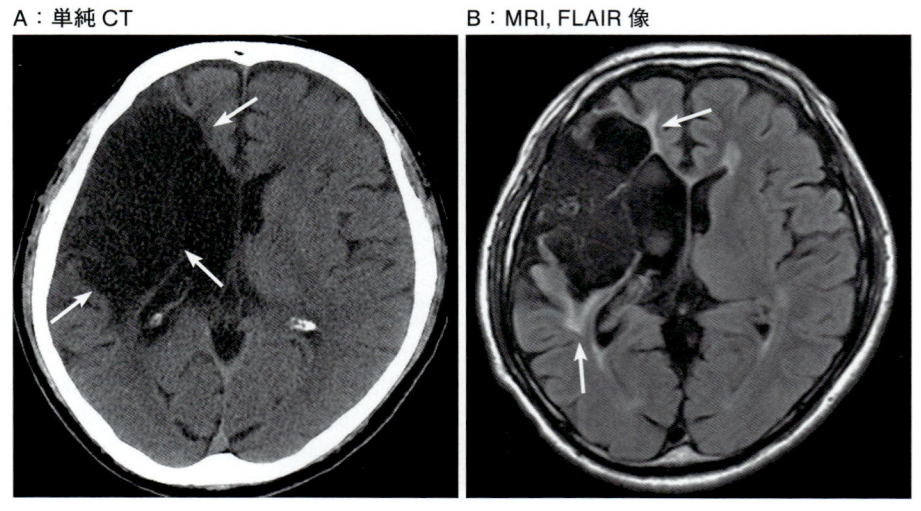

A：単純 CT　　　**B：MRI, FLAIR 像**

図 8-7　慢性期脳梗塞
70 歳女性．脳梗塞(右中大脳動脈領域)．発症 6 か月後．単純 CT(**A**)で，病変部は脳脊髄液と等吸収で，嚢胞状の軟化病変(encephalomalacia)となっている(→)．強い限局性萎縮のため患側側脳室は拡大している．FLAIR(**B**)では，嚢胞状の病変部の周囲にグリオーシスを反映する高信号が認められる(→)．

5) 病型と局在

　梗塞の臨床病型は，一般に**塞栓性梗塞**，**アテローム血栓性梗塞**，**ラクナ梗塞**に分類される（図8-8）．塞栓性梗塞，アテローム血栓性梗塞は病態生理による分類，ラクナ梗塞は形態学的分類で，これを並列に論じることは本来無理があるが，それぞれ治療方法に対応することから臨床的には便利な分類である．ここではその限界を承知のうえで，画像診断上の便宜を考え，責任血管の太さにより large artery infarction（大血管脳梗塞），small artery infarction（小血管脳梗塞）に分ける（表8-1）．

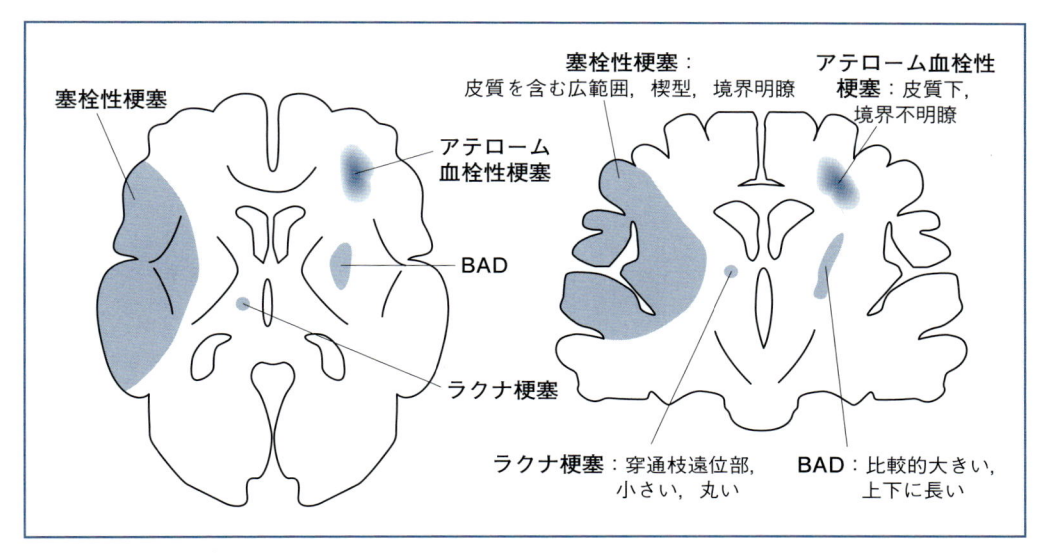

図 8-8　脳梗塞の病型分類

表 8-1　脳梗塞の病型分類

責任血管	臨床病型	発生機序
large artery infarction （大血管脳梗塞）	塞栓性梗塞	心原性塞栓，動脈原性塞栓
	アテローム血栓性梗塞	太い動脈のアテローム硬化症，血行力学的
small artery infarction （小血管脳梗塞）	ラクナ梗塞	高血圧による穿通枝の脂肪硝子変性，穿通枝の微小塞栓症，血行力学的
	アテローム血栓性梗塞 （BAD）	穿通枝起始部のアテローム硬化症

6) large artery infarction──塞栓性梗塞とアテローム血栓性梗塞 (表 8-2)

　塞栓性梗塞(embolic infarction)は，心房細動に伴う左心房血栓，あるいは頸動脈のアテローム血栓が剝離して，脳動脈末梢を閉塞して発生するもので，それぞれ心原性塞栓症，動脈原性塞栓症とよぶ．臨床的には突発的，短時間に症状が完成し，CT では皮質から深部灰白質まで含む動脈支配領域に一致して**広範囲に楔型の境界明瞭な低吸収病変**を作り，浮腫による腫脹が強い(図 8-9)．

A：単純 CT　　　　　B：MRI，拡散強調画像

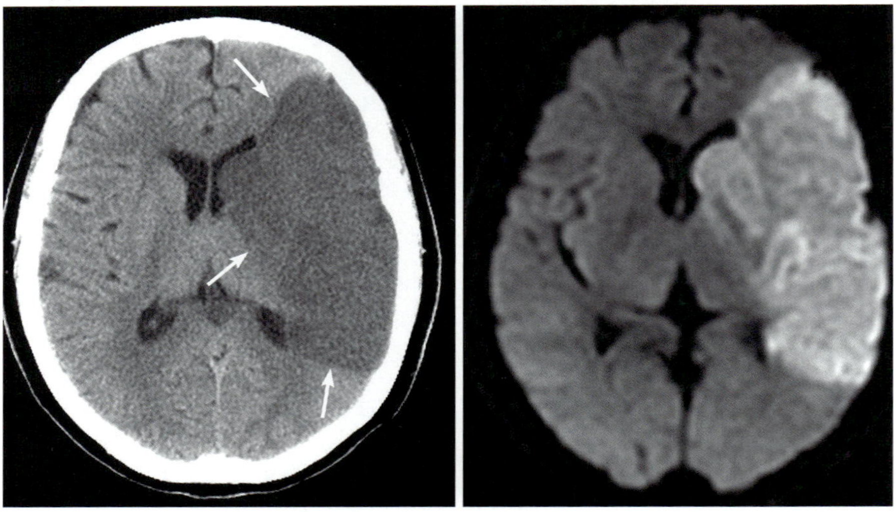

図 8-9　塞栓性梗塞：左中大脳動脈領域梗塞
50 歳男性．単純 CT(**A**)で，皮質から深部まで広い範囲にわたり，境界明瞭な低吸収が認められる(→)．拡散強調画像(**B**)では病変部は高信号を示している．浮腫による腫脹が強い．

表 8-2　塞栓性梗塞 vs. アテローム血栓性梗塞

	塞栓性梗塞	アテローム血栓性梗塞
原因	心原性塞栓，動脈原性塞栓	アテローム性プラーク
経過	突発，短時間に完成，重篤	緩徐，段階的，比較的軽度
CT 所見	皮質を含む低吸収 境界明瞭 浮腫が強い	皮質下の低吸収，境界領域の場合もある 境界不明瞭 浮腫は軽度

　アテローム血栓性梗塞（atherothrombotic infarction）は，頸部から頭蓋内の主幹動脈のアテローム性プラークが徐々に増大して血流が低下し，虚血閾値を下回ったところで発症するもので，臨床的には発症が比較的緩徐で，CT では**皮質下に境界不明瞭，狭い範囲の低吸収**を見る（**図 8-10**）．腫脹も軽度で，一時点の CT だけ見ると陳旧性梗塞や慢性虚血性変化による低吸収と区別しにくい場合もある．

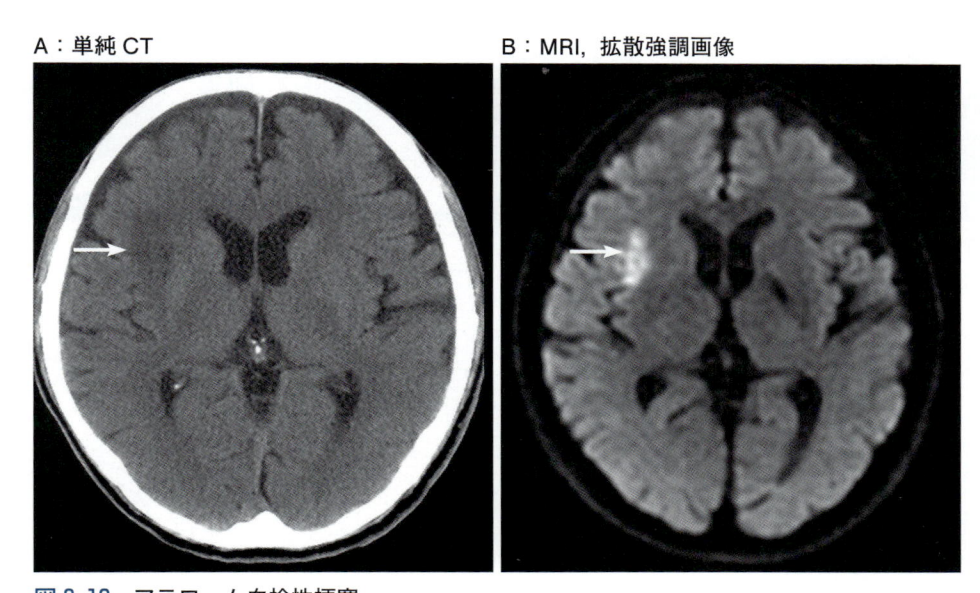

A：単純 CT　　　　　　　　　　　B：MRI，拡散強調画像

図 8-10　アテローム血栓性梗塞
70 歳男性．単純 CT（**A**）で，右前頭弁蓋の皮質下に境界不明瞭な低吸収が認められる（→）．
拡散強調画像（**B**）で，病変部は高信号を示している（→）．

　アテローム血栓性梗塞は，**境界領域梗塞**（borderzone infarction）の形をとることもある．境界領域梗塞は 2 つ（あるいは 3 つ）の血管支配領域の境界に発生する梗塞で（**図 8-11**），近位主幹動脈の狭窄による灌流圧低下の結果，末梢の血流が虚血閾値を下回って発症する**血行力学的梗塞**（hemodynamic infarction）である．このため，アテローム硬化症のほか，もやもや病，急性心不全，ショック後など，他の原因による脳血流低下でも認められることがある．なお，血行力学的機序は，もともと灌流圧が低い穿通枝のような細い血管にも影響するので，ラクナ梗塞の原因となることもある．

8
脳血管障害(1)　虚血性疾患

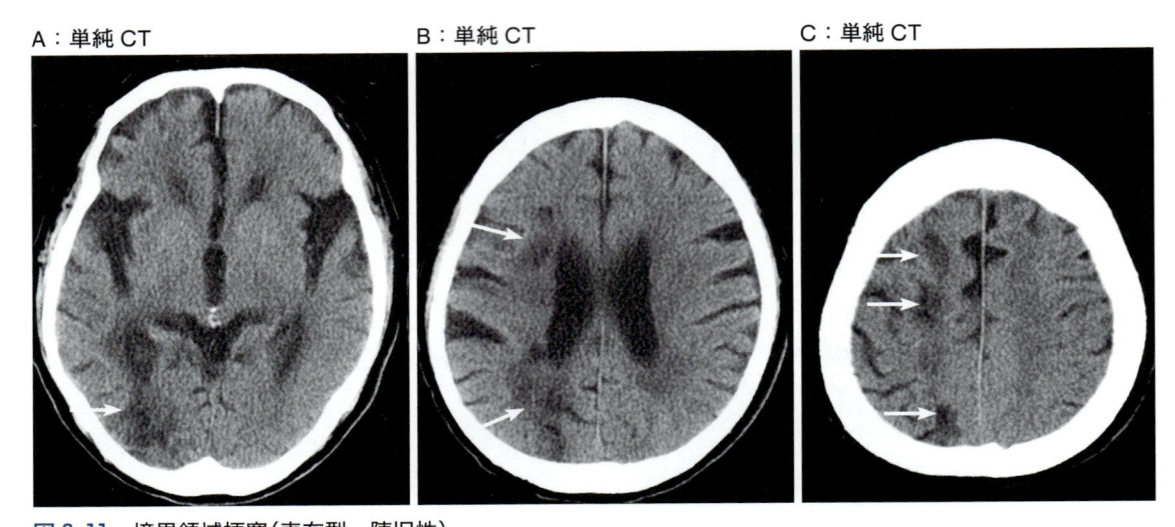

A：単純CT　　　　　B：単純CT　　　　　C：単純CT

図8-11　境界領域梗塞（表在型，陳旧性）
71歳男性．右後頭葉，頭頂葉，前頭葉の境界領域に一致して低吸収が多発している（→）．

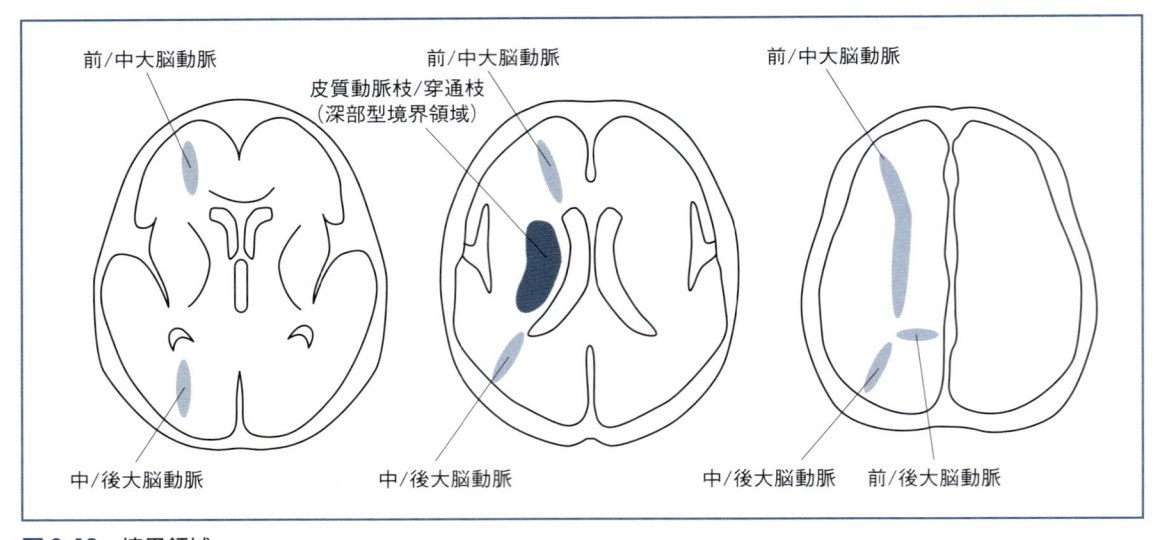

前/中大脳動脈　　　　　前/中大脳動脈　　　　　前/中大脳動脈
皮質動脈枝/穿通枝
（深部型境界領域）
中/後大脳動脈　　　　　中/後大脳動脈　　　　　中/後大脳動脈　　前/後大脳動脈

図8-12　境界領域

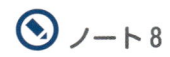 **ノート8**

境界領域　borderzone

　境界領域は表在，深部に分類される．表在境界領域は，前/中/後大脳動脈のような皮質動脈枝の境界，深部境界領域は皮質動脈枝と，穿通枝の境界である（図8-11～13）．両者は一部重複する部分もある．いずれも2つの血液灌流域の末梢に位置してもともと灌流圧が低いために，わずかな血圧低下により灌流不全が起こりやすい領域である．

A：単純 CT

B：MRI，拡散強調画像

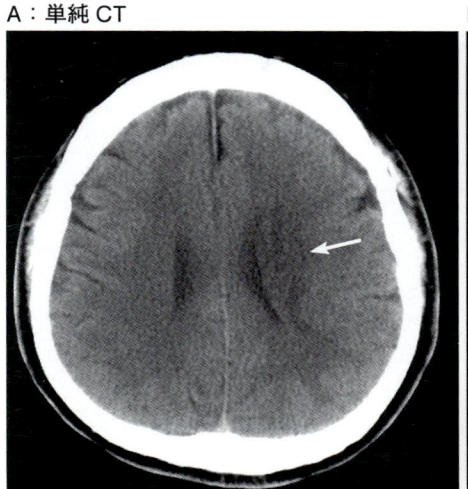
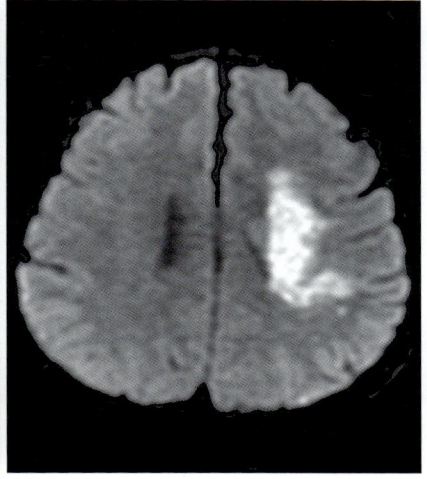

図 8-13　境界領域脳梗塞（深部型，急性期）

65 歳女性．単純 CT（**A**）で，左前頭葉の深部境界領域に境界不明瞭な低吸収が認められる（→）．拡散強調画像（**B**）では高信号としてみられる．

🔷 ノート9

脳ヘルニア　brain herniation

　内頸動脈領域，中大脳動脈領域の広範な塞栓性梗塞では，しばしば高度の脳腫脹をきたして脳ヘルニアを起こすことがある．脳ヘルニアは，腫脹した脳組織の一部が隣接コンパートメントに陥入する状態で，梗塞のほか，腫瘍，外傷などさまざまな病態でみられる．生命予後にかかわるという意味で特に重要なものに，下行性テント切痕ヘルニア，および小脳扁桃ヘルニアがある．

　下行性テント切痕ヘルニア：テント上の脳圧亢進によって側頭葉内側がテント切痕に陥入するとともに脳幹（中脳から橋上部）が圧迫されて意識障害や片麻痺の原因となり時に致命的となる．CT では**患側の迂回槽の狭小化，対側の側脳室拡大**が特徴的で，この所見を見たら緊急な減圧が必要である（図 8-14）．

　大脳鎌下ヘルニア：大脳半球が大脳鎌を超えて対側に膨隆する状態である（図 8-14）．

　小脳扁桃ヘルニア：テント下の脳圧亢進により小脳扁桃を含む小脳下部が大孔に陥入し，水頭症をきたすと同時に延髄の圧迫症状により致命的となりうる．高度の小脳梗塞，後頭蓋窩腫瘍などで認められる．CT では**延髄周囲槽の消失，第 4 脳室の拡大**が認められる．

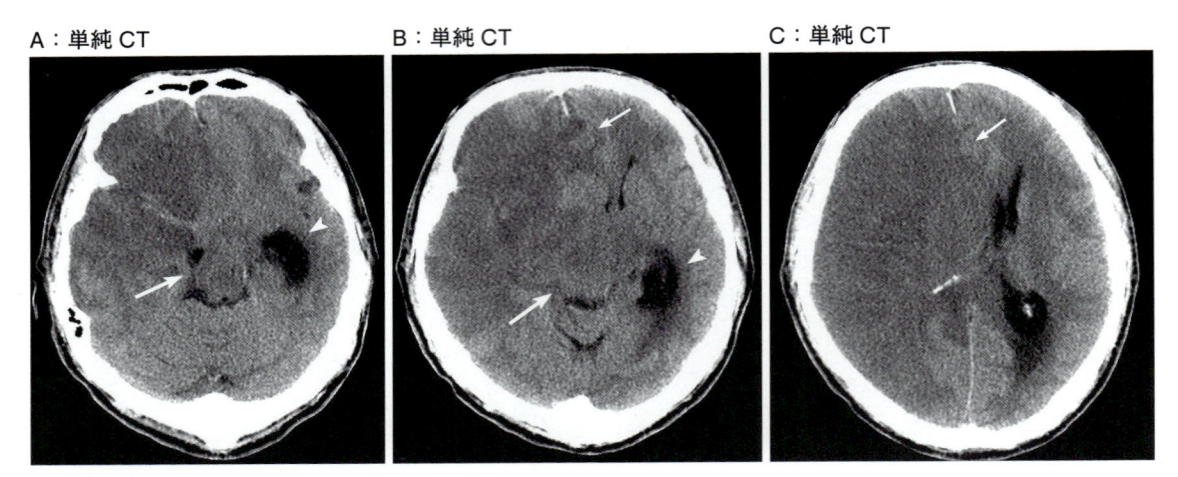

図 8-14　脳ヘルニア

41歳男性．右内頸動脈領域の梗塞，発症5日後．右大脳半球の低吸収梗塞巣は高度に腫脹し，迂回槽の狭小化(大矢印)，対側の側脳室拡大(➤)が認められる(**A**)．下行性テント切痕ヘルニアの所見である．右大脳半球が大脳鎌を超えて対側に膨隆する大脳鎌下ヘルニアも認められる(小矢印)．

7) small artery infarction──ラクナ梗塞と BAD

　　前・中・後大脳動脈がつくる脳底動脈輪(Willis 動脈輪)および椎骨脳底動脈から垂直に上行する終動脈を(深部)穿通枝とよび，1本の穿通枝がその遠位部で閉塞して発生する梗塞が**ラクナ梗塞**(lacunar infarction)である．大脳基底核から放線冠，視床，橋などに，数 mm～1.5 cm の丸い低吸収として認められる(図 8-15)．成因は慢性高血圧を背景として発生する血管壁の脂肪硝子変性(lipohyalinosis)が基本であるが，穿通枝遠位部の微小アテローム硬化症，塞栓症，血行力学的機序が原因となることもある．無症候性の場合も多い．

　　同じく穿通枝領域に発生するが，ラクナ梗塞とは異なり穿通枝の起始部のアテローム硬化症に起因する閉塞による梗塞を**分枝粥腫型梗塞**(BAD：branch atheromatous disease)とよぶ(表 8-3)．臨床的には，原則として進行しないラクナ梗塞と異なり，発症後数日にわたって症状が増悪することが多く，無症候性であることはまれである．CT では，ラクナ梗塞よりも大きいこと(1.5 cm 以上)，また血管走行に沿って上に細長いことが特徴である(図 8-16)．橋底部にも好発する(図 8-17)．

A：単純 CT

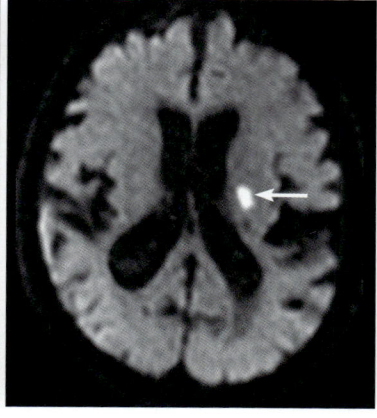

B：MRI，拡散強調画像

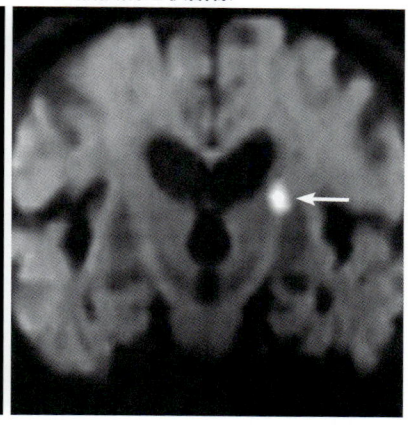

C：拡散強調冠状断像

図 8-15　ラクナ梗塞

50 歳女性．単純 CT（**A**）で，左被殻上部に限局性の小さな低吸収の梗塞巣がみられる（→）．拡散強調画像（**B, C**）では，穿通枝の遠位部に限局性の丸い高信号として認められ（→），上下に細長い BAD との鑑別点となる．

A：単純 CT

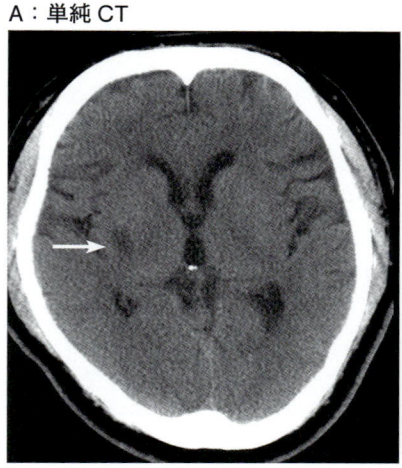

B：単純 CT

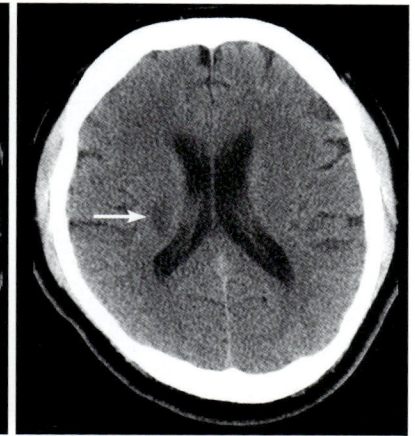

C：MRI, FLAIR 冠状断像

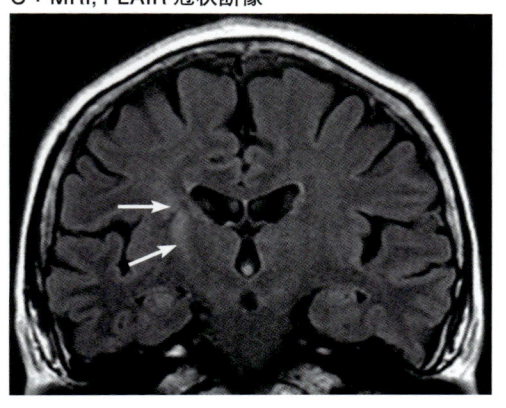

図 8-16　分枝粥腫型梗塞（BAD）

73 歳男性．単純 CT（**A, B**）で，右被殻から放線冠に上下に長くつらなる低吸収が認められる（→）．FLAIR 冠状断像（**C**）では，穿通枝の走向に沿って上下に長い病変を見ることが，限局性の丸いラクナ梗塞との鑑別点である（→）．

A：単純 CT　　　　　　　　　　　　B：MRI，拡散強調画像

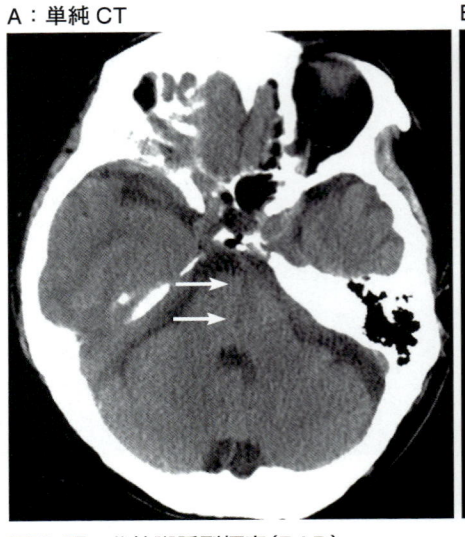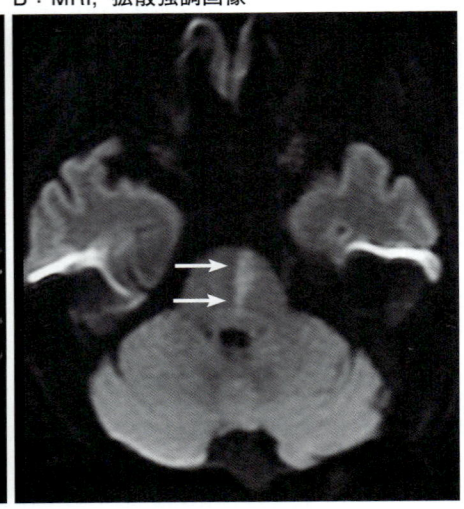

図 8-17　分枝粥腫型梗塞（BAD）
77 歳男性．単純 CT（**A**）で，橋底部に細長い低吸収が認められる（→）．拡散強調画像（**B**）
では高信号を示している．

表 8-3　ラクナ梗塞 vs. BAD

	ラクナ梗塞	分枝粥腫型梗塞（BAD）
原因	穿通枝遠位の脂肪硝子変性 穿通枝遠位のアテローム硬化症 微小塞栓，血行力学的	穿通枝起始部のアテローム硬化症
経過	緩徐発症，非進行性 無症候性の場合もあり	緩徐発症，発症後数日にわたって進行 無症候性はまれ
CT 所見	横径 1.5 cm 以下 穿通枝の遠位部に限局 （円形〜類円形）	横径 1.5 cm 以上 穿通枝に沿って細長い （5 mm スライス厚 CT で 3 スライス以上）

🏷️ ノート 10

前脈絡叢動脈領域の梗塞

　前脈絡叢動脈（anterior choroidal artery）は，内頸動脈の最終分枝で，側頭葉内側面を回って側脳室下角に進入し，大脳脚の一部，海馬，扁桃体，視床外側，内包後脚など重要な部位を灌流する．このため，細い血管ではあるが重篤な片麻痺，知覚障害の原因となる点で臨床的に重要である．また，解剖学的には穿通枝に分類されるが，通常の穿通枝よりもかなり太いため large artery infarction の性格も兼ね備え，塞栓性梗塞も多い．CT では，側頭葉内側から内包後脚に低吸収が認められ，その特徴的な分布から診断は容易である（図8-18）．

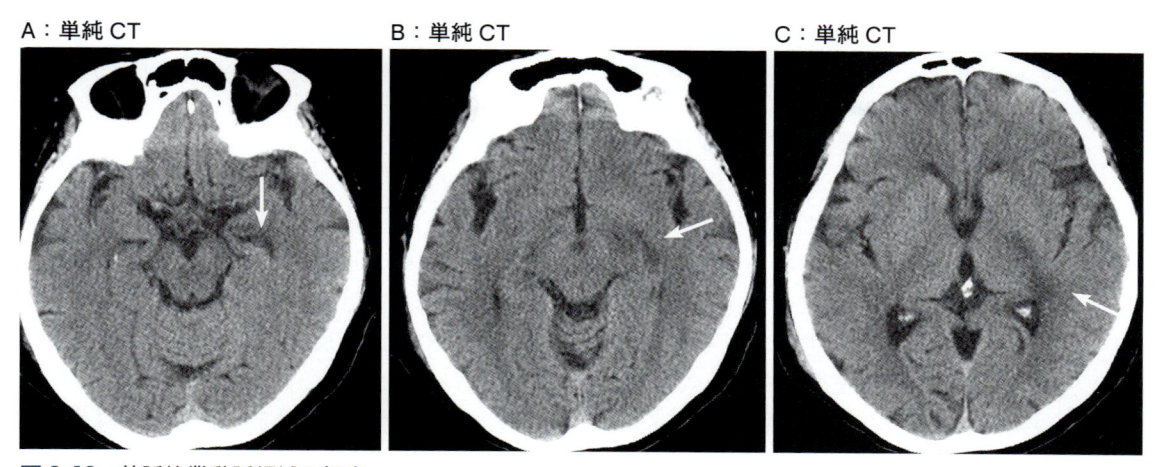

A：単純CT　　　　　　　　B：単純CT　　　　　　　　C：単純CT

図8-18　前脈絡叢動脈領域の梗塞
63歳男性．右片麻痺．前脈絡叢動脈の支配領域に位置して，側頭葉内側から内包後脚に低吸収が認められる（A〜C，→）．

8）鑑別診断

　急性脳血管障害の経過が非定型，あるいは不明な場合，脳梗塞以外の疾患を鑑別する必要がある．このような疾患として，頻度的には脳腫瘍，特に単発の**脳転移，低悪性度神経膠腫**がある．このほか，**脳炎，脳膿瘍，静脈洞血栓症**なども鑑別にあがる．いずれも低吸収の部位が動脈支配に一致しないことが参考になるが，鑑別には造影MRIが必要である．

---

memo　本当に脳梗塞？
　神経系の専門医や放射線科医が常駐しない施設で，腫瘍が「脳梗塞」として何か月もフォローされている例を時に見ることがある．脳梗塞として非定型的と思ったら，少なくとも1か月後に再検してみて，経時的変化に乏しければ他の原因を考える必要がある．

8
脳血管障害(1)　虚血性疾患

b. 慢性虚血性変化

1）高齢者の慢性虚血性変化

　高齢者では，大脳白質に CT で低吸収，MRI で T2 延長を示す病変が増加するが，これは毛細血管から細動脈レベルの小血管の病変（グリオーシス，脱髄，血管周囲腔拡大，微小梗塞）を背景とすることがわかっており，cerebral small vessel disease（脳小血管病）と総称される[4]．加齢とともに拡大すること，臨床的背景に高血圧，動脈硬化など脳血管障害のリスクファクターと相関することが知られており，慢性虚血性変化を反映すると考えられている．

　CT では**側脳室周囲白質，大脳深部白質の斑状ないし融合性の低吸収**として認められる（→ leukoaraiosis，図 8-19）．必ずしも特異的な所見ではないが，高齢者でこの所見を見たらまずは慢性虚血性変化とするのが妥当である．

　広範な大脳白質病変を背景とする認知症は Binswanger 病（→ 12 章 p.157）と診断されることがあるが，画像所見は非特異的であり，あくまでも参考にとどめるべきである（図 8-20）．

　橋被蓋にも同様な低吸収，T2 延長病変を見ることがあり，やはり慢性虚血性変化を反映すると考えられているが，特に糖尿病，腎疾患など背景疾患がある場合に多いとされる[5]（図 8-21）．

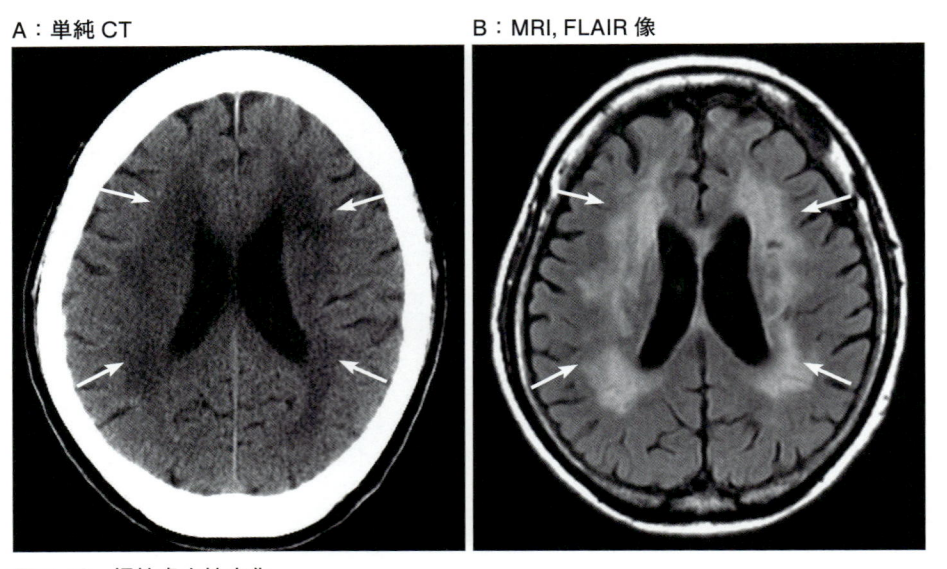

A：単純 CT　　　B：MRI, FLAIR 像

図 8-19　慢性虚血性変化
84 歳女性．無症状．単純 CT（**A**）で，側脳室周囲白質，深部白質に両側びまん性の脳室周囲低吸収（PVL）がみられる（→）．FLAIR（**B**）では高信号（PVH）を示している（→）．

A：単純CT

B：MRI, FLAIR像

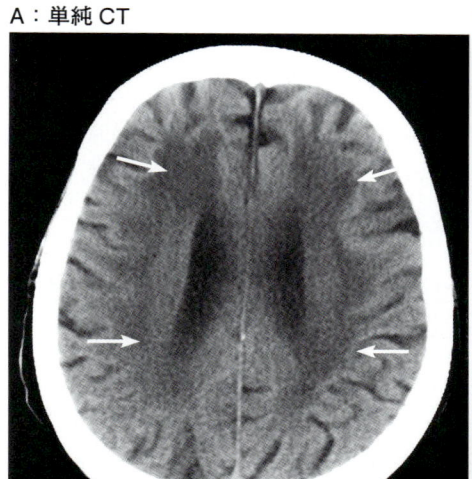
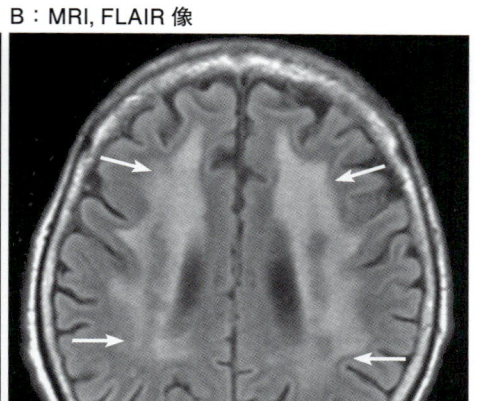

図 8-20　Binswanger 病
85 歳男性．認知症．単純 CT(**A**)で，側脳室周囲白質，深部白質に広範なびまん性低吸収がみられる(→)．海馬を含め異常な大脳萎縮はなく，虚血性変化による Binswanger 病と診断されたが，画像所見は認知症を伴わない慢性虚血性変化と区別がつかない．FLAIR(**B**)では高信号を示す．

A：単純CT

B：MRI, FLAIR像

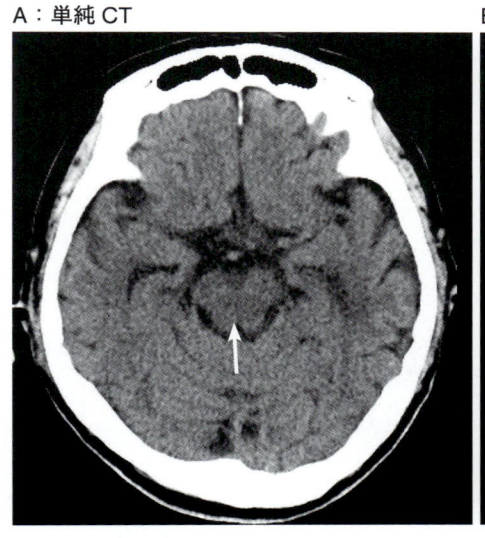
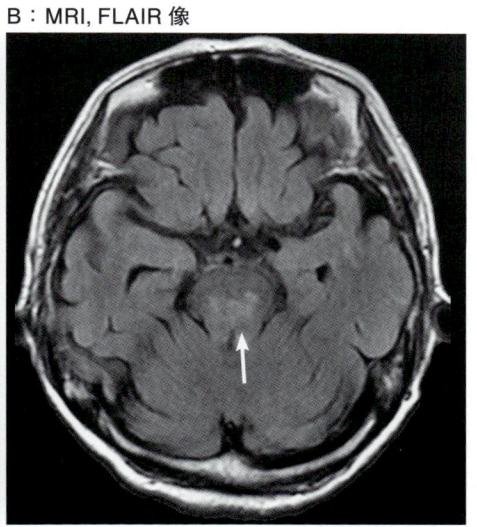

図 8-21　橋被蓋の慢性虚血性変化
86 歳男性．糖尿病．単純 CT(**A**)で，橋被蓋に低吸収が認められる(→)．FLAIR(**B**)では高信号としてみられる．橋の慢性虚血性変化は背景疾患がある例に多い．

2) 大脳白質の低吸収に関連する用語

① leukoaraiosis

大脳白質には，しばしば斑状，びまん性の CT 低吸収域(PVL)，MRI の T2 延長域(PVH)が認められるが，これを leukoaraiosis と総称する[6]．あくまでも形態学的な表現であり，病理像，臨床症状に言及するものではないが，病理組織学的には，脱髄，浮腫，梗塞など多彩な組織背景をもつことが知られている．

② 大脳白質病変

脳ドック学会は，leukoaraiosis に相当する T2 延長域を「大脳白質病変」と表現しており，これを次項のような PVH，DSWMH に分けてそれぞれを 4 段階のグレードで評価している．

③ PVH vs. DSWMH

leukoaraiosis あるいは大脳白質病変の MRI 所見は，その分布から，側脳室に密接する融合性の高信号 PVH(periventricular hyperintensity)，および側脳室とは離れて深部から皮質下白質に斑状，点状に分布する高信号 DSWMH(deep subcortical white matter hyperintensity)に分類される．両者はしばしば共存，連続する．PVH より DSWMH の方が高血圧，神経症状との関連性が高いといわれる．

④ PVL

CT で側脳室周囲白質に認められる低吸収が PVL(periventricular lucency 脳室周囲低吸収)で，MRI の PVH に概ね相当するはずだが，PVH と DSWMH を合わせて PVL と表現されていることが多い．

同じく PVL と略される periventricular leukomalacia(脳室周囲白質軟化症，→ 14 章 p.239)は，低出生体重児の脳虚血性疾患を表す病名で，単なる所見名である PVL(脳室周囲低吸収)とはまったく別物であるが，PVL(脳室周囲白質軟化症)の CT 所見として PVL(脳室周囲低吸収)がみられることもあるので紛らわしい．

📝 ノート11

leukoaraiosis，大脳白質病変の臨床的意義

leukoaraiosis，大脳白質病変の臨床的意義については極めて多くの研究があるが，加齢，高血圧による髄質動脈の細動脈硬化を背景とする慢性虚血性変化と密接な関係があることは確実であり，加齢，高血圧，動脈硬化，糖尿病などとの関連も明らかである[7]．大脳白質の血流は，脳表の皮質枝から直角に分岐する髄質動脈の自己調節機能によって一定に保たれている．髄質動脈は径 0.1〜0.2 mm 程度の細動脈だが，それに比して全長 3〜4 cm と長いため，細動脈硬化症による壁肥厚により灌流圧が低下すると同時に自己調節機能が失われてさらに硬化が進み，慢性虚血性変化をきたすと考えられる．虚血以外にも，脱髄，脳脊髄液循環異常，浮腫，アルツハイマー(Alzheimer)病などとの関連が示唆されるが，いずれもその背景に虚血性変化が想定されている．

c. もやもや病　moyamoya disease

　両側内頸動脈遠位部から，前・中大脳動脈近位部の進行性狭窄とともに，側副路として拡張した頭蓋底穿通枝が異常血管網(もやもや血管)を形成する．発症は 10 歳未満の小児に多いが，20〜40 歳の若年成人にも発症する．小児は虚血性変化(一過性脳虚血発作，脳梗塞)，成人は出血性病変(脳出血，くも膜下出血)が多い．

　脳梗塞は，境界領域梗塞を含む多発梗塞の形をとることが多く，特に小児，若年者の脳梗塞ではもやもや病を疑って積極的に MRA を施行する(図 8-22)．大脳基底核部の拡張した穿通枝が造影 CT で点状に造影され，MRI では多発フローボイド(flow void)として認められる．大脳円蓋部の血管周囲腔拡張を見ることが多い(→ 5 章 p.44)．

鑑別診断：表 8-4 に示す．

表 8-4　若年者の脳梗塞の鑑別診断

病態	疾患
動脈性脳梗塞	もやもや病，先天性心疾患，血液凝固異常，膠原病，血管炎，Fabry 病など
静脈性脳梗塞(硬膜静脈洞血栓症)	脱水，血液凝固異常，膠原病，違法薬物など
脳梗塞類似疾患	ミトコンドリア脳症(特に MELAS)
脳梗塞以外の疾患	脳炎，脳腫瘍

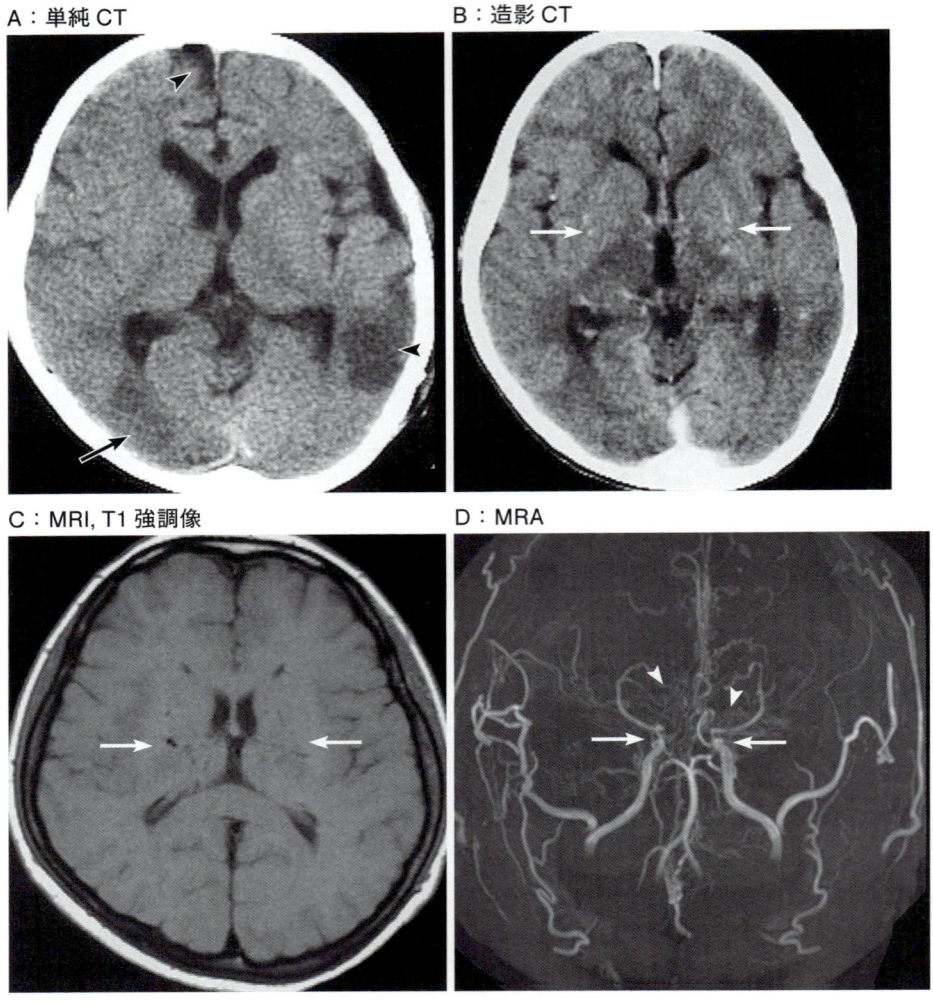

図 8-22　もやもや病

30 歳女性．単純 CT（**A**）で，右後頭葉の境界領域に急性期梗塞による低吸収があり（→），右前頭葉，左側頭葉には陳旧性梗塞も認められる（▶）．造影 CT（**B**）では両側大脳基底核，視床に，拡張した穿通枝が点状造影効果として認められる（→）．T1 強調像（**C**）では，拡張した穿通枝のフローボイドがみられる（→）．MRA（**D**）では，両側内頸動脈は起始部で途絶し（→），拡張した穿通枝（もやもや血管，▶）が認められる．

d. 一酸化炭素中毒 carbon monoxide intoxication

一酸化炭素はヘモグロビン結合性が著しく高いため組織での酸素利用障害をきたし，特に鉄合有量の多い組織に親和性が強いため，淡蒼球が障害されやすい．急性期の CT では，**両側淡蒼球の対称性低吸収**が特徴的である（図 8-23）．慢性期には，脱髄性変化を反映する大脳白質の低吸収がみられることがあり，これが広範なほど機能予後は不良である．

鑑別診断：コカイン，シアン化合物中毒でも淡蒼球に同様の病変を見る．このほかトルエン（シンナー），エチレングリコール，メタノールなど**有機物質中毒**では両側大脳基底核，大脳白質の対称性低吸収が認められる．

A：単純 CT

B：MRI, T2 強調像

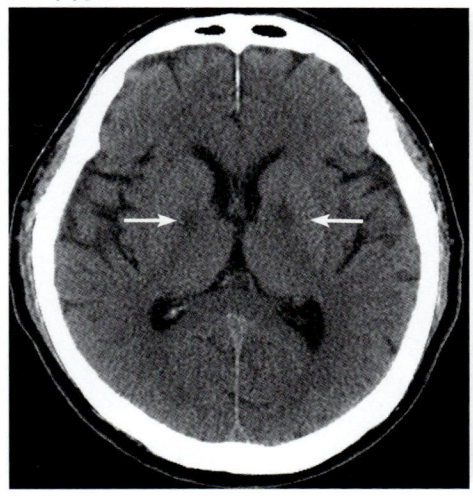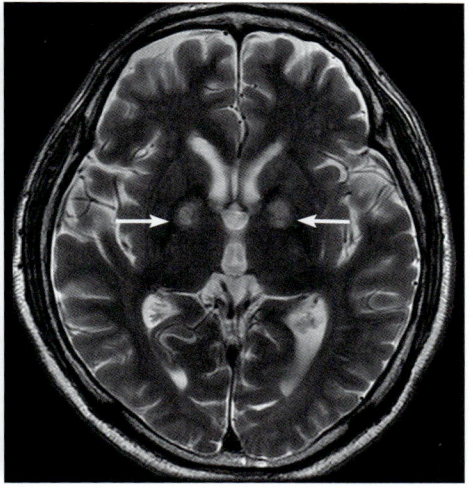

図 8-23　一酸化炭素中毒
65 歳男性．見当識障害．単純 CT（**A**）で，両側淡蒼球の対称性低吸収がみられる（→）．T2 強調像（**B**）では高信号を示している（→）．

8

脳血管障害(1)　虚血性疾患

e. 低酸素性・虚血性脳症　hypoxic/ischemic encephalopathy：HIE

　心肺停止蘇生後，低血圧性ショック後など，一定時間以上にわたって脳血流が虚血閾値以下になった場合に発生する．急性期には，白質に比して酸素需要が大きい灰白質がまず障害され，大脳皮質，大脳基底核の**びまん性低吸収，皮髄境界の不明瞭化**，脳腫脹による**脳溝の不明瞭化，脳室の狭小化**がみられる（図 8-24）．脳実質が全体に低吸収となる結果，くも膜下腔が相対的に高吸収となってくも膜下出血のようにみえることがある（偽性くも膜下出血）（→9章 p.109）．脳幹，小脳は保たれることが多い．3〜4週間以降は，次第に腫脹が軽減して脳溝がみえるようになるが，その後，大脳萎縮が進行する．

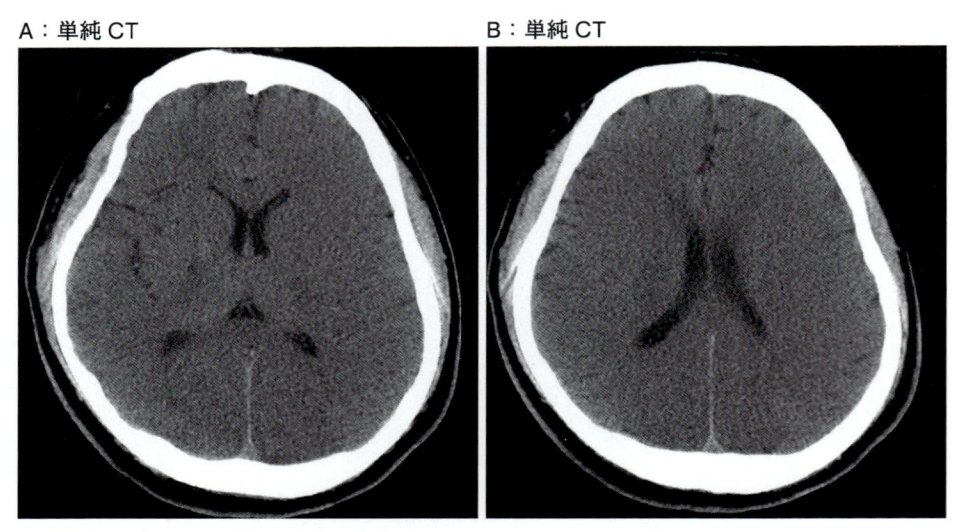

A：単純 CT　　　　　　　　　B：単純 CT

図 8-24　低酸素性・虚血性脳症
32 歳女性．心肺停止，蘇生 3 日後．大脳皮質，大脳基底核はびまん性に低吸収となり，皮髄境界が消失，脳腫脹のため脳溝が不明瞭になっている（**A, B**）．

f. 硬膜静脈洞血栓症　dural sinus thrombosis

　硬膜静脈洞の血栓症により静脈還流障害をきたし，その程度に応じて静脈圧亢進による脳浮腫，梗塞，出血などを見る．上矢状静脈洞に最も多く，次いで横静脈洞からS状静脈洞，直静脈洞の順に好発する．凝固異常症（膠原病，経口避妊薬，妊娠），脱水，髄膜炎などに合併するが，原因不明の場合も多い．静脈洞血栓症を伴わない皮質静脈のみの梗塞もありうるが，診断は難しい．

　急性期には，**閉塞した静脈洞が高吸収**を呈し，造影 CT では，正常では強い造影効果を示す静脈洞の造影が欠損し，上矢状静脈洞では三角形の "empty delta sign" が認められる（図 8-25）．ただし，静脈洞は多血症，脱水，小児などヘマトクリットが大きい場合はそれだけでも高吸収にみえるので注意が必要である．また，横静脈洞からS状静脈洞にはしばしば

　左右差があり（右優位の例が多い），注意が必要である（→7章 p.74）．疑わしい場合は MRI の適応である．

　脳実質内の病変は，静脈性梗塞，浮腫が皮質下の低吸収，出血が高吸収として認められるが，動脈性梗塞と異なり特定の動脈支配域に一致せず，両側性の場合も多い．直静脈洞や内脳静脈など深部静脈の閉塞では，両側視床に病変を見ることがある．

　静脈洞血栓症の合併症として，硬膜動静脈瘻が重要である（→9章 p.118）．

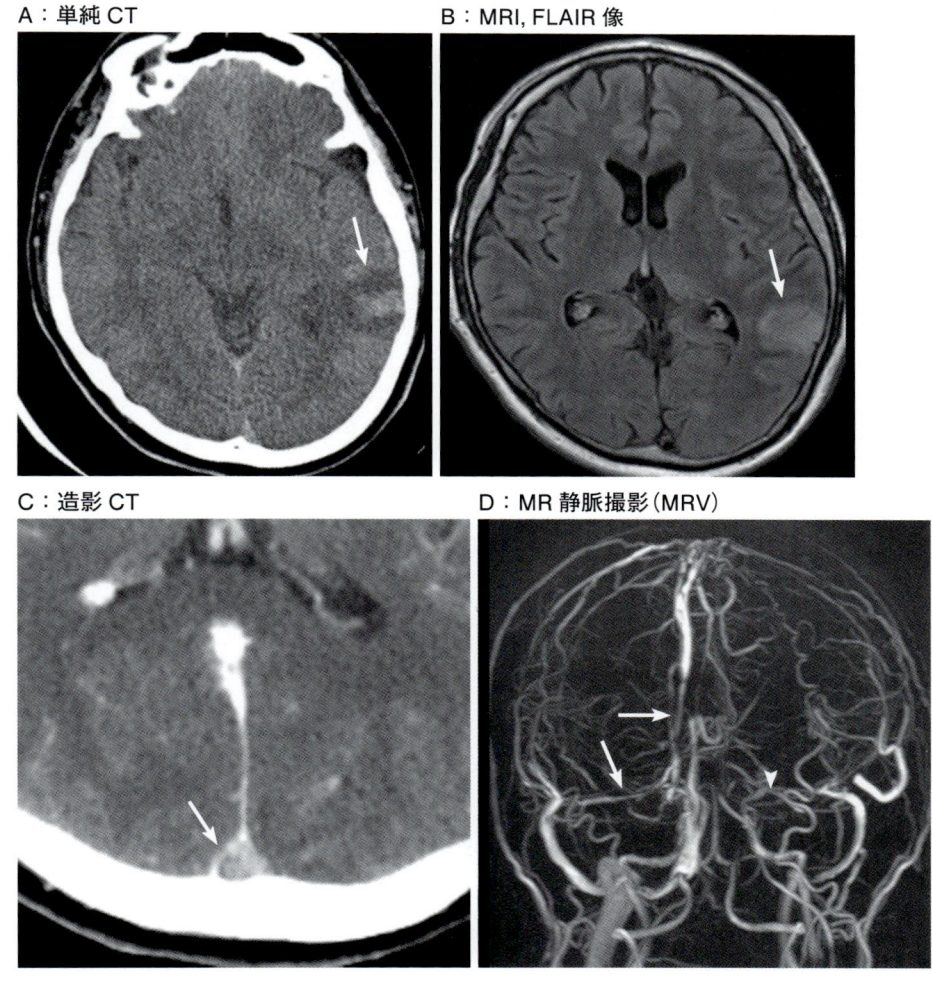

図 8-25　硬膜静脈洞血栓症
52 歳男性．単純 CT（**A**）で，左側頭葉に輪郭不明瞭な低吸収と高吸収が混在する出血性梗塞が認められる（→）．FLAIR（**B**）では高信号（→）を示す．造影 CT（**C**）では，上矢状静脈洞の内部に血栓による三角形の造影不良が認められる（empty delta sign，→）．MR 静脈撮影（**D**）では，上矢状静脈洞の下部から右横静脈洞に不整な狭窄があり（→），左横静脈洞は閉塞している（➤）．

8
脳血管障害(1)　虚血性疾患

文献

1) Tomura N, Uemura K, Inugami A, et al：Early CT finding in cerebral infarction：obscuration of the lentiform nucleus. Radiology 1988；168：463-467.
2) Saur D, Kucinski T, Grzyska U, et al：Sensitivity and interrater agreement of CT and diffusion-weighted MR imaging in hyperacute stroke. AJNR 2003；24；878-885.
3) asist. umin. jp/training/（初期虚血変化読影トレーニングシステム，ASIST-Japan）
4) Miki Y, Sakamoto S：Age-related white matter lesions（leukoaraiosis）：an update. Brain Nerve 2013；65：789-799.
5) Ichikawa H, Takahashi N, Mukai M, et al：Asymptomatic large T2 high-signal pontine lesions that are different from ischemic rare faction. J Stroke Cerebrovasc Dis 2008；17：394-400.
6) Hachinski VC, Potter P, Merskey H：Leukoaraiosis：an ancient term for a new problem. Can J Neurol Sci 1986；13：533-534.
7) Pantoni L, Garcia JH：Pathogenesis of leukoaraiosis：a review. Stroke 1997；28：652-659.

9

脳血管障害（2）　出血性疾患

a. 脳出血　intracerebral hemorrhage

脳出血は，脳実質内の高吸収として認められる．出血巣は**発症直後から高吸収**となり，経時的に濃度が漸減してやがて低吸収となる．経過は血腫の大きさにもよるが，2〜3週間で等吸収，1か月以降は囊胞状の低吸収になる(**図9-1**)．

急性期には，血腫の高吸収の周囲に浮腫による低吸収，腫脹が認められる(**図9-2 A**)．浮腫による腫脹は，発症3〜7日で最大となり，その後は軽減する．

亜急性期には，血腫の吸収過程で濃度は次第に低下して等吸収になっていくが(**図9-2 B**)，血腫被膜が薄く輪状に造影される(**図9-2 C**)．通常の脳出血であえて造影CTを撮影する機会はまずないが，被膜とは異なる結節状あるいは不整形の造影効果がみられる場合は，腫瘍，血管奇形などの可能性を考える必要がある．

数か月以上を経た**慢性期**の血腫は，しばしばスリット状の細長い囊胞性病変となり，類円形を呈することが多い陳旧性梗塞との鑑別の手がかりとなる(**図9-3**)．出血巣の周囲には軽度の高吸収を伴うことも多い．

脳室壁に接した血腫はしばしば**脳室穿破**して脳室内出血をきたすが，この場合はくも膜下出血類似の病態となり，水頭症を合併することもある(**図9-4**)．尾状核頭部の出血の側脳室前角穿破，視床出血の第3脳室穿破，歯状核出血の第4脳室穿破などが多い．

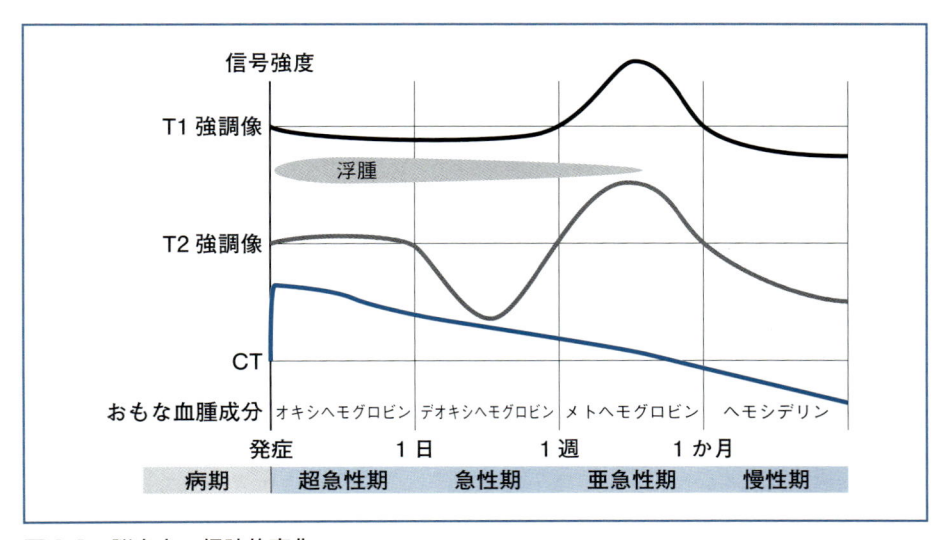

図 9-1　脳出血の経時的変化
(百島祐貴：画像診断コンパクトナビ 第4版．医学教育出版社，2016：54 より一部改変)

A：単純 CT（発症 2 時間後）　　B：単純 CT（7 日後）　　C：造影 CT（7 日後）

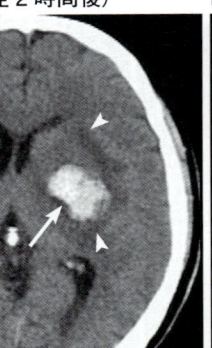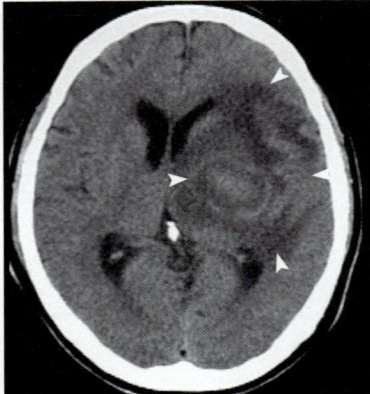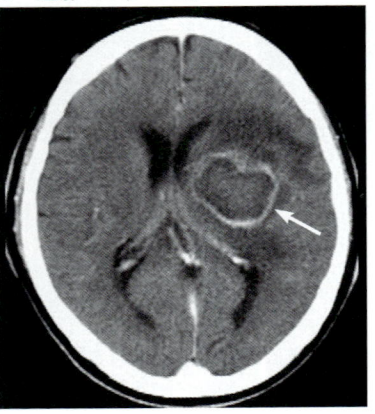

図 9-2　高血圧性脳出血
48 歳男性．発症 2 時間後の単純 CT（**A**）では，左被殻に高吸収の血腫がみられる（→）．浮腫による内包の低吸収を伴っている（➤）．7 日後（**B**），血腫はほぼ等吸収となっているが，周囲の浮腫は拡大している（➤）．同日の造影 CT（**C**）では，薄い血腫被膜に輪状造影効果が認められる（→）．

単純 CT

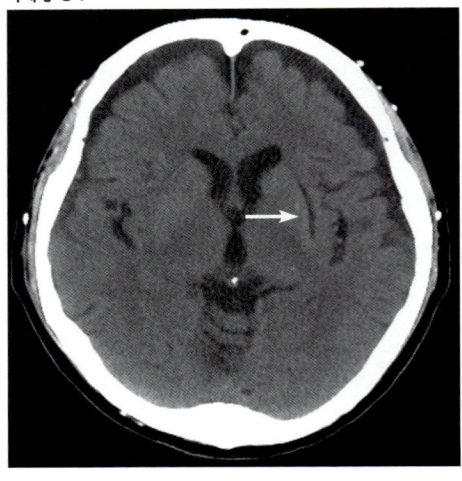

図 9-3　陳旧性脳出血
57 歳男性．脳出血 2 年後．左被殻の出血巣はスリット状の低吸収になっており，周囲に淡い高吸収が認められる（→）．

🔖 **ノート12**

出血はなぜ高吸収か？

　血管内の血液は脳実質と同程度の濃度であるが，血管外に出るとただちに高吸収となる理由は，血液凝固によって血栓の密度（ヘマトクリット）が上昇するためである．前述のようにＸ線吸収係数は物質の密度に比例する（→2 章ノート 1 p.16）．したがって，血液凝固異常がある場合や高度の貧血では高吸収になりにくいことがある．また，CT 撮影中に出血が継続しているようなまれな例では，高吸収の血腫内に未凝固の血液が低吸収に認められることがある．

A：単純CT　　　　　　　　　　　B：単純CT

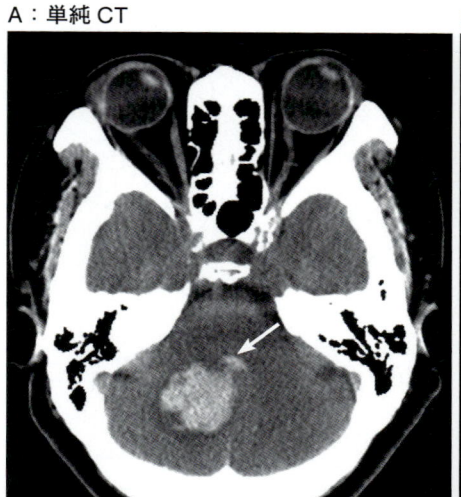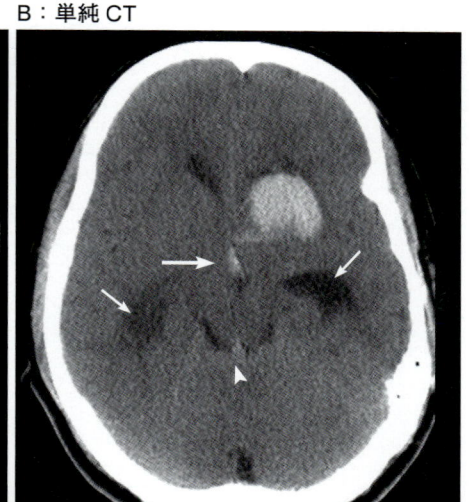

図 9-4　高血圧性脳出血：脳室穿破
A：66歳男性．小脳歯状核の出血が第4脳室に穿破し，第4脳室に高吸収がみられる
（→）．B：72歳男性．尾状核出血が側脳室前角に穿破し，第3脳室（大矢印），中脳水道（▶）
にも高吸収が認められる．側頭角の拡大（小矢印）は Monro 孔狭窄による閉塞性水頭症.

脳出血の原因検索

　脳出血の大部分は**高血圧性脳出血**で，好発部位が決まっている．すなわち被殻，視床，橋，小脳歯状核で，なかでも被殻出血が最も多い（**図 9-5**）．高血圧がある中高年者でこれらの部位に発生する脳出血は，原則としてそれ以上の検索は不要である．しかし高血圧がない場合，若年者，その他の部位の出血では，背景疾患を疑って適宜 MRA や造影 MRI を追加して原因を検索する必要がある（**表 9-1**）．血腫被膜以外の造影効果や周囲の拡張血管などは，腫瘍や脳血管奇形を疑う所見である（**図 9-6**）．

鑑別診断：脳実質内の高吸収が明らかに出血であれば，その原因として**表 9-1**に示すような疾患を鑑別するが，高吸収が出血でない可能性もあり，**石灰化病変**などの鑑別も問題となる．特に**海綿状血管奇形**（→ p.117）は淡い高吸収を示し，また実際に出血を合併することもあるので判断が難しいことがある．このほかの**動静脈奇形**，**静脈奇形**も淡い高吸収を示すことがある．

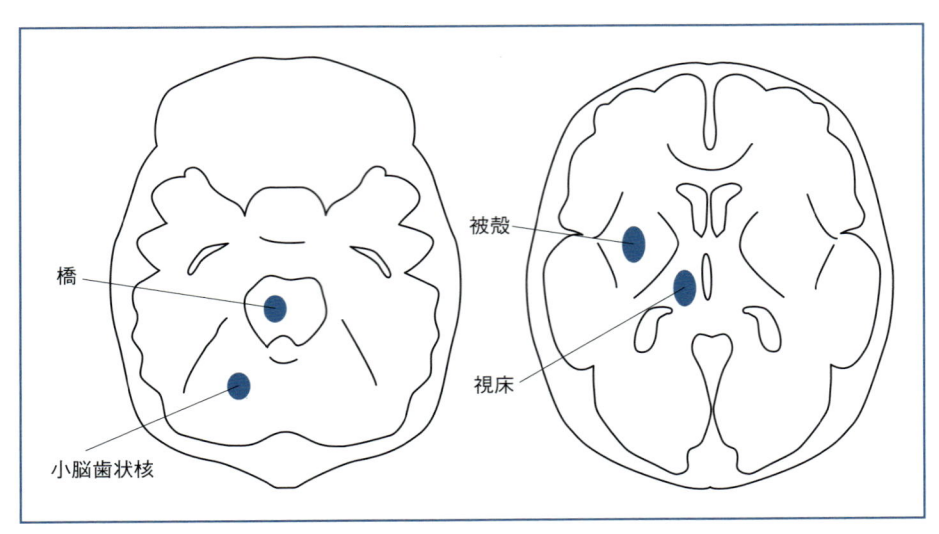

図 9-5　高血圧性脳出血の好発部位

　脳出血の原因となる背景疾患としては，表のようなものがあげられる（**表 9-1**）．また出血性梗塞の出血が非常に顕著で，一次性脳出血との鑑別が必要な場合もあるが，出血性梗塞は不均一で，血管支配に一致すること，脳回に沿う造影効果が認められることなどが鑑別の参考になる（→ 8 章 p.80）．

表 9-1　非高血圧性脳出血の原因疾患

疾患	画像所見
脳腫瘍	腫瘤陰影の中の不整な出血巣
血管奇形	造影 CT で拡張した血管，結節状の造影効果
脳動脈瘤	くも膜下出血を伴うことが多い
もやもや病（→ 8 章 p.95）	多発脳梗塞を伴うことが多い
静脈洞血栓症（静脈性梗塞）（→ 8 章 p.98）	しばしば両側性，大脳皮質下，静脈洞の高吸収
アミロイドアンギオパチー（→ノート 13）	高齢者，大脳皮質直下 （くも膜下出血，硬膜下血腫を伴うこともある）
血液疾患	血小板減少症，血液凝固異常症
薬物性	コカイン，アンフェタミン，エフェドリンなど （昇圧作用のある薬剤に多い）
糖尿病性ヘミバリスム（→ノート 14）	片側大脳基底核の淡い高吸収
術後（遠隔小脳出血）（→ノート 15）	開頭術後，脊椎術後．原因不明

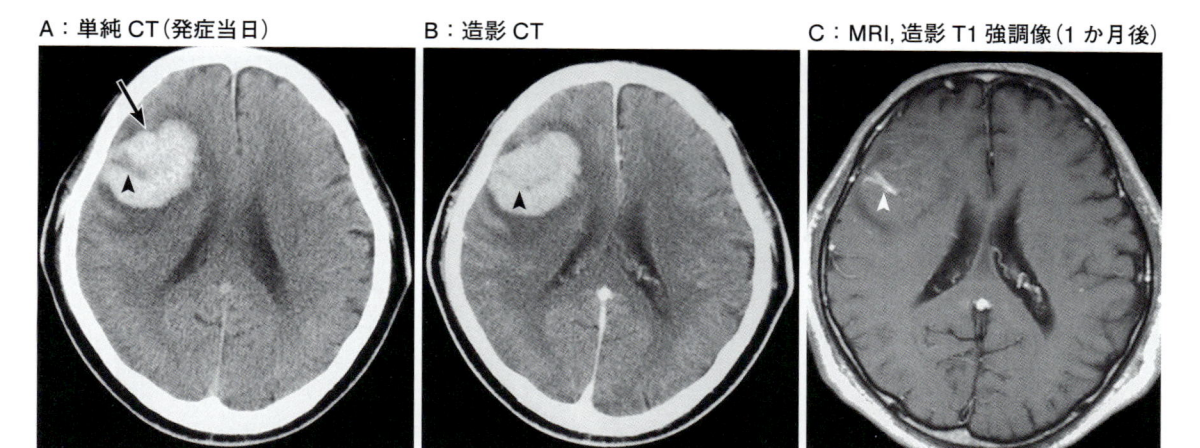

図 9-6　皮質下脳出血：動静脈奇形

30歳男性．発症当日の単純CT（**A**）では，右前頭葉皮質下に出血巣が認められるが（→），若年者で高血圧の既往もないことから，原因検索が必要である．造影CT（**B**）では，単純CTでやや低吸収であった部分に造影効果が認められる（➤）．1か月後の造影MRI（**C**）では拡張した異常血管が造影される（➤）．小さな動静脈奇形であった．

🏷️ **ノート13**

アミロイドアンギオパチー　amyloid angiopathy

　高齢者の軟膜，大脳皮質，皮質下の細動脈から小・中動脈壁にアミロイド物質が沈着する疾患．多くは孤発性だが，一部遺伝性のものがある．臨床的には，血管壁の脆弱性による脳出血および認知症の原因となることが重要である．MRIでは，$T2^*$強調像や磁化率強調画像で陳旧性微小出血の多発が認められる．出血は大脳皮質から皮質下を中心とする大きな分葉状血腫が特徴的で，脳表に接しているためにくも膜下出血，脳室内出血の合併が多く，硬膜下血腫を伴うこともある（図9-7）．基本的に非高血圧性出血であるが，高齢者の疾患なので背景に動脈硬化，高血圧が共存することも多い[1]．

9

脳血管障害（2）　出血性疾患

A：単純 CT　　　　　　　　　　B：MRI, T2*強調像（発症 1 年前）

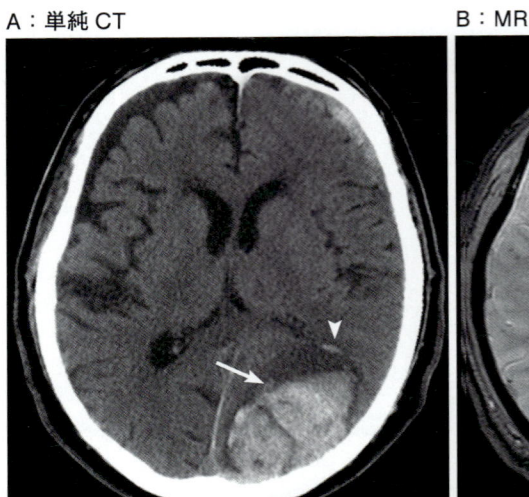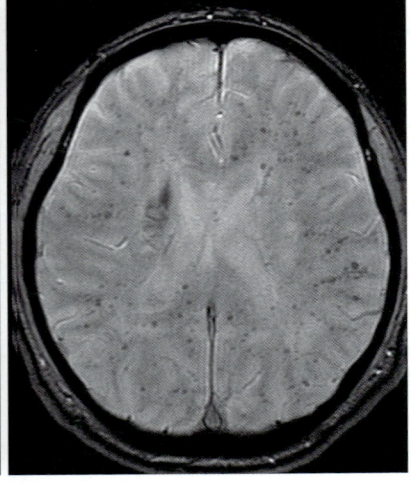

図 9-7　アミロイドアンギオパチー

81 歳男性．単純 CT（**A**）では，左後頭葉の皮質から皮質下に分葉状の出血がみられ，硬膜下血腫（→），脳室内出血（➤）を伴っている．発症 1 年前の T2*強調像（**B**）では，両側大脳半球に陳旧性微小出血巣による点状低信号が多発している．

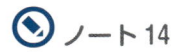 **ノート14**

糖尿病性ヘミバリスム　diabetic hemiballism

糖尿病による高血糖で，片側性不随運動（バリスムあるいは舞踏病）を認め，CT で淡い高吸収，T1 強調像で高信号，T2 強調像で低信号を見る（図 9-8）．高吸収の成因は点状出血が考えられているが，なお不明の点もある．両側性の場合もある[2]．

A：単純 CT　　　　　　　　B：MRI, T1 強調像　　　　　　C：T2 強調像

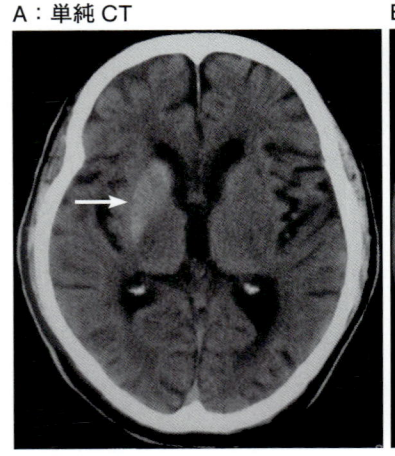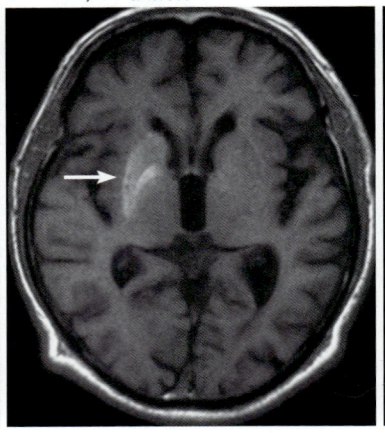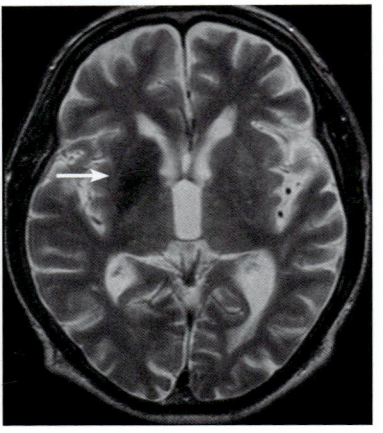

図 9-8　糖尿病性ヘミバリスム

56 歳男性．高血糖，意識障害，左上下肢不随運動．単純 CT（**A**）では右線条体（尾状核，被殻）に淡い高吸収がみられる（→）．T1 強調像（**B**）では高信号，T2 強調像（**C**）ではやや低信号を示す．点状出血と考えられている．

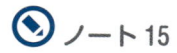 ノート15

術後の遠隔小脳出血　remote cerebellar hemorrhage

　テント上開頭術（特に下垂体術後），脳室シャント術，脊椎術後などに，まれに小脳出血（遠隔小脳出血）をきたすことがある．患側は無関係で，両側性の場合もあることから，頭蓋内圧の低下が関連すると推測されているが機序は不詳である[3,4]．小脳溝に沿う層状の高吸収（zebra sign）が特徴的とされるが，通常の血腫と区別がつかない場合もある（図9-9）．

単純CT

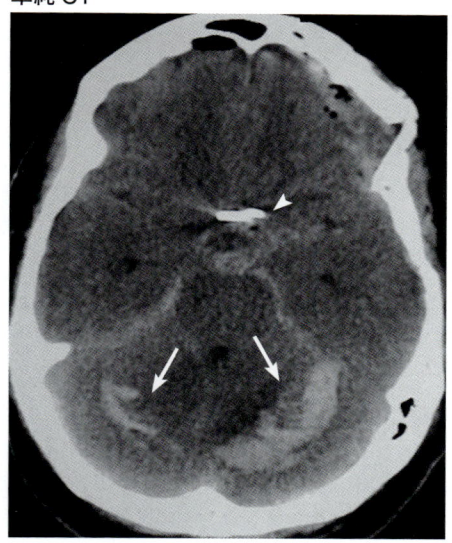

図9-9　術後の遠隔小脳出血
74歳女性．前交通動脈瘤術後．両側小脳半球に出血による層状の高吸収（zebra sign）を示す出血が認められる（→）．(Figueiredo EG, et al. Neurol Med Chir (Tokyo) 2009 ; 49 : 229-233)

b. くも膜下出血　subarachnoid hemorrhage：SAH

　くも膜下出血は，**脳表くも膜下腔，脳槽の高吸収**として認められる（図9-10）．病変の分布は，初期には脳動脈瘤など出血の原因となる病変の近傍に限局しているが，数時間も経つと頭蓋内に広く拡大することが多い．脳表くも膜下腔と脳室系は Luschka 孔，Magendie 孔を介して交通しているので，やがては脳室内にも高吸収が及ぶ．また初期から，交通性水頭症による軽度の脳室拡大が認められることが多い．

　鑑別診断：くも膜下腔に明らかな高吸収があれば診断はまず確実であるが，前述のように低酸素性・虚血性脳症において脳実質がびまん性に低吸収となる結果，くも膜下腔が相対的に高吸収となり，くも膜下出血のようにみえる場合がある．**偽性くも膜下出血**（pseudo-SAH）とよばれる[5]（図9-11）．

A：単純CT　　　　　B：単純CT　　　　　C：単純CT

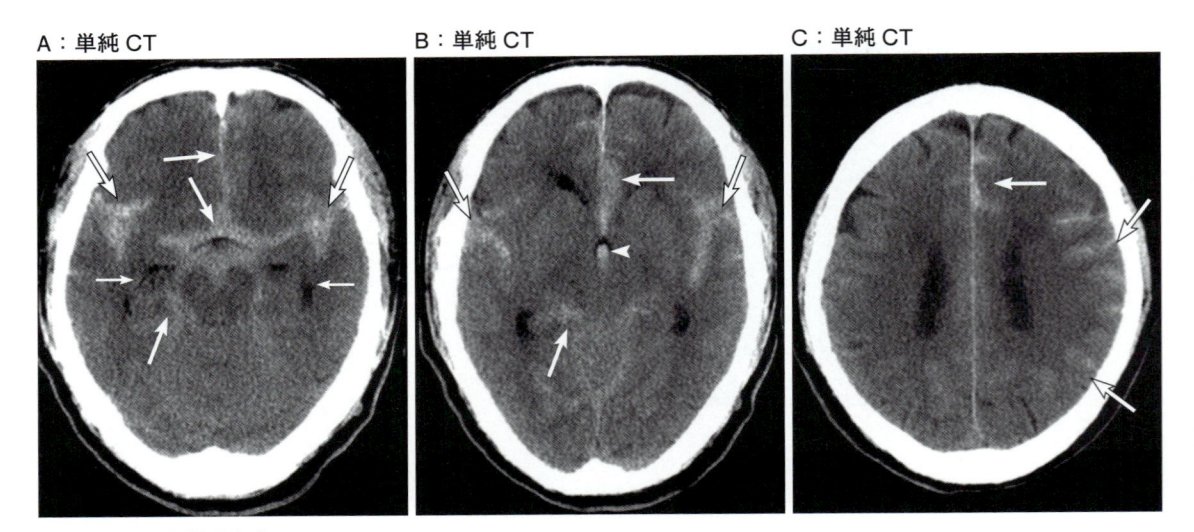

図 9-10　くも膜下出血
48歳女性．前交通動脈瘤破裂．大脳縦裂，Sylvius 裂，鞍上槽から脳幹周囲槽，円蓋部脳表くも膜下腔に広範な高吸収（大矢印）がみられる．第3脳室にも出血が認められる（➤）．側脳室下角の軽度の拡大は，水頭症の初期を示す所見である（小矢印）．

A：単純CT　　　　　　　　B：単純CT

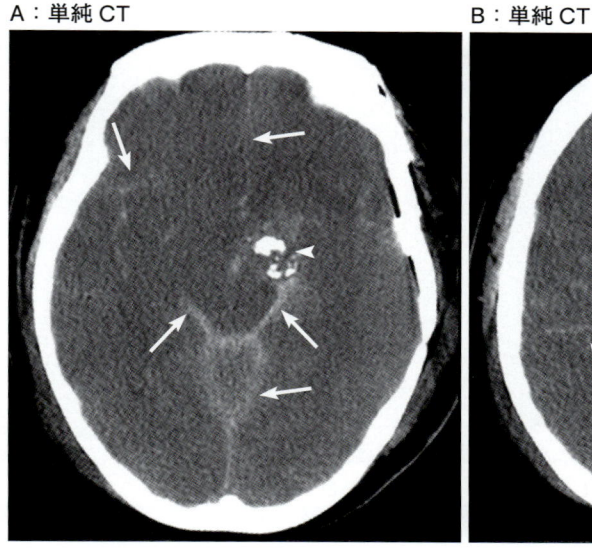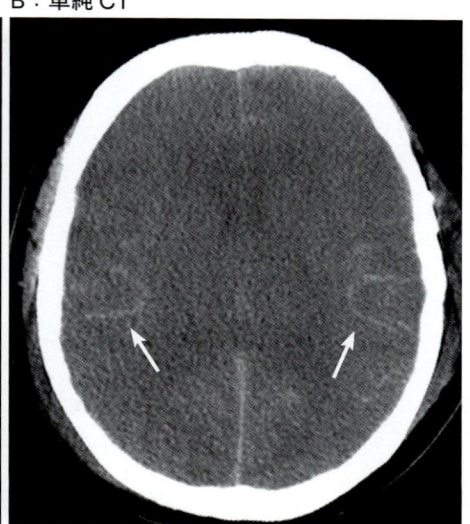

図9-11　偽性くも膜下出血

25歳女性．低酸素血症による脳腫脹に伴うびまん性低吸収のため，硬膜や脳表の血管が相対的に高吸収となり（→），くも膜下出血のようにみえる．脳底部の石灰化は脳腫瘍である（➤）．

🖊️ ノート16

見落としやすいくも膜下出血

　くも膜下出血はある程度以上の出血量があれば，臨床症状，CT所見から診断は容易であるが，少量の出血では，軽度の頭痛，肩凝りといった非特異的な症状を呈し，画像所見も軽微なので慎重な読影が求められる．軽微なくも膜下出血は，明瞭な高吸収とならず等吸収にとどまり，この結果，脳槽の不明瞭化として認められる．このため，特に鞍上槽のような正中構造，あるいは両側Sylvius裂の軽微なくも膜下出血は見落としやすい（図9-12）．

　筆者は軽微なくも膜下出血を初回検査で見逃した苦い経験の後，CTの読影に際しては，鞍上槽が低吸収にみえること，Sylvius裂，円蓋部脳溝に左右差がないことを真っ先に確認するようにしている．少なくとも年に数回，これで病変を発見できる症例がある．

　また発症して数日を経過したくも膜下出血は等吸収〜低吸収となり，CTでは診断できないことがある．このような場合は，MRI，FLAIRでくも膜下腔に高信号を認めれば診断することができる（図9-13）．

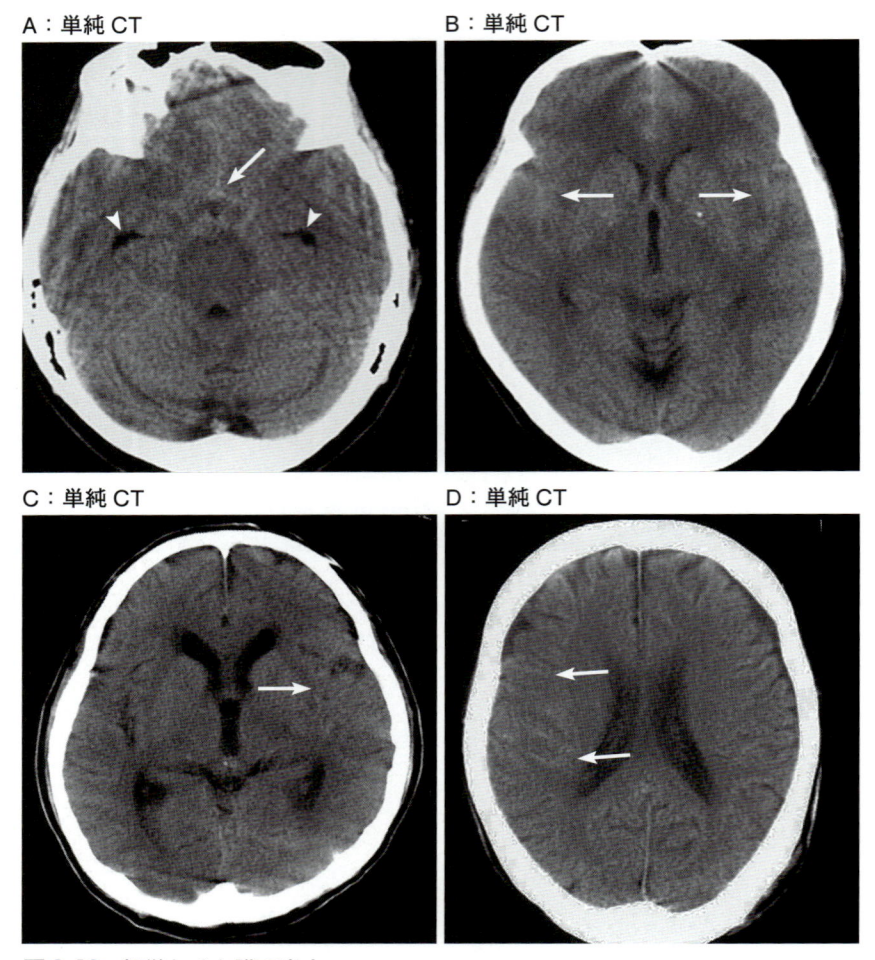

図 9-12 軽微なくも膜下出血

いずれも別症例. くも膜下出血が初回検査で見逃されていた例. **A**：鞍上槽の低吸収が失われ等吸収～やや高吸収である(→). 側脳室下角に軽度の拡大がある(▶).
B：Sylvius 裂が両側とも等吸収～やや高吸収で不明瞭化している(→). **C**：左Sylvius 裂に非対称な淡い高吸収が認められる(→). **D**：右前頭から頭頂葉の脳溝に淡い高吸収が認められる(→).

1）くも膜下出血の合併症

くも膜下出血の合併症として重要なのが，交通性水頭症と脳梗塞である．中等度以上のくも膜下出血では，**水頭症**はほぼ必発で，早ければ発症 2～3 時間後には認められる．軽度の水頭症を最も確実判断できるのは側脳室下角の開大で，アルツハイマー病のような海馬萎縮をきたす疾患がない限り，下角が明らかに見えれば水頭症を考える(→3 章 p.26).

脳梗塞は血管攣縮によるもので，発症 1 週間後頃が最も多いが，早期血管攣縮が 1～3 日で発症することがある．CT 所見は通常の脳梗塞と同様であるが，しばしば多発性，両側性である(図 9-14).

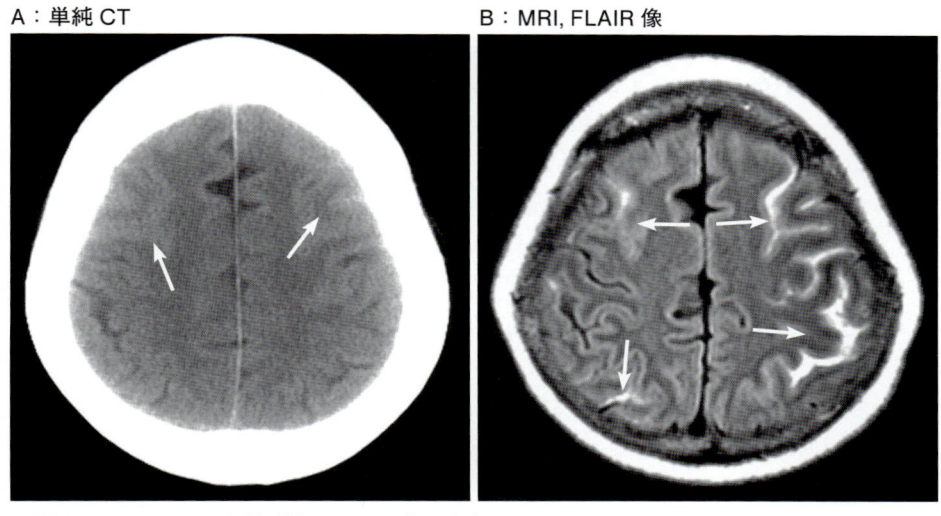

A：単純CT　　　　　　　　　　B：MRI, FLAIR 像

図 9-13　CTでは診断が難しいくも膜下出血
30 歳男性．3 日前から頭痛．単純CT(**A**)では両側前頭葉の脳溝がやや不明瞭であるが
(→)，確実な異常とはいえない程度である．臨床的にくも膜下出血が疑われたため MRI
を撮像したところ，FLAIR(**B**)で両側の脳表くも膜下腔に広範な高信号が認められた(→).

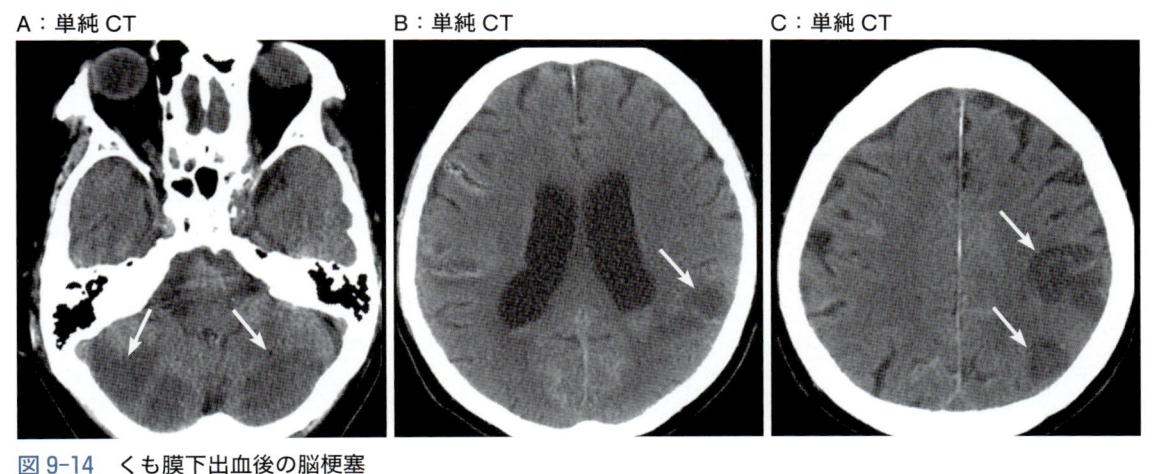

A：単純CT　　　　　　B：単純CT　　　　　　C：単純CT

図 9-14　くも膜下出血後の脳梗塞
64 歳男性．くも膜下出血発症後 3 週間の単純CT(**A〜C**).両側大脳半球,小脳半球に梗塞巣が多発している(→).

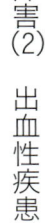

2) くも膜下出血の原因検索

　くも膜下出血の原因は80％が**破裂脳動脈瘤**で，このほか**脳血管奇形，動脈解離，もやもや病，外傷**などがある(**表9-2**)．したがって，まずは脳動脈瘤を疑ってこれを検索する必要がある．単純CTでくも膜下出血と診断できたら，引き続き造影剤を使用してCT血管撮影(CT angiography：CTA)を行えば，他の画像検査を省略してただちに治療適応を検討することができる(**図9-15**)．脳動脈瘤以外の疾患についても，CTAで十分な評価ができることが多いが，CTAを撮影しない場合はMRI，MRA(MR angiography)を撮像する．適切なCTAあるいはMRAが撮影できれば，脳血管造影が必要とされることは少ない．

　CTA，MRAは，脳動脈瘤の好発部位(**図9-16**)である脳底部中心に観察するが，約20％は多発性であり，高位円蓋部にも少なからず発生するので広く全体をよく観察する必要がある．特に**感染性動脈瘤**(mycotic aneurysm)は末梢に発生することが多い(**図9-17**)．くも膜下出血は，発症後速やかに頭蓋内全体に拡散するが，発症直後はまだ局在をとどめていることが多いので，血腫の分布に左右差，限局性があればその周囲を特によく観察する．MIP(maximum intensity projection：最大値投影法)画像，VR(volume rendering)画像などを多方向から観察することにより診断するが，瘤の形状，親血管との関係，細枝の分岐など細部の観察には，横断(水平断)像が有用であることが多い．

　外傷性くも膜下出血(traumatic SAH)は，範囲，程度ともに軽度の場合が多いが(→ 10章 p.128)，他の原因による意識消失が転倒，外傷の原因となる場合もあり，特に経過が不詳の場合は積極的な原因検索が必要である(**図9-18**)．

表9-2　くも膜下出血の原因

原因	特徴
脳動脈瘤破裂	最も多い(80％以上)
動静脈奇形破裂	脳出血を伴うことが多い
椎骨動脈解離	後頸部から後頭部痛，Wallenberg 症候群
脳出血	アミロイドアンギオパチーによる皮質出血に合併
もやもや病	多発脳梗塞の合併
中脳周囲くも膜下出血	脚間槽に多い
外傷	限局性，少量の場合が多い

A：単純CT　　　　　　　　　　　　B：CTA

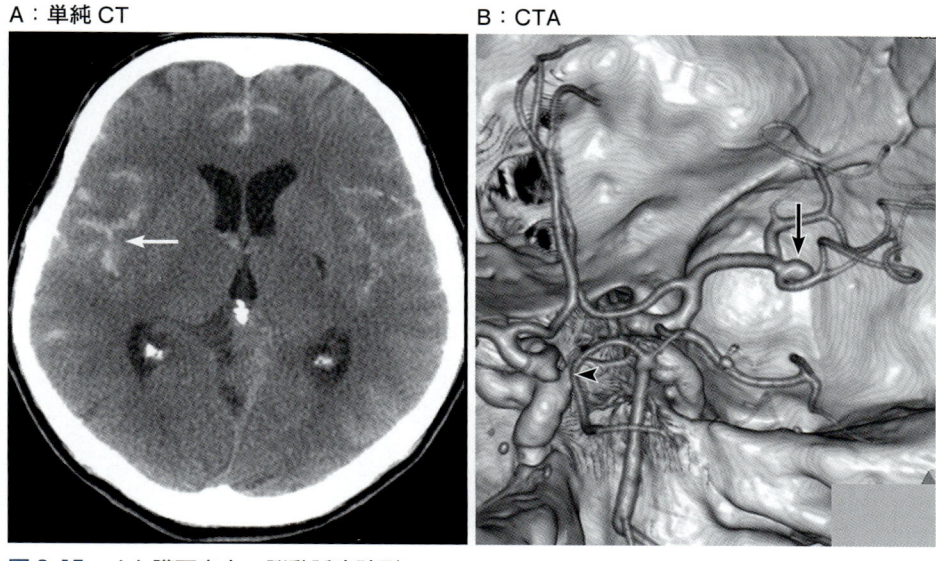

図 9-15　くも膜下出血：脳動脈瘤破裂
63歳男性．急激な激しい頭痛，嘔吐．単純CT（**A**）で脳表くも膜下腔に高吸収があり，右Sylvius裂優位な非対称があることから（→），右中大脳動脈瘤破裂が疑われる．CTA（**B**）では，右中大脳動脈分岐部の嚢状動脈瘤が認められ（→），左内頸動脈遠位にも小動脈瘤がある（➤）．

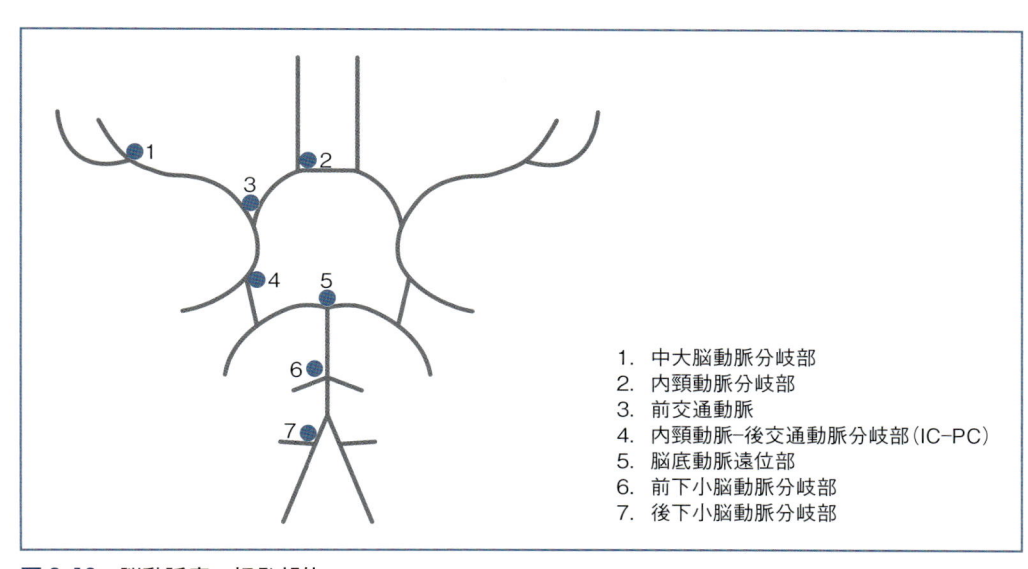

1. 中大脳動脈分岐部
2. 内頸動脈分岐部
3. 前交通動脈
4. 内頸動脈−後交通動脈分岐部（IC-PC）
5. 脳底動脈遠位部
6. 前下小脳動脈分岐部
7. 後下小脳動脈分岐部

図 9-16　脳動脈瘤の好発部位

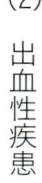

A：単純 CT

B：CTA

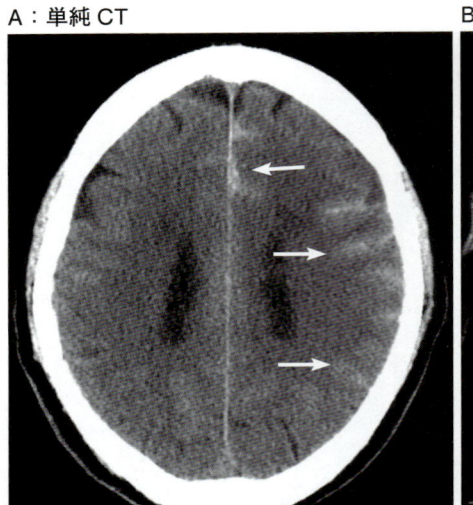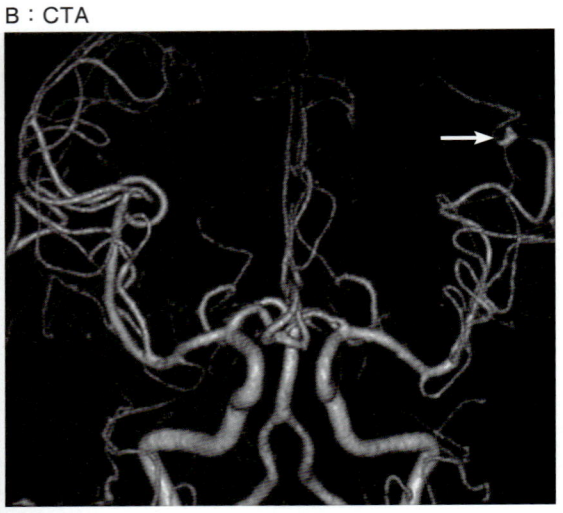

図 9-17　くも膜下出血：感染性脳動脈瘤による
41 歳女性．前頭部痛．肺動静脈瘻あり．単純 CT(**A**)で左前頭葉円蓋部の脳表くも膜下腔に高吸収がみられる(→)．CTA(**B**)では，左中大脳動脈遠位に不整形動脈瘤が認められ(→)，肺動静脈瘻に伴う感染性動脈瘤と考えられる．

単純 CT

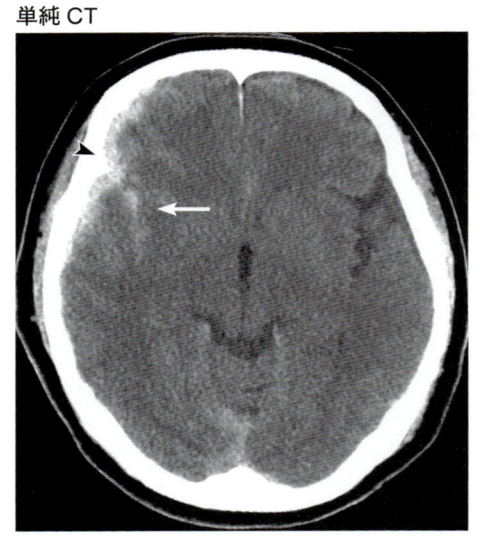

図 9-18　外傷性くも膜下出血
22 歳男性．交通事故．右前頭葉から側頭葉の脳表に限局する高吸収がみられる(→)．少量の硬膜下血腫も認められる(➤)．

3) 中脳周囲くも膜下出血　perimesencephalic nonaneurysmal SAH

　中脳周囲，脚間槽などに，少量のくも膜下出血を見ることがある(図 9-19)．非外傷性で脳動脈瘤も認められず原因不明だが，静脈性出血と考えられている．症状も軽微，非特異的な場合が多い．

単純 CT

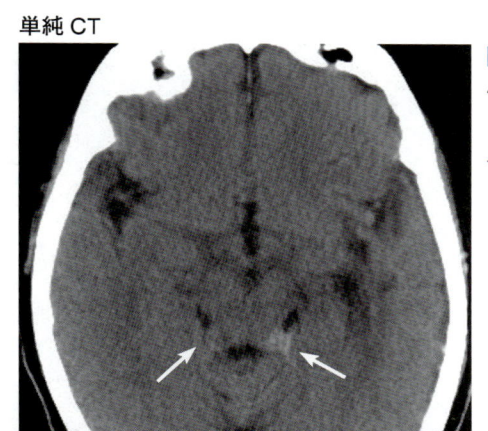

図 9-19　中脳周囲くも膜下出血
43 歳男性．頭痛．中脳周囲槽に限局性の高吸収がみられる（→）．外傷歴はなく，MRA で脳動脈瘤などの血管病変も否定された．

C. 椎骨動脈解離　dissection of the vertebral artery

　脳の動脈解離の大部分は椎骨動脈に発生する．40〜50 歳台の比較的若年の男性に多く，**頸部の回旋・屈伸運動**が誘因となりうる．**後頸部痛，後頭部痛**の訴えが多く，しばしばくも膜下出血，脳梗塞を合併する．脳梗塞は，典型的には後下小脳動脈（PICA）枝の閉塞による小脳・延髄梗塞で，Wallenberg 症候群を呈する[6]．

　単純 CT では解離を診断することは難しく，造影 CT，CTA で**二腔形成，数珠玉状の広狭不整，瘤形成**などを証明する必要がある（図 9-20）．くも膜下出血を伴う場合は，後頭蓋窩優位に分布する高吸収がみられる．

　鑑別診断：中高年者の椎骨動脈に径不整を見る場合，**動脈硬化性変化**との鑑別が難しいことがあるが，二腔形成，偏側性の壁肥厚，数珠玉状の広狭不整は解離を示唆する所見である．また椎骨動脈は**生理的な左右差**がしばしば認められ，一般に右側が細い傾向がある．特に遠位部の低形成，無形成も珍しくないが，径の不整，壁の肥厚がないことが鑑別の参考となる．

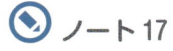ノート17

椎骨動脈解離の誘因

　椎骨動脈解離の誘因として，整体療法などによる頸部回旋運動が知られているが，そのほかにも自動車をバックさせるときに後ろを向いた，ゴルフのスイングで首をひねった，ビルの窓拭きで首を強く後屈した，うがいをするために後屈したなど，日常生活中の動作をきっかけとして発生しうる．まれに Marfan 症候群，Ehlers-Danlos 症候群，線維筋性異形成症など血管の脆弱性が背景となる．

9
脳血管障害（2）　出血性疾患

A：MRI，拡散強調画像

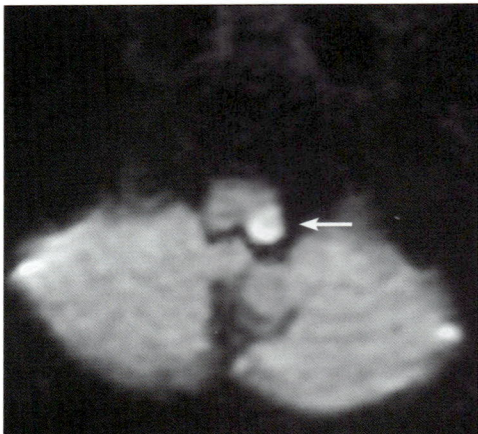

B：造影 CT

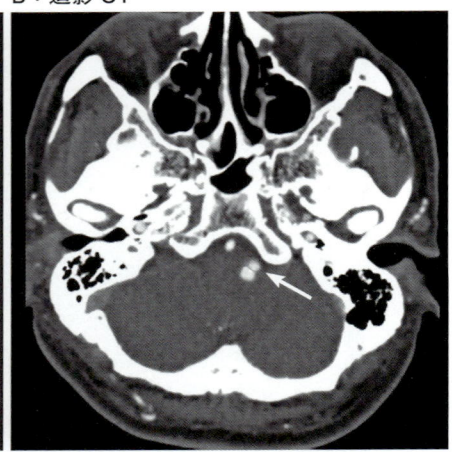

C：CTA

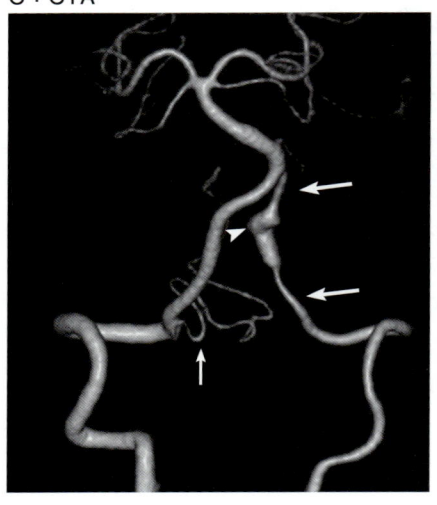

図 9-20　椎骨動脈解離による延髄梗塞
32 歳男性．左頸部痛，左顔面違和感．拡散強調画像(**A**)では，延髄左背外側に急性期梗塞がみられる(→)．単純 CT では異常を指摘できなかった．造影 CT(**B**)では左椎骨動脈に二腔形成を伴う拡張が認められる(→)．CTA(**C**)では，左椎骨動脈遠位に広範囲にわたる狭窄(大矢印)と，その中ほどに不整な瘤状拡張(➤)が認められる．左後下小脳動脈(PICA)は閉塞のため描出されない．対側の PICA(小矢印)．

d.　**脳血管奇形**　cerebral vascular malformations

1）**脳動静脈奇形**　arteriovenous malformation：AVM

　動脈と静脈が毛細血管床を介さず**ナイダス**(nidus 異常な血管塊)を介してシャントする状態．テント上に多く，10〜30 歳台にけいれん発作，あるいは脳出血で発症することが多い．未破裂の動静脈奇形は，単純 CT ではナイダスがやや高吸収の腫瘤として認められるが，脳腫瘍と異なり mass effect に乏しい．石灰化を伴うことも多い．造影 CT，CTA では，拡張した流入動脈，ナイダス，流出静脈が強く造影される(図 9-21)．

　破裂すると脳出血となり，しばしばくも膜下出血を合併する．特に若年者の脳出血では積極的に脳動静脈奇形の存在を疑う必要がある．造影 CT，MRI で，血腫の一部に異常な造影効果や拡張した動静脈が造影されれば診断できる(→ p.105)．

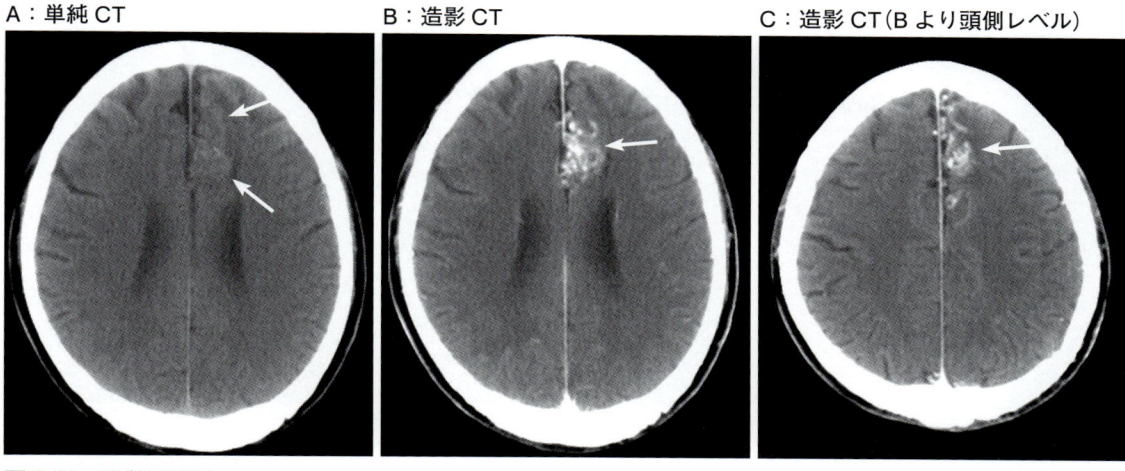

図 9-21　動静脈奇形
30歳女性．単純CT（**A**）では，左前頭葉の内側にやや高吸収の病変がみられる（→）．造影CT（**B, C**）では拡張した動脈と血管塊（ナイダス）が強い造影効果を示す（→）．mass effect はほとんどない．

🔵 ノート18

> **先天性病変の mass effect**
>
> 　先天性の占拠性病変は，後天性の病変に比べて mass effect（周囲の正常構造の圧排，変形）が小さいのが原則である．これは，その病変が胎生期から存在し，周囲の構造が「形なりに」病変をよけて発育するためであるが，鑑別診断のうえで重要な手がかりとなる．脳血管奇形，くも膜嚢胞などはその好例である．

2）海綿状血管奇形　cavernous malformation

　脳実質内の，極めて緩徐な薄壁の洞状血管腔で，偶発所見として認められることが多いが，脳出血の原因となることがある．CTでは数 mm〜1 cm 程度の**淡い高吸収**として認められ，20％に石灰化を伴う．しばしば多発する．造影効果はあっても軽度である（**図 9-22**）．単純CTで偶発的に小さな淡い高吸収を見る場合，本症の可能性が高い（→ 4 章 p.40）．MRIでは，T2（T2*）強調像で低信号，T1強調像で高信号を示し，いずれも高信号，低信号が混在することが多い．

　慣用的に海綿状血管腫（cavernous angioma）とよばれることがあるが，本来の腫瘍ではないので不適当である．傍鞍部に発生する海綿状血管腫との間に用語の混乱があるが，画像所見はまったく異なる（→ 13 章 p.197）．

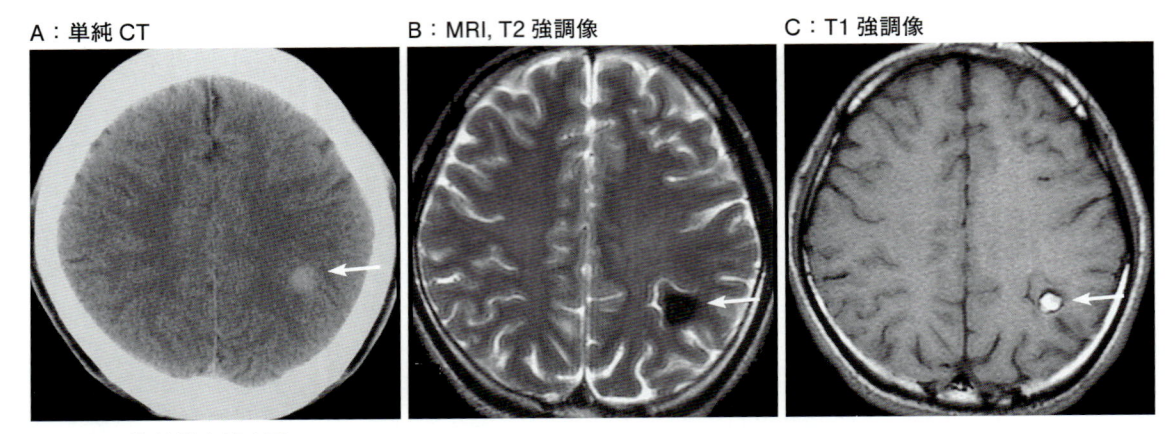

図 9-22　海綿状血管奇形
20 歳男性．単純 CT(**A**)では左頭頂葉に軽度の高吸収を示す結節病変がみられる(→)．T2 強調像(**B**)では低信号，T1 強調像(**C**)では高信号を示す．

3) 静脈奇形　venous malformation

　組織学的に静脈壁からなる血管奇形(developmental venous anomaly ともいう)．石灰化を伴わず単純 CT で診断できることはまれであるが，造影 CT で細い**放射状の静脈**が集合して 1 本の太い静脈となって脳表あるいは深部の正常静脈に流入する特徴的な形状(**umbrella sign**, Medusa head appearance)が認められる(図 9-23)．出血はまれだが，しばしば海綿状血管奇形と合併し，その場合は出血する可能性がある．2 cm 以下の小さなものが多いが，まれに一側大脳半球の大部分を占めるような大きなものもある．

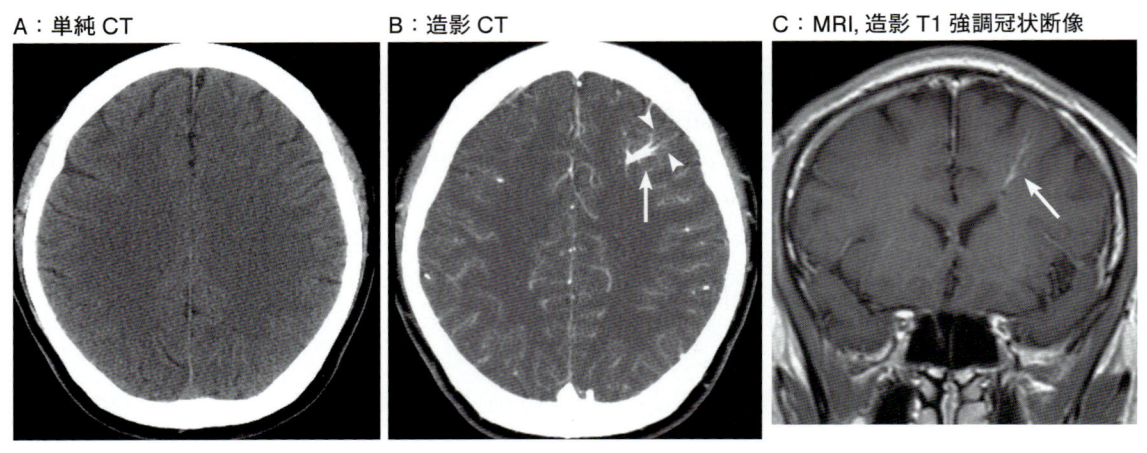

図 9-23　静脈奇形
30 歳女性．単純 CT(**A**)ではまったく同定できない．造影 CT(**B**)では太い静脈が造影され(→)，ここに向かって細い静脈(▶)が放射状に集合する特徴的な所見(umbrella sign)が認められる．造影 MRI 冠状断像(**C**)では放射状の拡張血管が造影される(→)．

e. 硬膜動静脈瘻　dural arteriovenous fistula

　硬膜静脈洞の血栓症，外傷などに起因する狭窄・閉塞により，硬膜内に生じる動静脈短絡．横静脈洞，S状静脈洞に最も多く，次いで海綿静脈洞，上矢状静脈洞に多く発生する．内・外頸動脈の硬膜枝を流入動脈として静脈洞内にシャントする．特異的な症状を示す内頸動脈海綿静脈洞瘻を除けば，無症状あるいは頭痛，耳鳴など非特異的な症状を呈し，画像診断の重要性が大きい．

　造影CTで，**脳表に拡張した静脈**が認められ，皮質静脈への逆流がある場合は脳浮腫も認められる（図9-24, 25）．動静脈瘻の血行動態の評価にはBorden分類が広く使われる（Ⅰ型：静脈洞に還流，Ⅱ型：静脈洞に還流しさらに皮質静脈に逆流，Ⅲ型：静脈洞壁から皮質静脈に直接逆流）．血管撮影による分類なので，通常のCT，MRIでの評価は難しいが，時間分解能のあるCTAではほぼ同等の評価が可能である[7]．

　慢性静脈圧亢進を反映して，大脳皮質下（皮髄境界），大脳基底核などに両側対称性の多発石灰化を見ることがある[8]（→4章 p.36）．

A：単純CT

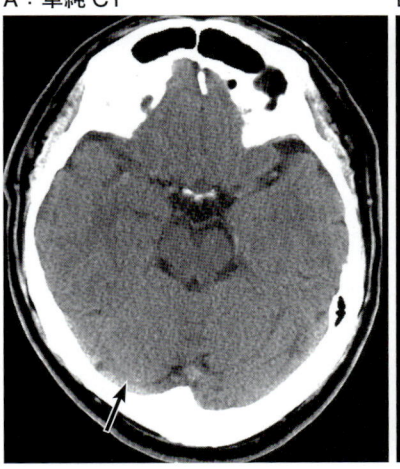

B：造影CT

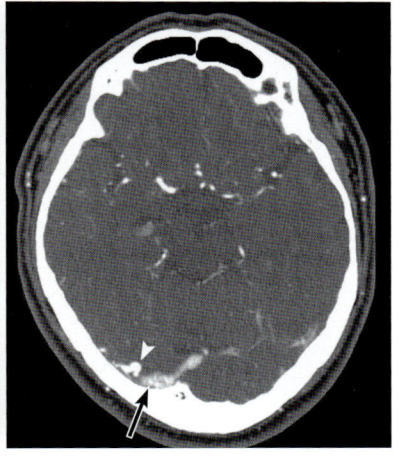

C：CTA

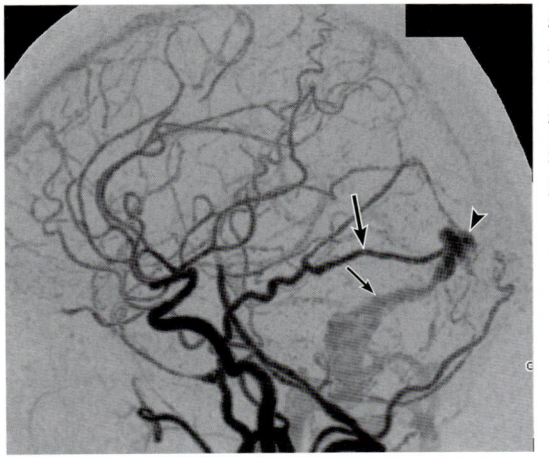

図9-24　硬膜動静脈瘻
55歳男性．耳鳴．単純CT（**A**）では右横静脈洞の拡張があるが，正常でも左右差があるので異常とは言いにくい（→），造影CT（**B**）では，横静脈洞（→）に連続する拡張した異常血管が造影される（➤）．CTA（**C**）では拡張した中硬膜動脈後枝（大矢印）から，動静脈瘻（➤）を介して横静脈洞（小矢印）の早期描出が認められる（Borden Ⅰ型）．

9
脳血管障害（2）　出血性疾患

A：単純 CT

B：造影 CT

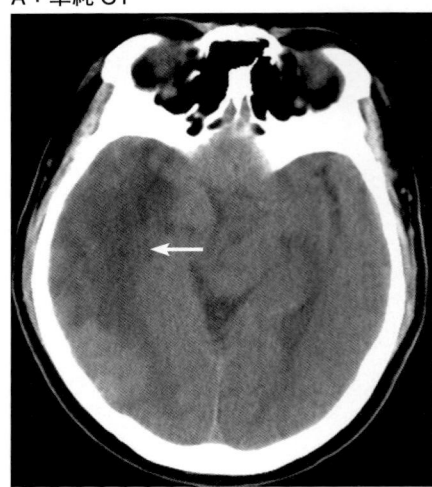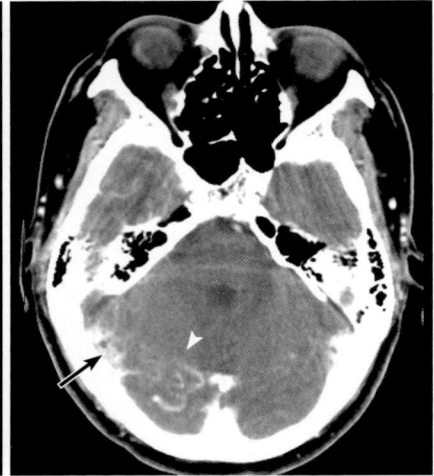

C：外頸動脈造影

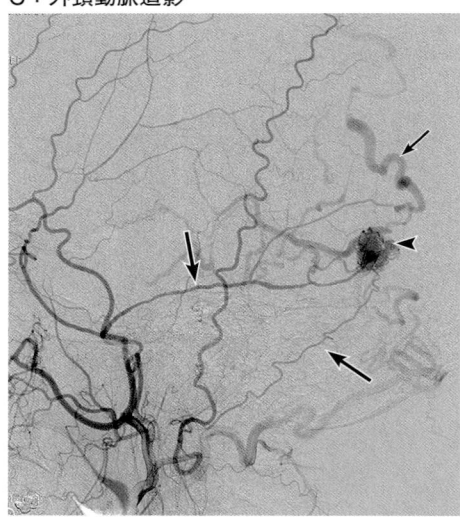

図 9-25　硬膜動静脈瘻(皮質静脈への逆流)

56 歳男性．頭痛，意識障害．単純 CT(**A**)で，右側頭葉に広範な浮腫がみられる(→)．造影 CT(**B**)では右横静脈洞(→)に連続して脳表に拡張，蛇行した静脈が認められる(►)．外頸動脈造影(**C**)では，中硬膜動脈後枝，後硬膜動脈など(大矢印)から，動静脈瘻(►)を介して皮質静脈への逆流が認められる(小矢印)．横静脈洞は描出されない(Borden III 型)．

内頸動脈海綿静脈洞瘻　carotid-cavernous fistula：CCF

　海綿静脈洞内に発生する内頸動脈瘻．血行動態は他の硬膜動静脈瘻と同様であるが，上眼静脈への逆流のため，眼球突出，結膜充血など特異的な症状，画像所見を呈する．CT では**海綿静脈洞，上眼静脈の拡張**が認められる（図9-26）．

A：造影 CT

B：造影 CT

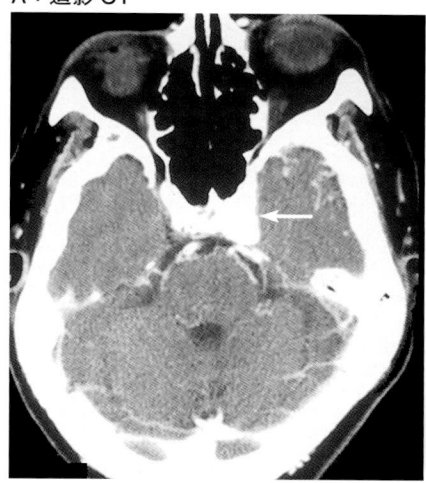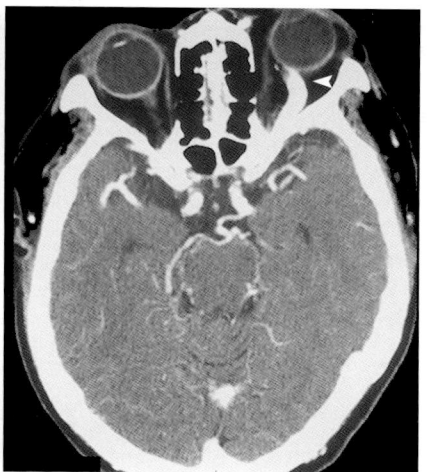

C：左内頸動脈造影

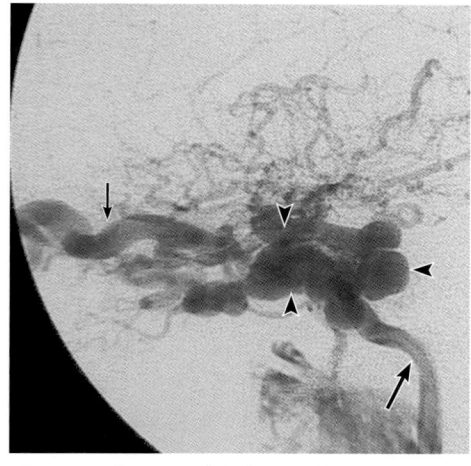

図 9-26　内頸動脈海綿静脈洞瘻
48 歳女性．左眼球突出．造影 CT（**A, B**）では左海綿静脈洞の非対称な拡大があり（→），上眼静脈の拡張が著しい（➤）．左内頸動脈造影（**C**）では，内頸動脈（大矢印）とシャントした海綿静脈洞が瘤状に拡大し（➤），拡張した上眼静脈（小矢印）への逆流が認められる．

9

脳血管障害（2）　出血性疾患

文献

1) Yamada M：Cerebral amyloid angiopathy：emerging concepts. J Stroke 2015；17：17-30.
2) Lin JJ, Lin GY, Shih C, Shen WC：Presentation of striatal hyperintensity on T1-weighted MRI in patients with hemiballism-hemichorea caused by non-ketotic hyperglycemia：report of seven new cases and a review of literature. J Neurol 2001；248：750-755.
3) Sturiale CL, Rossetto M, Ermani M, et al：Remote cerebellar hemorrhage after supratentorial procedures(part 1)：a systematic review. Neurosurg Rev 2016；39：565-573.
4) Sturiale CL, Rossetto M, Ermani M, et al：Remote cerebellar hemorrhage after spial procedures (part 2)：a systematic review. Neurosurg Rev 2016；39：369-379.
5) Lin CY, Lai PH, Fu JH, et al：Pseudo-subarachnoid hemorrhage：a potential imaging pitfall. Can Assoc Radiol J 2014；65：225-231.
6) Hosoya T, Watanabe N, Yamaguchi K, et al：Intracranial vertebral artery dissection in Wallenberg syndrome. AJNR 1994；15：1161-1165.
7) Fujiwara H, Momoshima S, Akiyama T, Kuribayashi S：Whole-brain CT digital subtraction angiography of cerebral dural arteriovenous fistula using 320-detector row CT. Neuroradiology 2013；55：837-843.
8) Pascoe HM, Lui EH, Mitchell P, Gaillard F：Progressive subcortical calcifications secondary to venous hypertension in an intracranial dural arteriovenous fistula. J Clin Neurosci 2017；39：98-101.

外傷

a. 脳実質内病変

1）脳挫傷　cerebral contusion

　頭部外傷は穿通性，非穿通性に大別されるが，銃器が一般的でない日本では非穿通性外傷が大部分を占める．その脳挫傷は，脳が頭蓋内面に衝突してその表面が損傷する状態で，特徴的な好発部位があり，特に**前頭極から前頭葉下面，側頭極から側頭葉下面**に多い（図10-1）．直達外力の直下に起こる直撃損傷（coup injury），その対称部位に起こる対撃損傷（contrecoup injury）がある（図10-2）．

　CT所見は，浮腫による低吸収に点状〜斑状出血の高吸収が混在する不均一な病変として認められる "salt and pepper appearance" が典型的であるが，明らかな出血を伴わず，淡い低吸収，限局性脳腫脹のみの場合もある．明瞭な血腫を伴う場合は**外傷性脳出血**ともいう．しばしば両側性，多発性である（図10-3）．

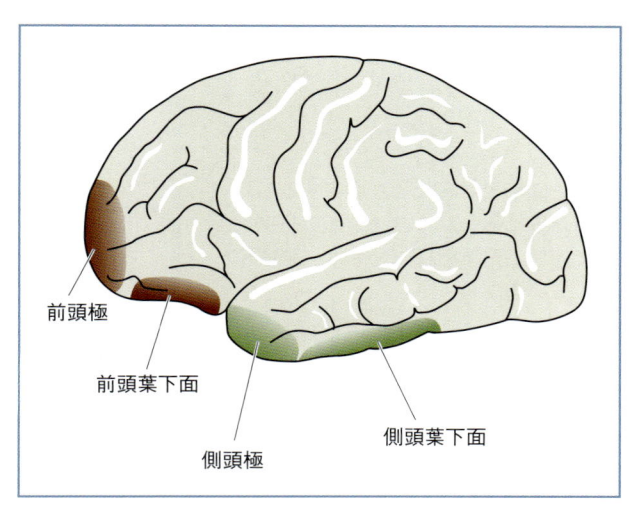

図 10-1　脳挫傷の好発部位
（百島祐貴：画像診断コンパクトナビ 第4版．医学教育出版社，2016：97 より一部改変）

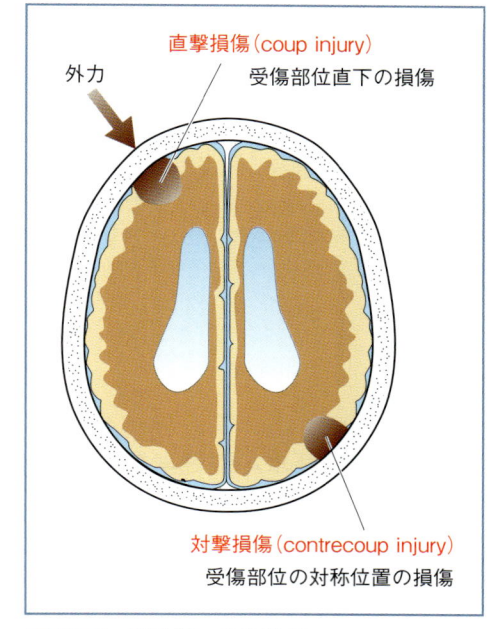

図 10-2　脳挫傷の発生機序
（百島祐貴：画像診断コンパクトナビ 第4版．医学教育出版社，2016：97 より一部改変）

A：単純CT

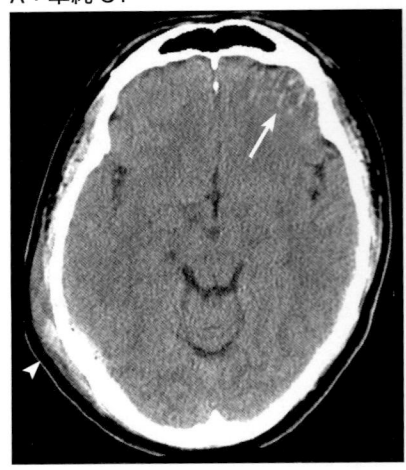

B：MRI，FLAIR像

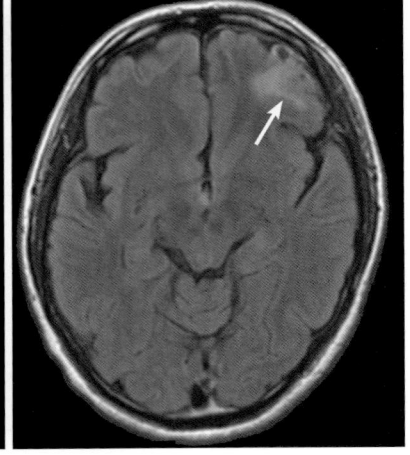

C：FLAIR冠状断像

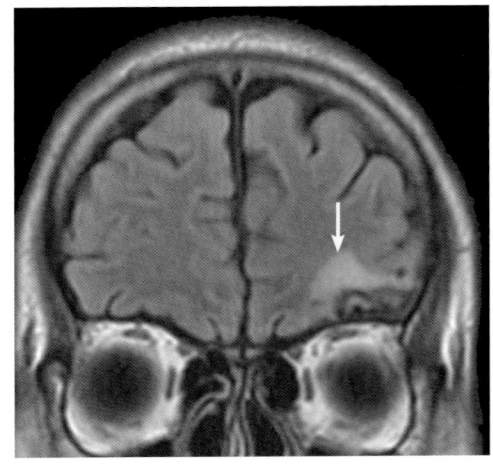

図10-3　脳挫傷
20歳男性．単純CT(**A**)では，左前頭葉底部に低吸収に高吸収が混在する不均一な病変(salt and pepper appearance)がみられる(→)．右後頭部の打撲部位に腫脹があり(▶)，対撃損傷による挫傷である．FLAIR(**B, C**)では，脳底部に浮腫による高信号と出血の低信号が混在している(→)．

2)　びまん性軸索損傷　diffuse axonal injury：DAI

　頭部の急速な回旋運動によって，密度が異なる組織の境界面に剪断力(ずり応力)が加わる結果，軸索や血管が損傷する状態である．**大脳半球の皮髄境界，脳梁，視床，脳幹**などの傍正中構造に好発し，CTでは出血を伴うときは高吸収が認められるが，異常を捉えられないことも多い(図10-4)．MRIでは，T2強調像，拡散強調画像で高信号が多発する．したがって，意識障害が重篤あるいは遷延するにもかかわらずCTが正常な場合は，この病態を疑って積極的にMRIを撮像する．

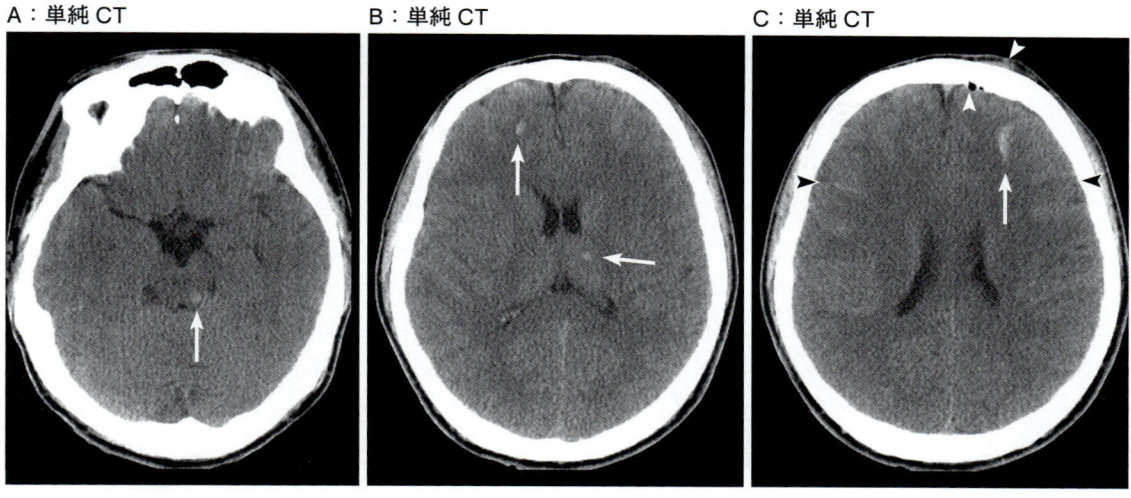

図 10-4　びまん性軸索損傷

25 歳男性．交通事故．中脳被蓋，前頭葉皮髄境界，視床などに，小出血巣が多発している（→）．左前頭部の打撲部位に皮下腫脹，少量のくも膜下出血，気脳症なども認められる（▶）．

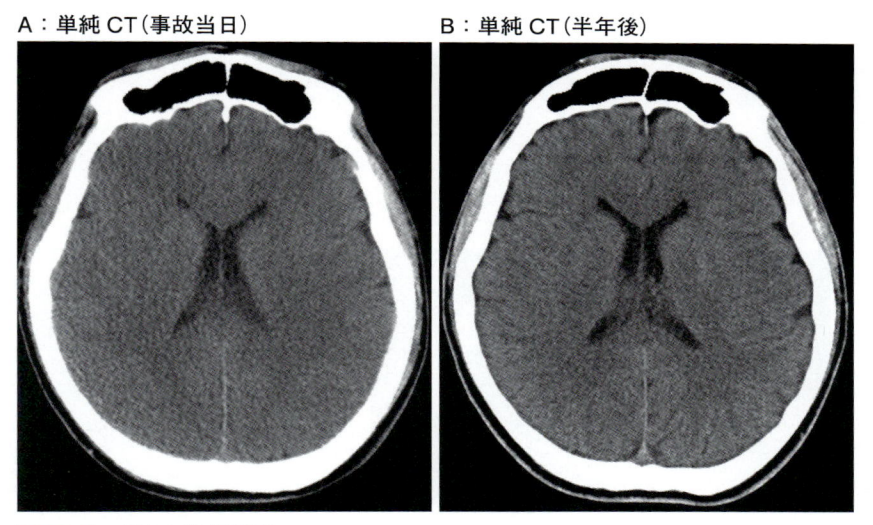

図 10-5　びまん性脳腫脹

42 歳男性．交通事故．事故当日の単純 CT（**A**）では脳溝の不明瞭化，脳室の狭小化，皮髄コントラストの低下がみられる．半年後（**B**），脳溝がみえるようになり，皮髄コントラストも回復している．

3）びまん性脳腫脹　diffuse brain swelling

　重篤な外傷ではびまん性脳腫脹を見ることがあり，びまん性軸索損傷に合併することもある．CT 所見は他の原因によるびまん性腫脹と同様で，びまん性低吸収，皮髄コントラストの消失，脳溝の不明瞭化，脳室の狭小化，が認められる（→ 8 章 p.98）（図 10-5）．軽微な場合は，低吸収がはっきりせず，脳溝，脳室のみえ方の経時的な変化によってのみ診断できることもある．高度な場合は，脳ヘルニアを伴う（→ 8 章 p.87）．

10

外傷

b. 脳実質外病変

1）急性硬膜外血腫　acute extradural hematoma

　頭蓋と硬膜の間に急性出血を生ずる状態．大部分は頭蓋骨折に伴う硬膜動脈損傷によるが，静脈洞損傷も原因となる．片側性が多い．硬膜外腔に**凸レンズ型**，**高吸収**の血腫が認められ，骨折も同時に診断できる場合が多い（図 10-6）．小さなものでは硬膜下血腫との鑑別が難しいことがあるが，硬膜外血腫は頭蓋縫合を越えないことが参考になる．

　急性と慢性に分類される硬膜下血腫と異なり，硬膜外血腫はその発生機序から原則として「急性」である．しかし何らかの理由で血腫が吸収されずに残存し，時に石灰化を伴う慢性（あるいは遷延性）硬膜外血腫もまれにある．

2）急性硬膜下血腫　acute subdural hematoma

　硬膜とくも膜の間に出血する状態．硬膜静脈洞と脳表静脈を結ぶ架橋静脈の破綻による．脳表の**三日月型高吸収**が特徴的であるが，くも膜の破綻に伴う髄液混入により高吸収，低吸収が液面を形成することもある（図 10-7）．硬膜外血腫と異なり頭蓋縫合を越えるが，硬膜を越えて対側半球あるいはテント上下に連続することはない．同じ厚さの硬膜外血腫に比べて脳実質の圧排（mass effect）が強い傾向がある．また脳挫傷を合併することが多いので，一般に重傷である．

単純 CT

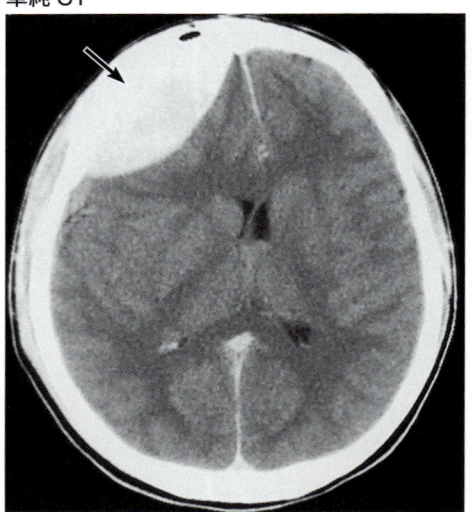

図 10-6　急性硬膜外血腫
18 歳男性．右前頭葉の脳表に，凸レンズ型の高吸収血腫がみられる（→）．

単純 CT

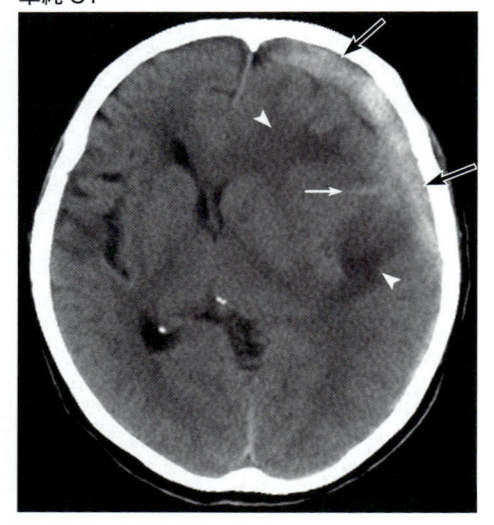

図 10-7　急性硬膜下血腫
25 歳男性．左前頭葉の脳表に三日月型の高吸収血腫がみられる（大矢印）．脳挫傷による低吸収（▶），少量のくも膜下出血も認められる（小矢印）．

3) 慢性硬膜下血腫　chronic subdural hematoma

　軽微な外傷後，3 週間あるいはそれ以上かけて硬膜下腔に徐々に出血する．脳萎縮の強い高齢男性に認められるが，濃度は発症時期や血腫の成分によって**低吸収〜高吸収**まで多彩で，混在することも多い．また同程度の大きさの硬膜外血腫に比べて，mass effect が強い傾向がある（図 10-8）．脳実質と等吸収の場合，特に両側性の場合は見落とされる可能性があり，外傷が疑われる場合は脳表や皮髄境界の位置をよく確認する必要がある（図 10-9）．

単純 CT

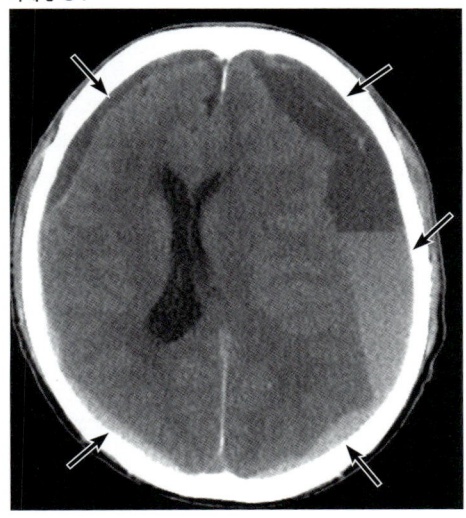

図 10-8　慢性硬膜下血腫
45歳男性．両側半球脳表の高吸収と低吸収が混在する三日月型病変がみられる（→）．左側では異なる濃度の血腫が液面を形成している．

A：単純 CT

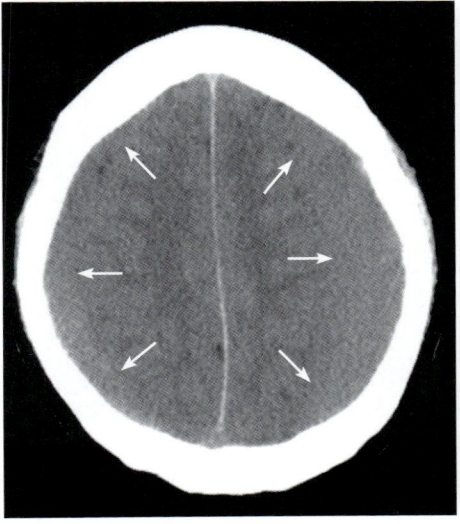

B：MRI, T1 強調像

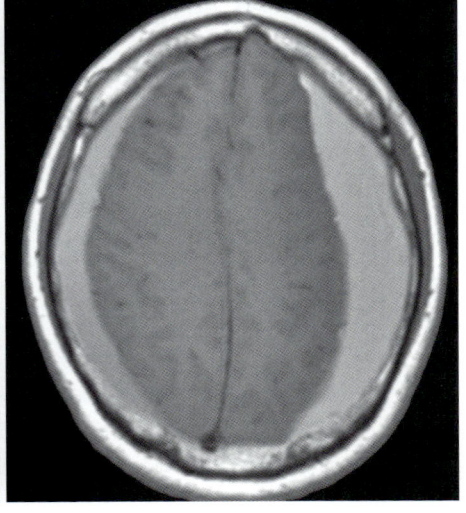

図 10-9　慢性硬膜下血腫
60 歳女性．単純 CT（**A**）では両側性，ほぼ等吸収なので一見すると正常のようにみえるが，脳表は矢印（→）の位置にある．MRI, T1 強調像（**B**）では，高信号の血腫が明瞭に認められる．

10
外傷

4）小児虐待と頭部外傷

　小児の頭部外傷では，虐待症候群（battered child syndrome）の部分症である可能性を考慮する必要がある．最も多いものは**硬膜下血腫**で，交通事故を除けば通常の事故で硬膜下血腫が起こることはまれであり，虐待の可能性が強い．特に**時相の異なる血腫の共存**はその可能性を強く示唆する所見である（図 10-10）．このほか，頭蓋骨折（特に多発骨折，陥没骨折，離開骨折），脳挫傷，びまん性軸索損傷などがみられる．揺さぶられ症候群（shaken baby syndrome）では，網膜出血の合併が特徴的である．

5）外傷性硬膜下水腫　traumatic subdural effusion

　外傷によるくも膜の破綻により脳脊髄液が硬膜下腔に漏出する状態．外傷後徐々に増加し，脳脊髄液に等しい低吸収の液体が，脳表に三日月型に貯留する（図 10-11）．ただし，脳脊髄液より多少でも高吸収の場合は，硬膜下血腫である可能性が高い．

　鑑別診断：両側性の場合，脳萎縮に伴うくも膜下腔開大との鑑別が問題となるが，脳表の平板化，圧排像を見る場合，経時的に短時間で増加する場合は硬膜下水腫を疑う．

6）外傷性くも膜下出血　traumatic subarachnoid hemorrhage

　外傷による血管損傷，あるいは出血性脳挫傷に伴う脳表の出血により，脳脊髄液に血液が混じる状態．CT では，他の原因によるくも膜下出血と同じく脳表くも膜下腔，脳室に高吸収が認められるが（→9章 p.108），**限局性，軽度**の場合が多い（図 10-12）．

　鑑別診断：脳動脈瘤破裂によるくも膜下出血のために意識消失，転倒して外傷を負った可能性が常にあり，MRA で脳動脈瘤を否定することが望ましい．

A：単純 CT　　　　　　　　　　　　B：MRI, FLAIR 像

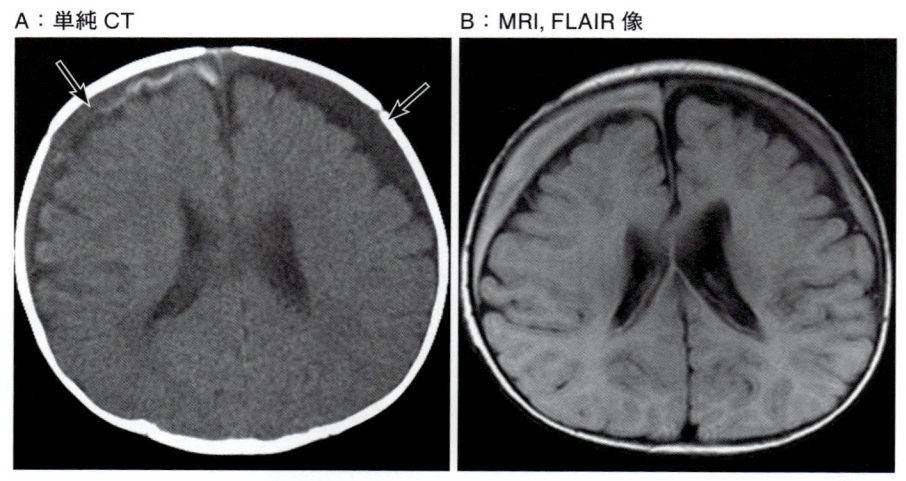

図 10-10　虐待による硬膜下血腫
6 か月男児．単純 CT（**A**）では両側大脳半球の脳表に，右側は高吸収，左側は低吸収の硬膜下血腫が認められる（→）．FLAIR（**B**）では，右側は高信号，左側は低信号の硬膜下血腫がみられる．時相の異なる血腫が共存し，全身に打撲痕があったことから虐待と考えられた．

A：単純CT

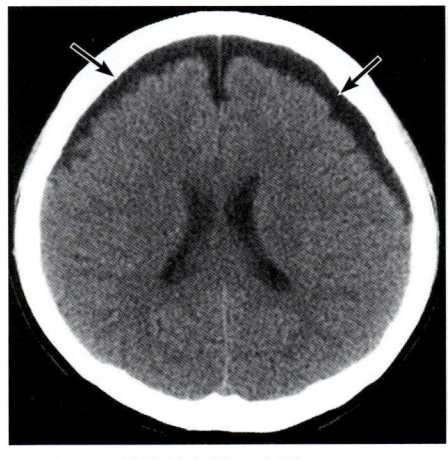

B：MRI, T2強調像

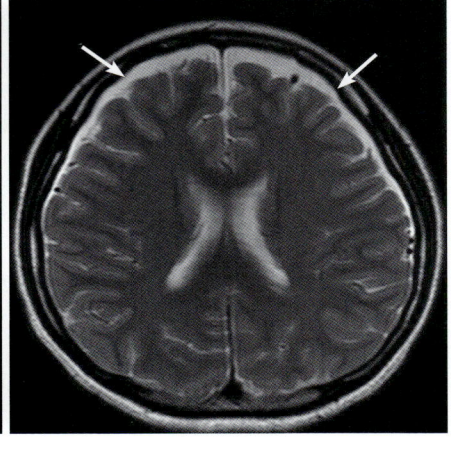

図 10-11　外傷性硬膜下水腫
53歳男性．受傷後2週間．単純CT(**A**)では両側前頭葉の脳表に三日月型，脳脊髄液と等濃度の低吸収病変がみられる(→)．T2強調像(**B**)でも脳脊髄液と等輝度で，硬膜下水腫と考えられる．

単純CT

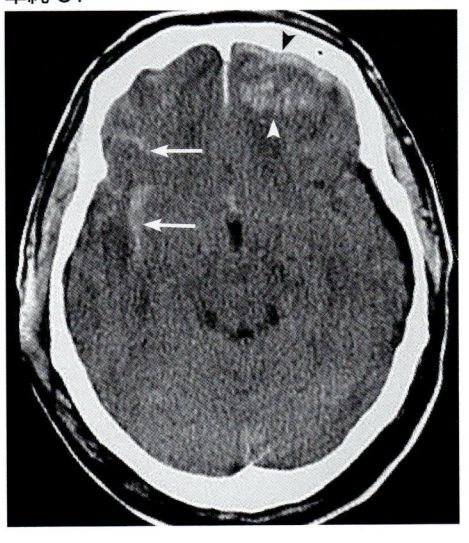

図 10-12　外傷性くも膜下出血
52歳男性．右Sylvius裂に限局性の高吸収(→)がみられ，左前頭葉底部には出血性挫傷，硬膜下血腫が認められる(▶)．

10
外傷

C.　頭蓋骨折

1）線状骨折　linear fracture

　線状骨折は，**頭蓋を横断する透亮像**として認められ，骨条件の画像をよく見れば診断は容易である．3D 画像も有用であるが（図 10-13），処理条件が不適切だとかえって見落とすことがあるので注意が必要である．**正常骨縫合との鑑別**が必要だが，骨縫合はこれを縁取る硬化像があり左右対称であるのに対して，骨折線は硬化像を伴わず，非対称である点で区別できる．線状骨折の近傍には硬膜外血腫を合併しやすい．

A：単純 CT（骨条件）

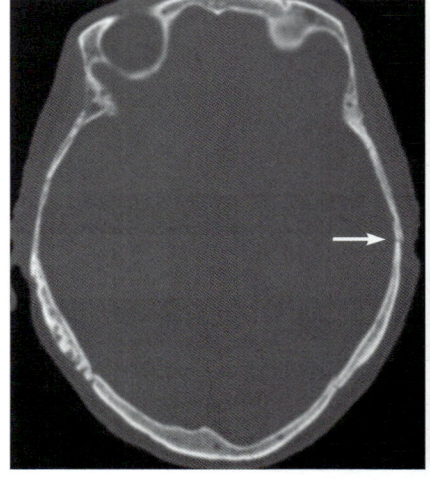

B：単純 CT（骨条件）

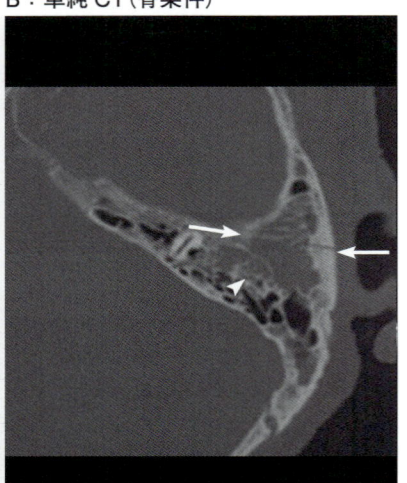

C：3D-CT

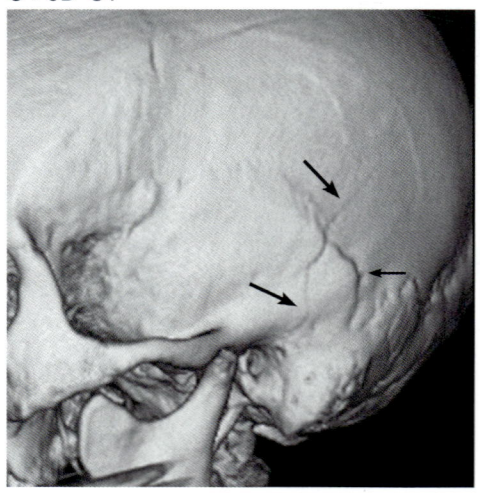

図 10-13　頭蓋線状骨折
35 歳男性．頭部打撲．左側頭骨円蓋部から錐体骨に及ぶ線状骨折線がみられる（大矢印）．乳突蜂巣内は出血により含気が失われている（➤）．頭蓋縫合（小矢印）．

2）陥没骨折　depressed fracture

　頭蓋がピンポン玉状に陥凹する．直下に硬膜外血腫，硬膜下血腫，脳挫傷を合併することが多い（図10-14）．

A：単純CT

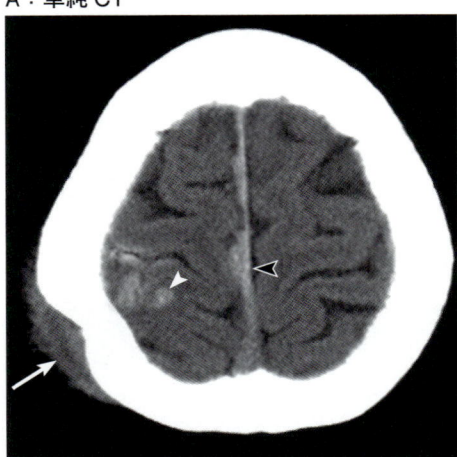

B：単純CT（骨条件）

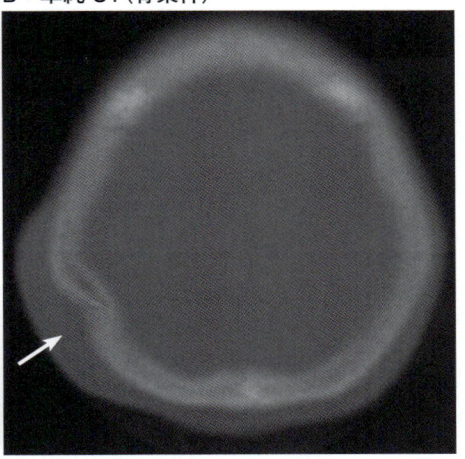

C：3D-CT

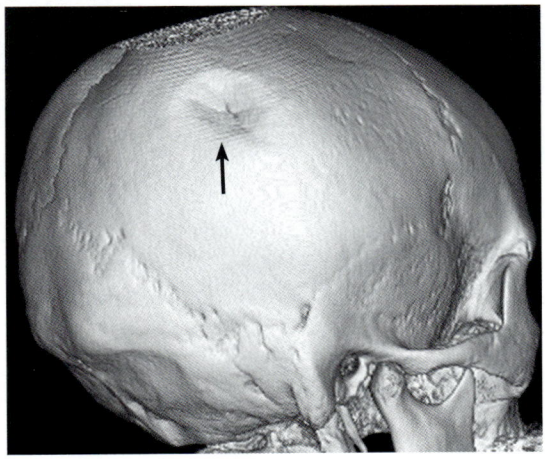

図10-14　頭蓋陥没骨折
40歳男性．落下物により受傷．右頭頂骨の陥没変形（→），直下の脳実質に出血性挫傷，くも膜下出血（白矢頭），大脳鎌の表面に硬膜下血腫（黒矢頭）も認められる．

3）頭蓋底骨折　skull base fracture

　頭蓋底骨折の好発部位は、篩板、トルコ鞍周囲、錐体骨、錐体・後頭骨移行部で、CTでは線状骨折線が認められる（図10-15）．いずれも髄液漏の原因となるが、髄液漏そのものを画像で捉えることは難しい．

4）眼窩吹き抜け骨折　orbital blow-out fracture

　眼窩の**内側壁**、**下壁**は薄いために、顔面に強い外力が加わって眼窩内圧が急上昇して破断した状態である．CTでは、内側壁が篩骨洞内へ、下壁が上顎洞内に偏位する（図10-16）．しばしば下直筋、内直筋が洞内に脱出、嵌頓し、また嵌頓がなくとも炎症性変化や癒着により腫大してみえることが多い．副鼻腔内への出血による軟部陰影を伴うこともある．眼窩外側壁、上壁の骨折は、通常の直達力による骨折である．

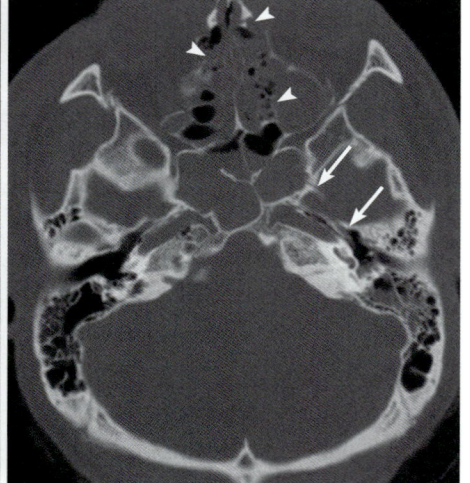

A：単純CT（骨条件）　　　　**B：単純CT（骨条件、Aより頭側レベル）**

図10-15　頭蓋底骨折
23歳男性．交通事故後、髄液鼻漏．左蝶形骨大翼から蝶形骨洞壁に及ぶ骨折線がみられる（→）．篩骨洞、上顎洞壁にも多発骨折があり（▶）、副鼻腔の含気が失われている．

A：単純 CT 冠状断像

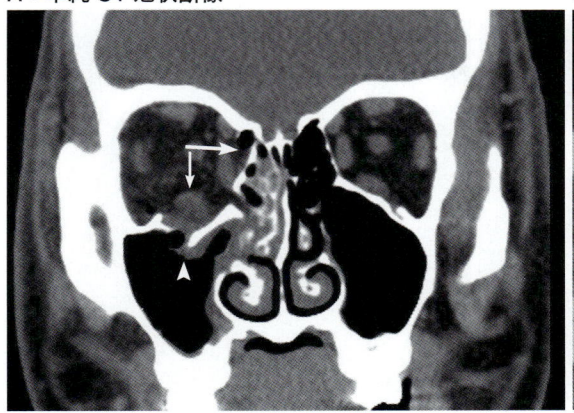

B：単純 CT

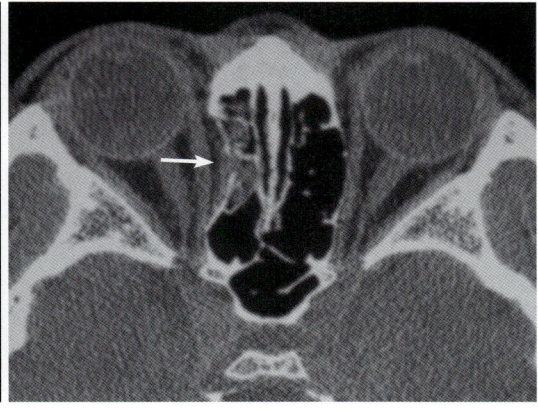

図 10-16　眼窩吹き抜け骨折
36 歳女性．顔面殴打後複視．右眼窩下壁が破断して上顎洞内へ（➤），内側壁が破断して篩骨洞内へ（大矢印）それぞれ偏位している．副鼻腔内には出血による軟部陰影が認められる．偏位した下直筋の腫脹も認められる（小矢印）．

> **memo　頭蓋 X 線写真の役割**
>
> 　頭部外傷における頭蓋 X 線写真の役割については昔から議論が絶えないところで，頭蓋 X 線がその生き残りをかけてその存在意義を主張できる最後の砦である．横断（軸位断）CT では，水平方向に走る線状骨折を見逃すことがありうるが，外傷時に頭蓋を含む全身の 3D 撮影が一般化している現在，X 線撮影の必要性を実感することはまずない．CT をきちんと評価できる限り頭蓋 X 線写真はもはや不要と言ってよさそうである[1]．

d. 術後変化

1）開頭術後

　開頭術直後には，術式，部位によりさまざまな所見が認められるが，**気脳症，硬膜外血腫**は必発であり，症例によっては硬膜下血腫，脳挫傷などもしばしば認められる（図 10-17）．通常の経過では，術後数日〜1 週間程度で，消失ないし軽減する

2）穿頭術後

　硬膜下血腫における穿頭術後変化は，頭蓋の小欠損として認められるが，術後 10 年以上経過すると次第に修復機転によって不明瞭になる場合が多い（図 10-18）．

10
外傷

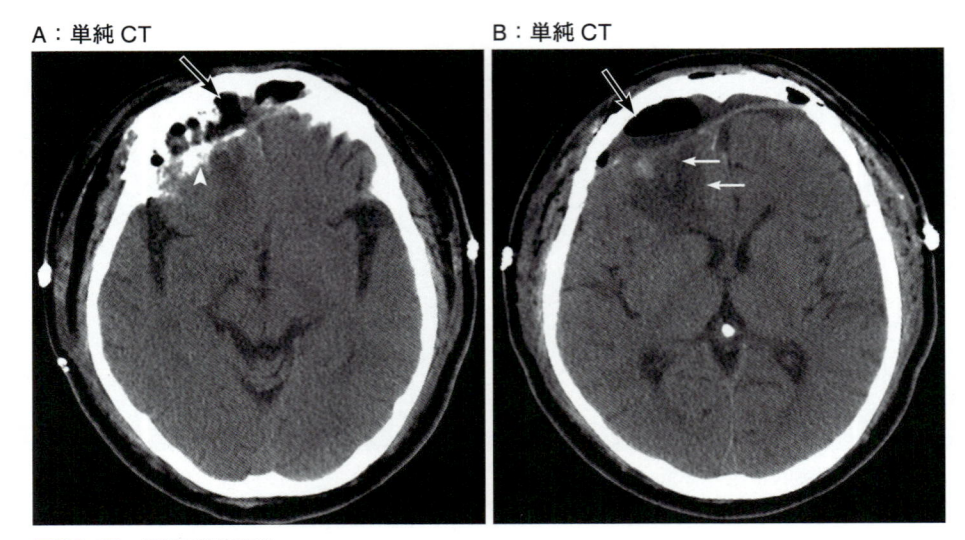

図 10-17　開頭術後変化

58 歳男性．右前頭部髄膜腫切除後．術後部位直下の気脳症(大矢印)，硬膜下血腫(➤)，浮腫を伴う出血性挫傷(小矢印)が認められる．

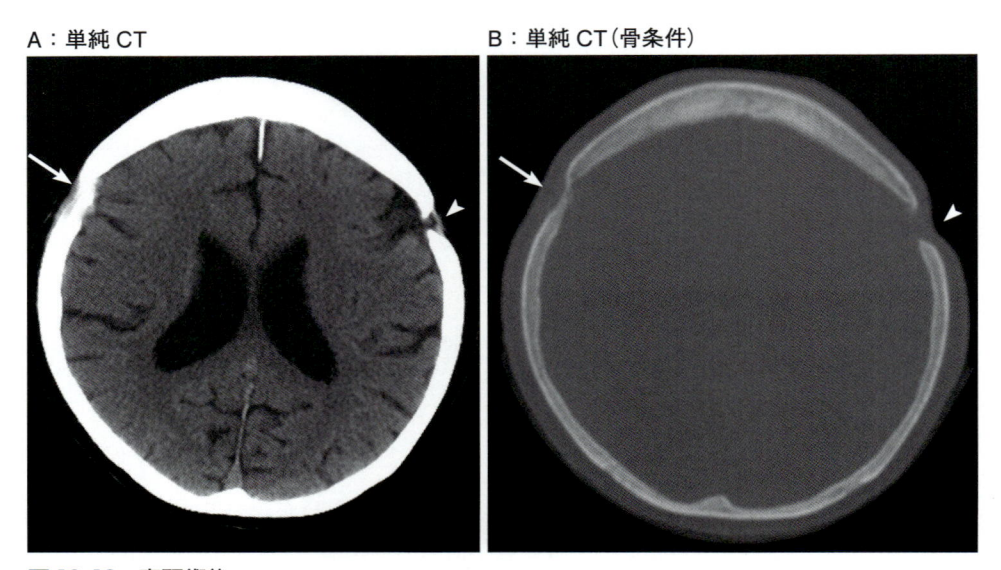

図 10-18　穿頭術後

85 歳男性．硬膜下血腫にて 12 年前に右側(→)，4 年前に左側(➤)の穿頭術後．右側は修復機転により不明瞭化している．

3) 脳室シャント術後

　水頭症に対する治療として行われる脳室シャント術後の異常所見として，シャント不全による脳室拡大のほか，シャント流量過剰により髄液圧が低下することにより脳室が異常に狭くなる**スリット状脳室**(slit ventricles)が認められることがある(図10-19). 頭痛の原因となるほか，硬膜下血腫を合併することもある.

A：単純CT　　　　　　　　　　　B：単純CT(シャント圧調整後)

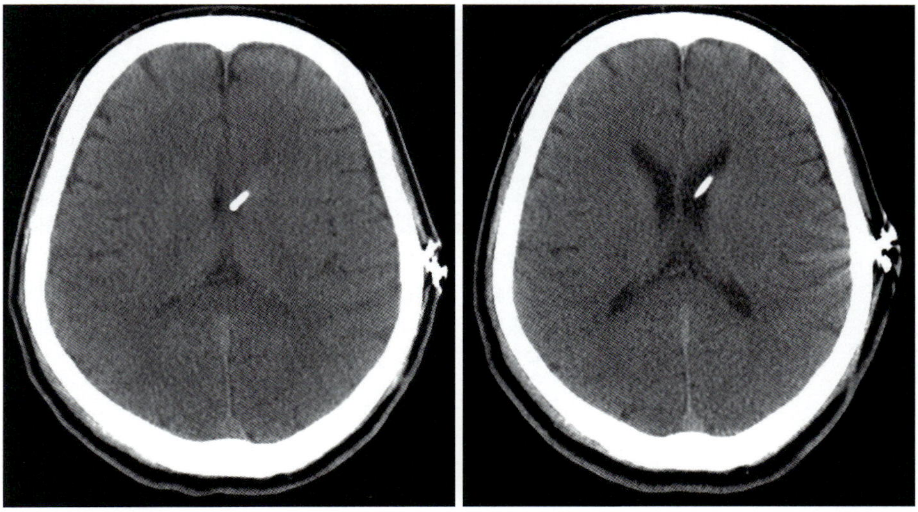

図 10-19　スリット状脳室
30歳男性. 後頭蓋窩腫瘍術後の水頭症に対して VP シャント術後施行. シャントチューブが左前角に挿入されている(**A**). 脳室は狭小でスリット状にみえる. シャント圧調整後(**B**), 脳室の大きさは正常に回復している.

4) lobotomy 術後

　かつて統合失調症の患者の治療を目的として行われた frontal lobotomy(前頭葉切断術)は，前頭葉皮質下の白質を両側性に切断するものである(→ノート19). 日本では1975年以後行われていないが，まだ高齢者の頭部検査で目にすることがある. 術式によって画像所見も多少異なるが，側脳室前角から体部のレベルで，両側対称性に前頭葉皮質から皮質下を横走する脳脊髄液に近い低吸収が認められる(図10-20). 石灰化を伴う場合もある. T2強調像，FLAIR では切断部の両側に，反応性グリオーシスによる高信号を見る.

> **memo**　lobotomy 術後の画像所見
> 　lobotomy 術後の画像所見は前述の通りであるが，実際には症例によって切断高位，範囲にかなりばらつきがあり，左右非対称の例も少なくない. 標準術式がなく, 施設, 術者によって多少なりとも場当たり的に行われていたのではないかと思わせる節がある.

10

外傷

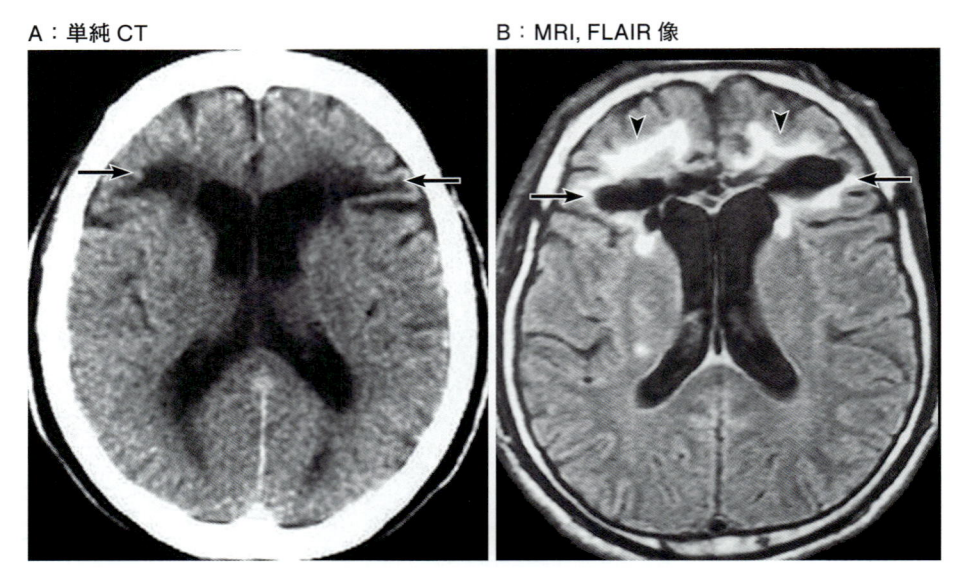

図 10-20　lobotomy 術後変化
80 歳男性．統合失調症．側脳室体部レベルの単純 CT（**A**）では，前頭葉を横走する両側対称性の低吸収がみられる．FLAIR（**B**）では，切断部は脳脊髄液に等しい低信号となり（→），その周囲にグリオーシスによる高信号が広がっている（➤）．

🔖 ノート 19

Egas Moniz の業績

　lobotomy 手術を創案した Egas Moniz（イーガス・モニス，1875-1955）はポルトガルの神経内科医で，これに対してノーベル賞も受賞しているが，放射線科医にとっては血管造影の創始者として馴染み深い名前である．1927 年当時，脳の画像診断の主流だった気脳写の侵襲が大きく，死亡例もまれではないことに頭を悩ませた Moniz が考案したものであるが，初回 8 例はいずれも血管が写らず，死亡 1 例を含む重症副作用が続き，9 例目でようやく下垂体腫瘍に圧排された前大脳動脈がぼんやりと造影された．今だったら院内倫理委員会だの IC（インフォームド・コンセント）だのと言われて，絶対に発表できない[2]．

文献

1）Sharp SR, Patel SM, Brown RE, Landes C：Head imaging in suspected non accidental injury in the paediatric population. In the advent of volumetric CT imaging, has the skull X-ray become redundant? Clin Radiol 2018；73：449-453.

2）Moniz E：L'encépahlographie artérielle, son importance dans la localisation des tumeurs cérébrales. Rev Neurol（Paris）1927；2：72-90.

11

炎症性疾患・脱髄疾患

a. 脳膿瘍　brain abscess

　細菌や真菌の感染による脳実質内の膿瘍形成．感染機序には，血行性，頭蓋外炎症巣（乳突洞炎・副鼻腔炎）からの直接波及，外傷性がある．脳脊髄液に近い**低吸収**，**境界明瞭**な病変で，**薄い壁の輪状造影効果**が特徴的である（図11-1）．周囲に広範な浮腫を伴うことが多い．

　鑑別診断：転移性腫瘍，**膠芽腫**などの悪性腫瘍で認められる輪状造影効果は，中心壊死によるものなので壁が厚く，不整であるが，脳膿瘍の壁はほぼ均一な薄い膿瘍被膜であることが鑑別点である．MRIの拡散強調画像で，膿瘍は強い高信号を示す点が特徴的であるが，**出血を伴う腫瘍**は高信号を示すことがある（→ 13章 p.176）．

A：単純CT

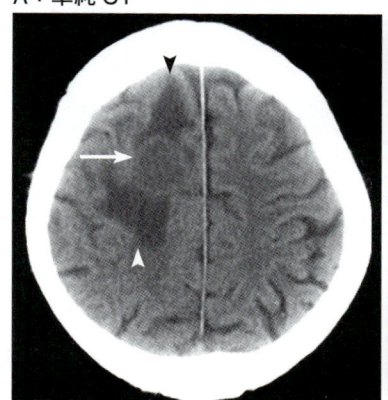

B：造影CT

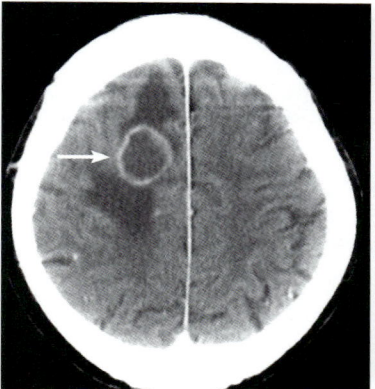

C：MRI，拡散強調画像

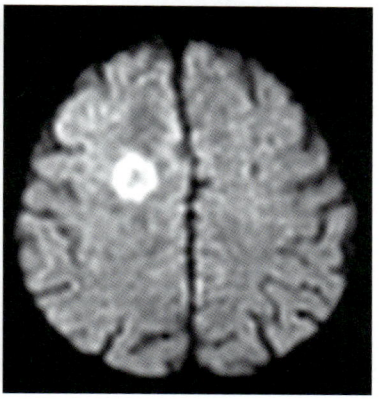

図 11-1　脳膿瘍
42歳男性．頭痛，発熱．単純CT（**A**）では，右前頭葉の皮質下に丸い低吸収病変がみられ（→），周囲に浮腫を伴っている（▶）．造影CT（**B**）では，薄い均一な厚さの輪状造影効果が認められる（→）．拡散強調画像（**C**）では強い高信号を示す．

📝 ノート 20

cerebritis と encephalitis

　脳実質の細菌・真菌感染で, 膿瘍を形成する前段階の限局性炎症を **cerebritis**(脳実質炎)とよび, ウイルス感染や免疫機序によるびまん性の **encephalitis**(脳炎)と区別する. ただしヘルペス脳炎は encephalitis だが限局性病変を作りうる点で例外的である(→ p.143). cerebritis では, 限局性の低吸収, 浮腫が認められ, 感染巣が充実性造影効果を示す(図 11-2). 腫瘍との鑑別が必要な場合がある.

A：単純 CT　　　　B：MRI, FLAIR 像　　　　C：造影 T1 強調像

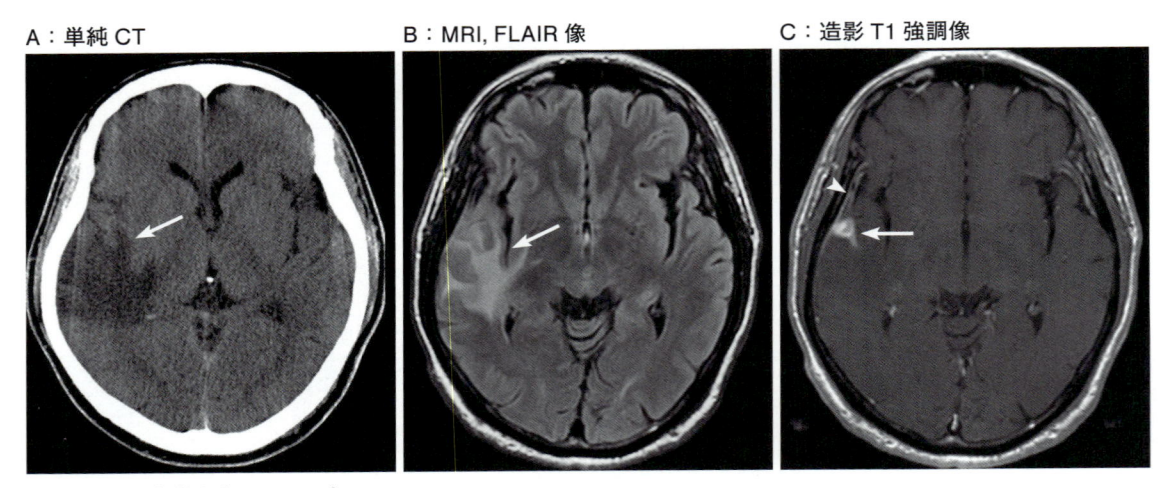

図 11-2　脳実質炎(cerebritis)
36 歳男性. 痙攣発作. 単純 CT(**A**)では, 右側頭葉の皮質から皮質下に限局性の腫脹, 低吸収(浮腫)がみられる(→). FLAIR(**B**)では高信号を示す(→). 造影 MRI(**C**)では皮質に結節状の強い造影効果があり(→), 髄膜にも造影効果が及んでいる(►). 生検の結果, 梅毒性と診断された.

b.　硬膜下膿瘍(蓄膿)　subdural empyema

　硬膜下腔に膿瘍を形成する状態で, 術後感染症が最も多いが, 乳突洞炎・副鼻腔炎の合併症の場合もある. 脳表の三日月型, 低吸収病変として認められる. 脳脊髄液よりやや高濃度の場合が多い. 造影 CT では, **周囲の厚い被膜に強い造影効果**が認められる(図 11-3).

　鑑別診断：低吸収の**硬膜下血腫**, **硬膜下水腫**との鑑別が必要な場合があるが, 壁の造影効果が強いこと, 拡散強調画像で強い高信号を示す点が鑑別点である.

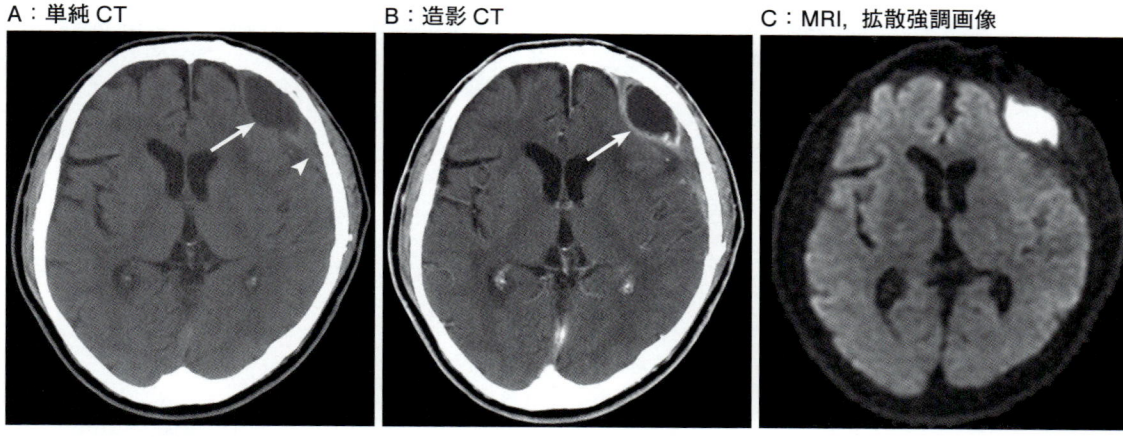

図 11-3　硬膜下膿瘍

35 歳男性．頭蓋骨折術後．単純 CT（**A**）では，左前頭葉の硬膜下に，脳脊髄液よりやや高濃度，低吸収の液体貯留がみられる（→）．硬膜下血腫も認められる（▶）．造影 CT（**B**）では，貯留腔を取り囲む被膜に強い造影効果が認められる（→）．拡散強調画像（**C**）では強い高信号を示す．

C.　髄膜炎　meningitis

　髄膜炎では，**脳溝に沿う造影効果**（leptomeningeal enhancement）が認められる（図 11-4）．一般に化膿性髄膜炎の方が造影効果が強く，無菌性髄膜炎では軽微な場合が多い．正常でも脳溝内には細い動静脈の造影効果が認められ，造影剤の投与量や撮影のタイミングによってはかなり強い造影効果を見ることもあるので，異常か否かの判断が難しいことが少なくない．造影 MRI，特に造影後 FLAIR の感度は比較的高い．

　細菌性髄膜炎のなかでも，特に**結核性髄膜炎**は脳底部優位の分布，強い造影効果が特徴的である．中心壊死を伴う結核腫を反映して，輪状造影効果を示す小結節の集簇が認められる（図 11-5）．

---

memo　「髄膜炎でしょうか？」

　内科や小児科の先生から，「髄膜炎でしょうか？」という質問を受けることが少なくない．造影後 FLAIR の感度は比較的高いが，それでもはっきりしないことも多い．髄膜炎の診断は臨床所見と脳脊髄液検査で行うべきものであり，画像検査の目的は，硬膜下膿瘍，水頭症など合併症の評価にある．「それは先生が決めて下さい」と答えることにしている．

11

炎症性疾患・脱髄疾患

A：単純 CT

B：造影 CT

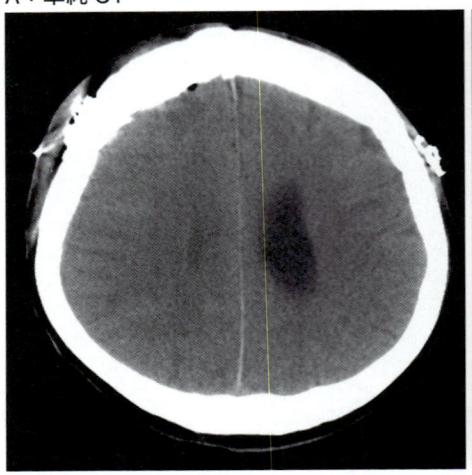

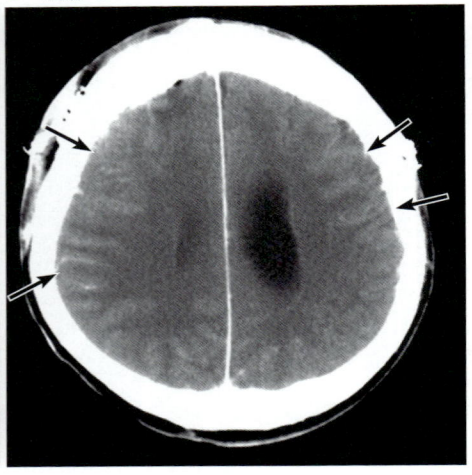

図 11-4　化膿性髄膜炎
51 歳男性．開頭術後の化膿性髄膜炎．単純 CT（**A**）では，両側大脳半球は全体に腫脹しており，脳溝がほとんどみえない．造影CT（**B**）では，脳溝に沿う造影効果が亢進している（→）．

A：単純 CT

B：造影 CT

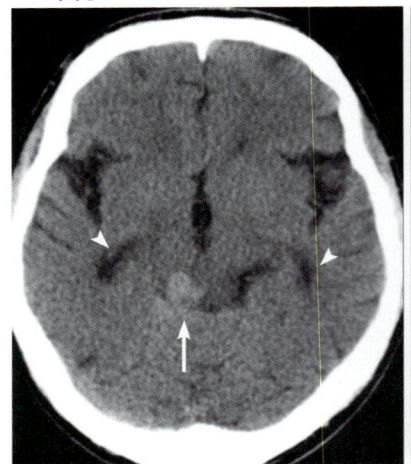

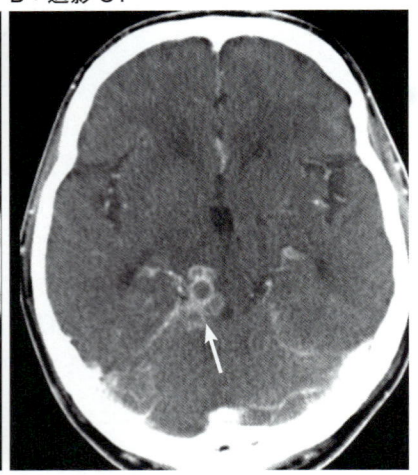

C：MRI，造影 T1 強調冠状断像

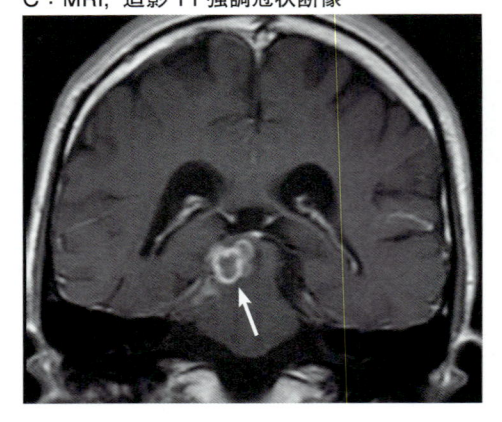

図 11-5　結核性髄膜炎
23 歳男性．単純 CT（**A**）では，脳幹周囲槽に淡い高吸収を示す結節がみられる（→）．水頭症による側脳室下角の拡大も認められる（▶）．造影 CT（**B**），造影 MRI 冠状断像（**C**）では，輪状造影効果を示す小結節の集簇が脳幹背側に認められる（→）．

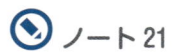ノート21

d. 脳炎　encephalitis

　脳炎の画像所見は，単純ヘルペス脳炎を除くとほとんどは非特異的で，画像による原因の
鑑別は難しい．

1）単純ヘルペス脳炎　herpes simplex encephalitis

　ウイルス性脳炎として最も多く，出血性壊死性脳炎の形をとる点が特徴的である．どこに
でも発生しうるが，特に側頭葉内側，前頭葉底部に好発し，両側性の場合もある．限局性腫
脹を伴う低吸収性病変で，**出血による点状〜斑状高吸収**が認められれば特徴的である（**図
11-6**）．亜急性期には，病変の周囲や脳回に沿う造影効果が認められる．陳旧性病変では，
前頭葉，側頭葉の萎縮が残り，側脳室下角の拡大もみるようになる（→3章 p.22）．

A：単純 CT　　　　　　　　B：MRI, FLAIR 像　　　　　　C：造影 T1 強調像

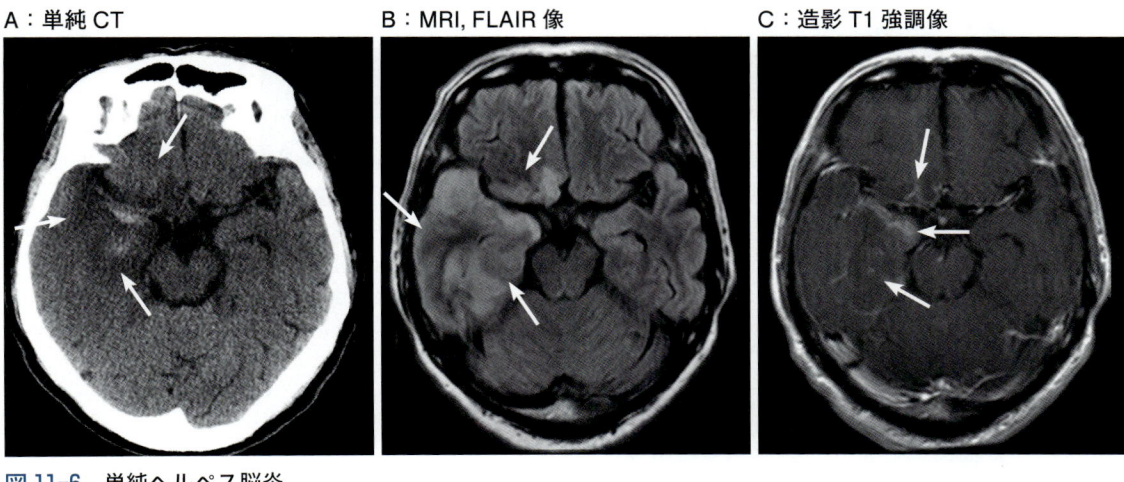

図 11-6　単純ヘルペス脳炎
37 歳女性．痙攣発作．単純 CT（**A**）では，右側頭葉内側から前頭葉底部に腫脹を伴う低吸収がみられ（→），一
部に出血と考えられる高吸収が認められる．FLAIR（**B**）では側頭葉，前頭葉底部に広範な高信号がみられる
（→）．造影 T1 強調像（**C**）では病変部の皮質に沿う造影効果が認められる（→）．

11

炎症性疾患・脱髄疾患

2）その他の脳炎

　単純ヘルペス脳炎以外のウイルス性脳炎，(傍腫瘍性脳炎を含む)自己免疫性脳炎は，大脳のびまん性腫脹，皮質主体に皮質下に及ぶ軽度の低吸収を示すことが多く，画像所見は非特異的である．両側半球に広く認められる場合，一部の脳葉に限局する場合，辺縁系に一致する辺縁系脳炎の形をとる場合などさまざまである．原則として造影効果は認められないが，脳の腫脹により脳溝内の静脈がうっ滞して強調してみえることがある．疾患特異的な分布を示す脳炎として，日本脳炎における両側視床病変が知られているがまれである．

e. 肥厚性硬膜炎　hypertrophic pachymeningitis

　硬膜炎は，IgG4関連疾患，Wegener肉芽腫症など血管炎症候群や膠原病の部分症として認められ，結核，梅毒，真菌症など感染性硬膜炎もまれに認められる．原因不明の特発性肥厚性硬膜炎がおそらく最も多い．単純CTでの診断は難しく，造影CTでは脳表の硬膜がびまん性あるいは限局性に肥厚し，特に大脳鎌，小脳テントの病変は捉えやすい(図11-7)．

鑑別診断：硬膜播種，リンパ腫，髄膜由来の腫瘍(髄膜腫など)，**脳脊髄液減少症**などがあげられる．明らかな腫瘤を形成するものは腫瘍の可能性が高い．

A：造影CT

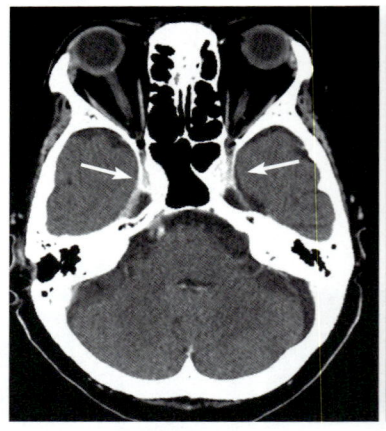

B：造影CT（Aより頭側レベル）

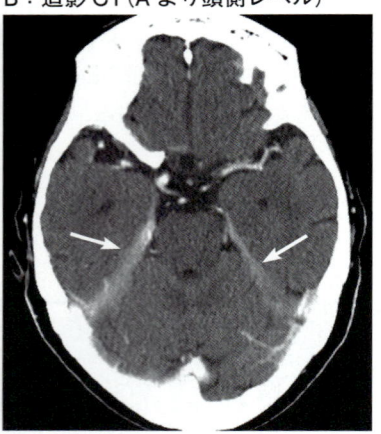

C：MRI, T1強調冠状断像

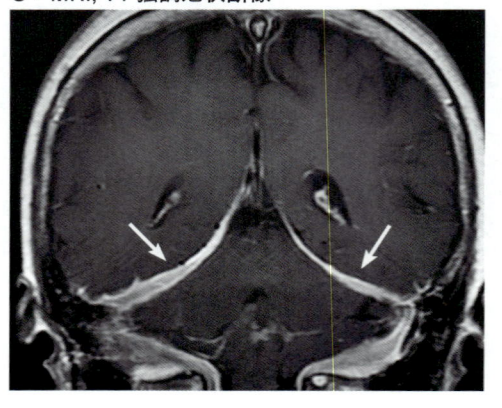

図11-7　肥厚性硬膜炎
45歳女性．造影CT(**A, B**)で，海綿静脈洞壁から小脳テントの肥厚，造影効果がみられる(→)．T1強調冠状断像(**C**)で，小脳テントの肥厚が認められる(→)．

f. その他の感染症

1) トキソプラズマ症　toxoplasmosis

　トキソプラズマ原虫の感染症．成人健常者では不顕性感染が多いが，免疫不全症，特にAIDS において再活性化する．CT では，**輪状ないし結節状の造影効果**を示し，周囲に広範な浮腫を伴う．輪状造影効果の中に，偏在性の結節状造影効果を見る所見（eccentric target sign）は特徴的とされる（図 11-8）．

　鑑別診断：転移性脳腫瘍や，特に背景に HIV 感染がある場合，**リンパ腫**との鑑別が問題となるが，リンパ腫は CT でしばしば高吸収であること，個々の病変が大きいこと，拡散強調画像の高信号などが鑑別の参考になる．

2) 囊虫症　cysticercosis

　有鉤条虫の幼虫（囊虫）の感染症．全身に感染するが脳は好発部位のひとつである．CT では感染初期は囊胞状の**低吸収病変**だが，囊虫が死ぬと反応性の**輪状造影効果**，周囲の浮腫が出現する．慢性期には造影効果，浮腫は消退して**石灰化**を残す．これらの病変はしばしば多発，混在する（図 11-9）．

A：造影 CT　　　　　　**B：造影 CT（A より頭側のレベル）**

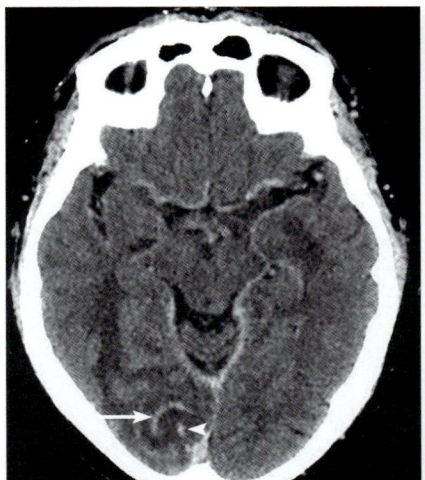
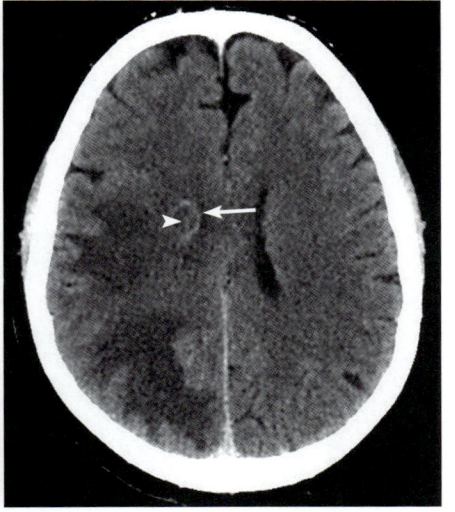

図 11-8　トキソプラズマ症
55 歳男性．腎移植後．造影 CT（A, B）では右後頭葉，右前頭葉に輪状造影効果を示す病変があり（→），周囲に広範な浮腫がみられる．輪状造影効果内部の偏在性結節状造影効果（➤）が特徴的（eccentric target sign）．(Case courtesy of A. Prof Frank Gaillard, rID 43357, Radiopaedia.org)

11
炎症性疾患・脱髄疾患

A：単純 CT　　　　　　　　　B：造影 CT　　　　　　　　　C：造影 CT（B より頭側レベル）

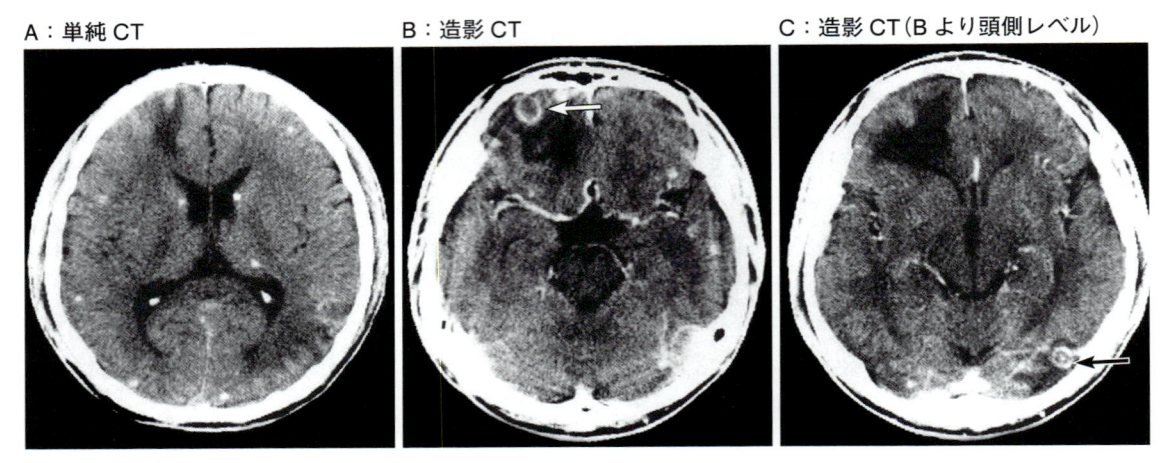

図 11-9　嚢虫症
単純 CT（**A**）では，大脳皮質，大脳基底核，視床に小石灰化が多発している．造影 CT（**B, C**）では右前頭葉，左後頭葉に輪状造影効果を示す病変があり（→），周囲に広範な浮腫を伴っている．（御供政紀：頭部 CT 徹底診断．医学書院，1992：351）

3）HIV 脳症・脳炎　HIV encephalopathy/encephalitis

　　AIDS の原因となるヒト免疫不全ウイルス（HIV）そのものによる感染症で，臨床的には AIDS dementia complex（ADC）の原因となる．病理組織所見から HIV 脳症（HIV encephalopathy）と HIV 脳炎（HIV encephalitis）に分けられるが，いずれも大脳白質を主座とする病変で，CT では**大脳萎縮，大脳白質の低吸収**，T2 強調像では高信号が認められる（図 11-10）．大脳白質病変は，HIV 脳症では前頭葉優位，左右対称のびまん性融合性病変，HIV 脳炎では非対称な斑状多発病変をみる．

　　鑑別診断：中高年者の場合は，**慢性虚血性変化**による白質病変と区別が難しい．

A：単純 CT　　　　　　　　　B：MRI, FLAIR 像

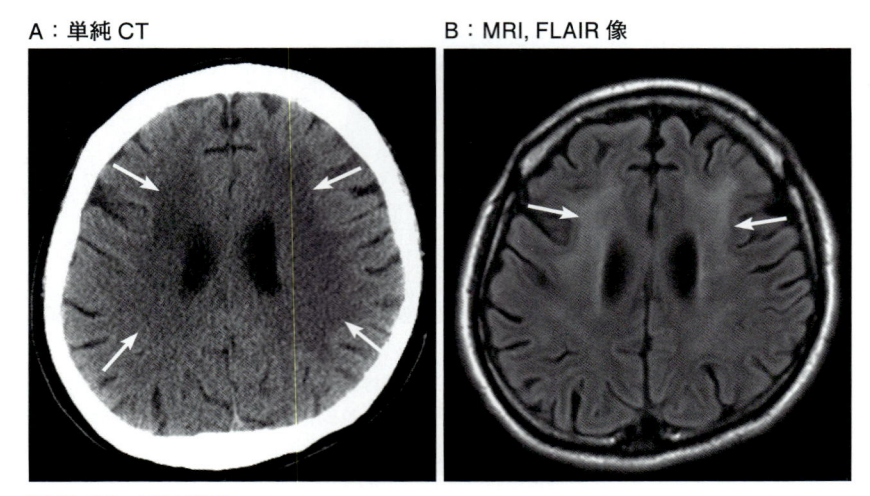

図 11-10　HIV 脳症
25 歳男性．単純 CT（**A**）では，両側前頭葉に対称性，びまん性の低吸収がみられる（→）．年齢に比して大脳萎縮が強い．FLAIR 像（**B**）では大脳白質の対称性，びまん性の高信号が認められる（→）．

4) 進行性多巣性白質脳症　progressive multifocal leukoencephalopathy：PML

　JC ウイルスの乏突起膠細胞感染による感染性脱髄症．多くの成人は JC ウイルスに不顕性感染しているが，免疫低下に伴い発症する．近年は AIDS に随伴するものが多いが，悪性腫瘍の化学療法後，末期などにもみられる．CT では，**大脳皮質下白質に非対称，融合性の低吸収**が認められる（図 11-11）．初期には限局性であるが，次第に拡大して両側性になる．MRI では T1 強調像で明瞭な低信号，拡散強調画像で高信号を示すのが特徴である．造影効果は認められない．後頭蓋窩に発生する場合は，中小脳脚から小脳半球に好発する（図 11-12）．

　鑑別診断：HIV 脳症，リンパ腫，多発脳転移，脳梗塞，若年者では**多発性硬化症**を鑑別する必要がある．拡散強調画像で高信号が持続し，T1 強調像で明瞭な低信号を示し，造影効果を認めない点が参考になる．

5) Creutzfeldt-Jakob 病

　Creutzfeldt-Jakob 病（CJD）に代表されるプリオン病の 80％以上は孤発性で，遺伝性，感染性は少ない．CT 所見は非特異的であるが，**びまん性大脳萎縮**が数か月の単位で**急速に進行**するのが特徴である（図 11-13）．早期の MRI では，拡散強調画像で大脳皮質，大脳基底核，視床などに特徴的な高信号が出現するが，数か月〜1 年以降は次第に消失する．

　鑑別診断：大脳萎縮を伴う**変性認知症**との鑑別が必要だが，これほど進行の速い萎縮は変性疾患では通常みられない．

A：単純 CT　　　　　　　　　　B：MRI, T1 強調像　　　　　　　C：拡散強調画像

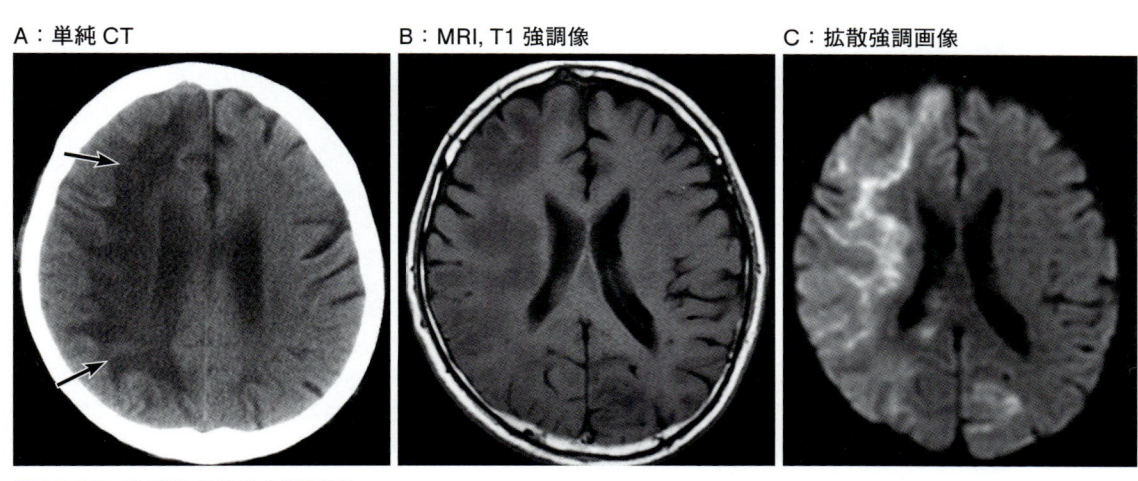

図 11-11　進行性多巣性白質脳症
48 歳男性．左不全麻痺．単純 CT（**A**）では，右側大脳半球の白質に広範な低吸収がみられ（→），びまん性大脳萎縮が認められる．T1 強調像（**B**）で明瞭な低信号，拡散強調画像（**C**）では広範な高信号を示す．

11

炎症性疾患・脱髄疾患

A：単純 CT

B：MRI, T2 強調像

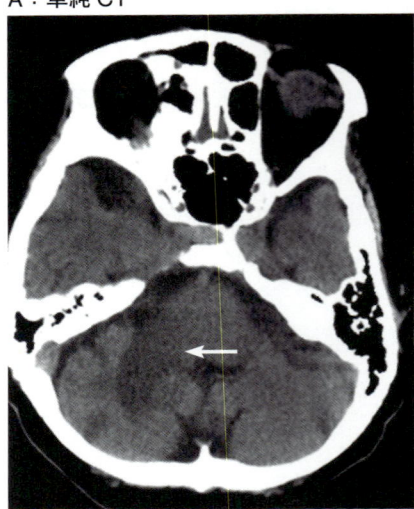
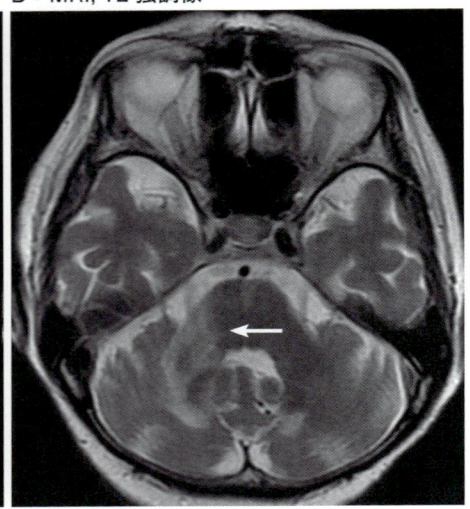

図 11-12　進行性多巣性白質脳症
67 歳女性．単純 CT（**A**）で中小脳脚を中心とする低吸収がみられる（→）．T2 強調像
（**B**）では高信号を示す．

A：単純 CT（発症 3 か月後）

B：MRI，拡散強調画像

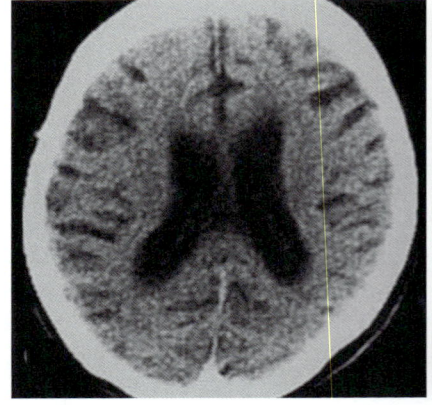
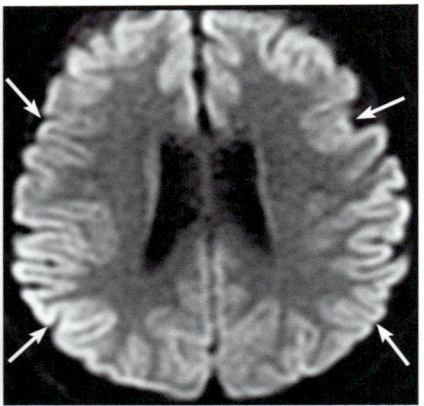

C：単純 CT（1 年後）

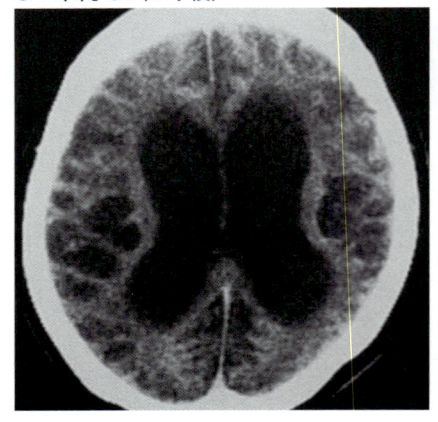

図 11-13　Creutzfeldt-Jakob 病
56 歳男性．進行する認知症．発症 3 か月後の単純 CT
（**A**）で，びまん性大脳萎縮による脳溝，脳室の開大・拡
大がみられる．拡散強調画像（**B**）では，皮質に沿う高信
号が認められる（→）．1 年後（**C**），萎縮が急速に進行し
ている．

g. 脱髄疾患

1）多発性硬化症　multiple sclerosis

　原因不明の脱髄疾患で，20〜40歳に好発する．テント上下白質，特に側脳室周囲白質を中心として多発する脱髄巣は，CTでは等〜低吸収を示すが，小病変の描出は難しく，まったくみえないか，あるいはみえても非特異的，軽微な場合が多いので，**診断にはMRIが必須**である．T2強調像，FLAIRで高信号を示し，造影MRIでは結節状ないし不完全な輪状造影効果（open ring sign）を示す（**図11-14**）．まれな腫瘤形成型（Marburg型）では，膠芽腫と鑑別を要するような造影効果を示す腫瘤と浮腫（**図11-15**），Balo型では輪状病変を見ることがある．

A：単純CT

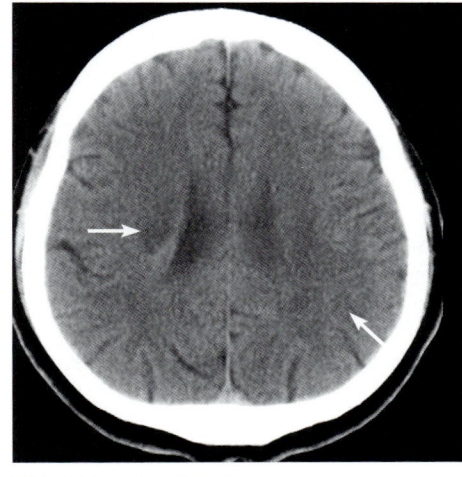

B：MRI, FLAIR像

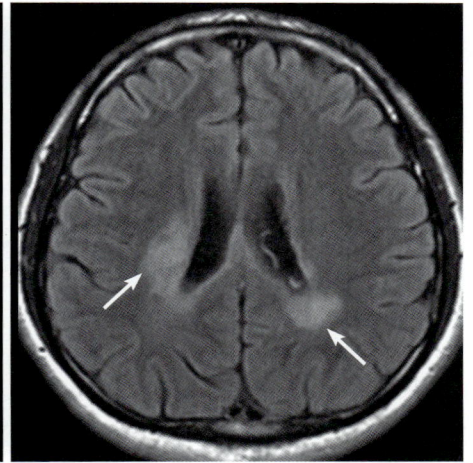

図11-14　多発性硬化症
32歳女性．歩行障害，視力障害．単純CT（**A**）では，右側脳室周囲白質，左頭頂葉皮質下に軽度の低吸収（→）が認められるが，非特異的な所見である．FLAIR（**B**）では側脳室周囲白質に融合性の高信号を示す（→）．

11

炎症性疾患・脱髄疾患

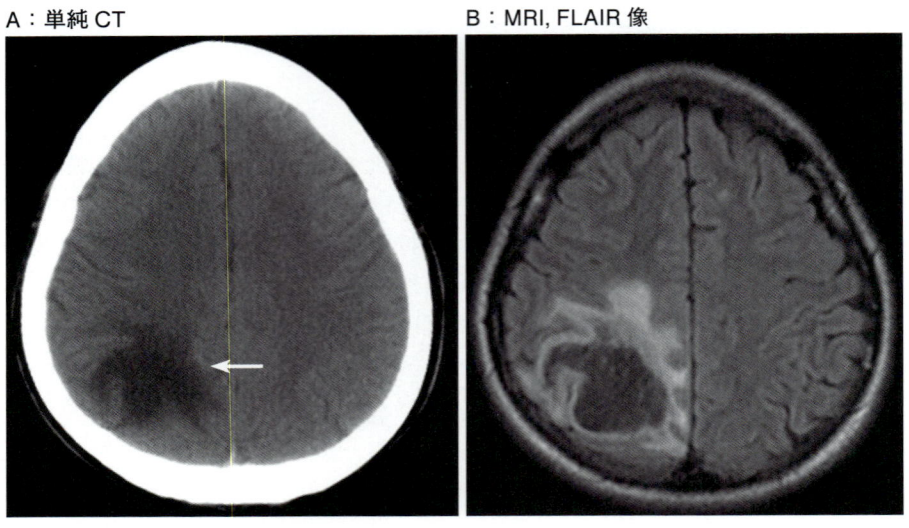

図 11-15　多発性硬化症（腫瘤形成型）
18 歳女性．左不全片麻痺．単純 CT（**A**）では，右頭頂葉皮質下に浮腫を伴う低吸収性病変がみられる（→）．FLAIR（**B**）では，病変部は脳脊髄液に近い低信号を示し，周囲に高信号が広がっている．腫瘍との鑑別も必要である．

2）急性散在性脳脊髄炎　acute disseminated encephalomyelitis

ウイルス感染，ワクチン接種後 1〜2 週後に，自己免疫機序によって発症する感染後脳炎．画像所見は多発性硬化症に似るが，側脳室周囲白質よりも皮質下白質から皮質優位であること，大脳基底核など深部灰白質にも病変が多いことが参考になる．多発性硬化症と同じく，CT の感度は低い．

3）浸透圧性脱髄症　osmotic demyelination

低ナトリウム血症，あるいはその急速な補正によって発生する脱髄疾患．橋底部に発生する橋中心性髄鞘崩壊症（central pontine myelinolysis：CPM），それ以外の部位，特に両側大脳基底核・視床に好発する橋外髄鞘崩壊症（extrapontine myelinolysis）に大別され，両者同時に発生することもある．臨床的には意識障害，仮性球麻痺などを呈し，いずれも**CT で低吸収**，T2 強調像で高信号が認められるが，特に CPM の橋病変は両側腹側に位置する錐体路を避けた**三叉状（T 字型）**の形状が特徴的である（図 11-16）．

A：単純 CT

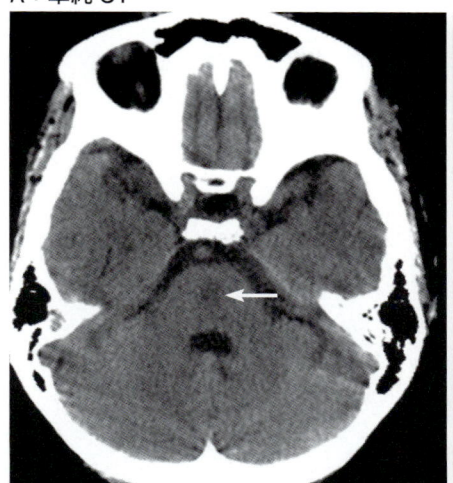

B：MRI, FLAIR 像

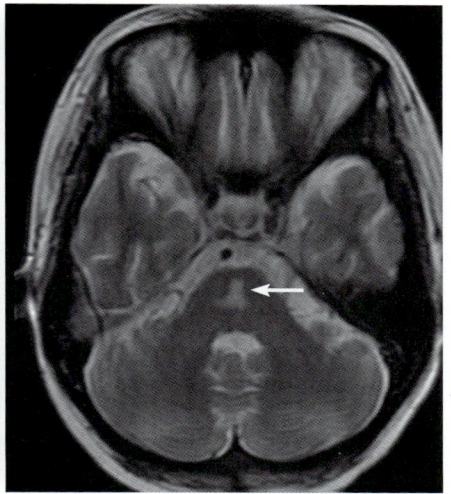

C：T1 強調矢状断像

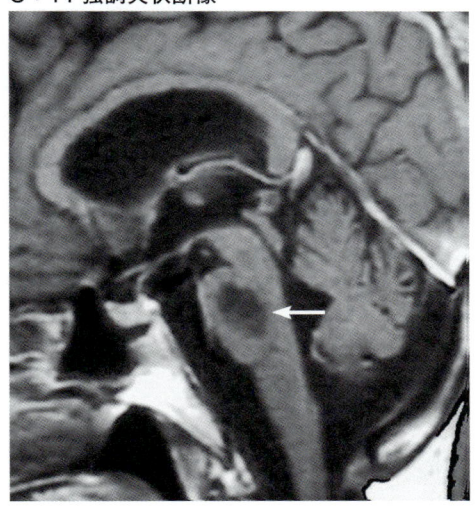

図 11-16　浸透圧性脱髄症（橋中心性髄鞘崩壊症）
29 歳女性．開腹術後の意識障害．単純 CT（**A**）では，橋正中の低吸収病変がみられる
（→）．FLAIR（**B**）では，病変は高信号を呈し，両側錐体路がある腹側を避ける三叉状（T
字型）の形状が特徴的である（→）．T1 強調矢状断像（**C**）では，橋腹側の低信号病変（→）
としてみられる．

4）Marchiafava-Bignami 病

　脳梁の選択的脱髄疾患．アルコール多飲，慢性栄養障害などを背景として，意識障害，痙攣発作などを呈する．極めてまれな疾患だが，**脳梁に一致する低吸収**，T2 強調像で高信号を呈する病変は特異的である（図 11-17）．

A：単純 CT

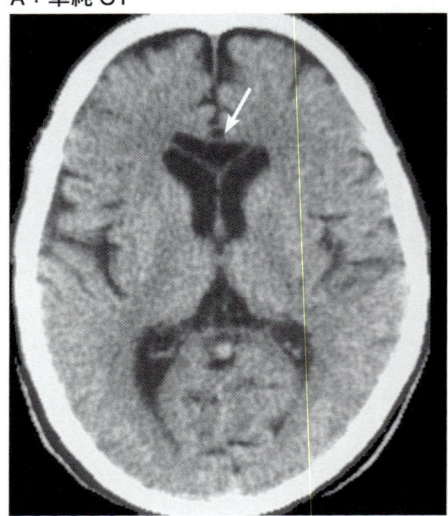

B：MRI，T1 強調矢状断像

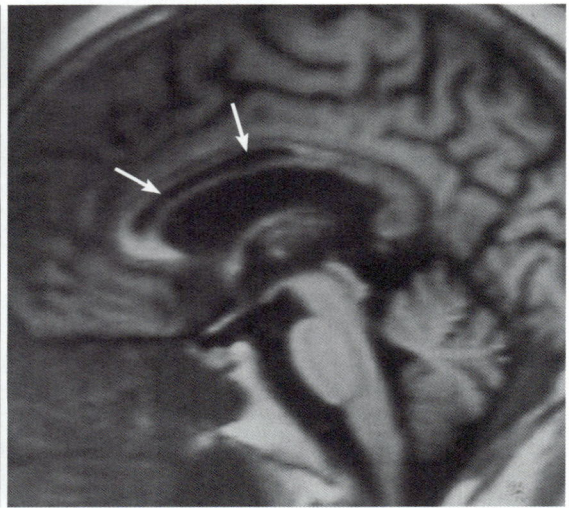

図 11-17　Marchiafava-Bignami 病
50 歳男性．単純 CT（**A**）では，脳梁膝部に嚢胞状の低吸収がみられる（→）．T1 強調矢状断像（**B**）では，脳梁膝部から体部に嚢胞性病変が認められる（→）．

12

変性疾患・代謝性疾患

変性疾患，代謝性疾患の画像診断，鑑別診断には MRI や核医学検査が必須で，CT はあくまでも参考にとどまるものが大部分である．ここでは CT で特徴的な所見がみられるものに限って記載するが，しばしば非協力的な場合が多い変性認知症の経過観察には，短時間で撮影可能な CT が有用な場合も多い．

a. 変性認知症

1）アルツハイマー病　Alzheimer disease

アルツハイマー病では，側頭葉，前頭葉を中心とする大脳萎縮が強く，特に海馬を中心とする**側頭葉内側面の萎縮**が特徴的である（図 12-1）．側頭葉内側面，特に海馬萎縮の正確な評価には冠状断が必要だが，横断（水平断）でも**側脳室下角（側頭角）の拡大**が参考になる（→ 3 章 p.22）．

鑑別診断：認知症を呈し，同じく脳室拡大をきたす**特発性正常圧水頭症**は，円蓋部脳溝の狭小化，Sylvius 裂の開大などがみられる点が特徴的であるが（→ 3 章 p.27），両者の合併が疑われる症例もあり，鑑別が難しい場合もある．

A：単純 CT　　　　　　B：単純 CT　　　　　　C：MRI, T1 強調冠状断像

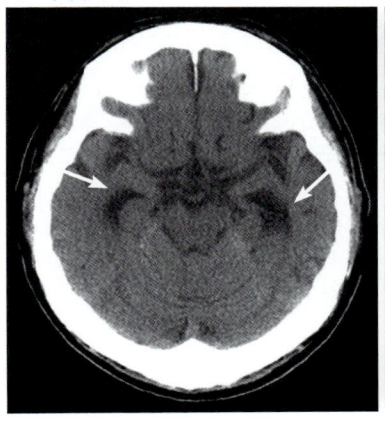 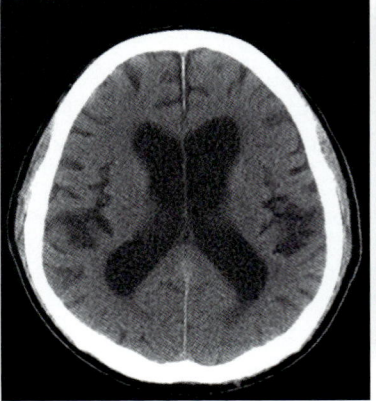 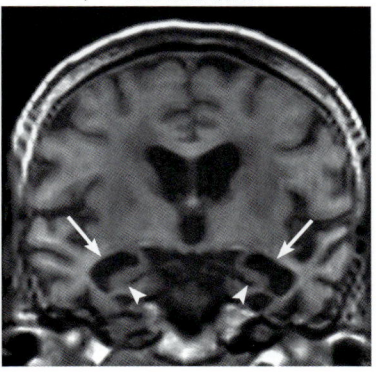

図 12-1　アルツハイマー病
87 歳女性．単純 CT（**A, B**）では側脳室，脳溝の開大がみられ，特に側脳室下角（→）が拡大しており，海馬萎縮を示唆する所見である．T1 強調冠状断像（**C**）では両側海馬の萎縮（▶）があり，これに伴って側脳室下角（→）が拡大していることがわかる．

151

12

変性疾患・代謝性疾患

2) 前頭側頭型認知症　frontotemporal dementia：FTD

　　前頭側頭型認知症の画像所見は，前頭葉，側頭葉の萎縮が強い点でアルツハイマー病に共通するが，**前頭葉，側頭葉への限局性が強い**ことが特徴である．特に"knife blade appearance"（ナイフ刃状）と表現される高度に萎縮した尖状の脳回は特徴的である（図12-2）．

A：単純CT 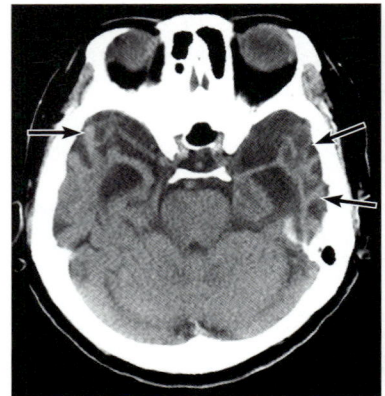 B：単純CT 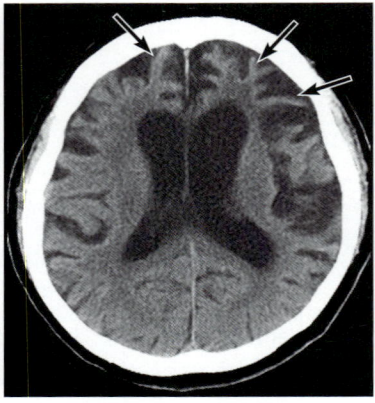 C：MRI, T1強調冠状断像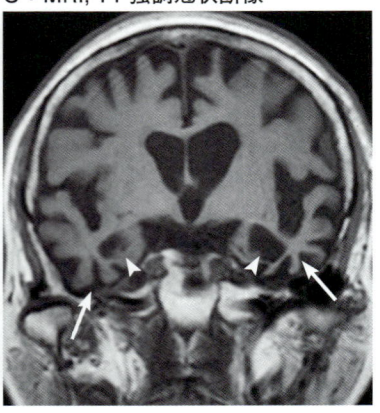

図12-2　前頭側頭型認知症
64歳男性．単純CT（**A, B**）では側頭葉前部，前頭葉に限局性の高い高度の萎縮がみられ，高度に萎縮した尖状の脳回（knife blade appearance）は特徴的である（→）．T1強調冠状断像（**C**）では側頭葉下面の脳回の高度萎縮（→），海馬萎縮による側脳室下角の拡大（➤）が認められる．

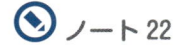 ノート22

前頭側頭葉変性症（FTLD）の分類

　　前頭側頭型認知症（FTD）の分類には変遷があるが，広義の分類であるFTLDの下にFTD, SD, PNFAが分類され*，FTDはさらに前頭葉変性型，Pick型，運動ニューロン疾患型の臨床亜型に分類される．画像所見では，いずれも前頭葉，側頭葉に限局性の強い萎縮がみられる点で共通しているが，SD, PNFAでは左側頭葉優位の左右差がみられることが参考になる．

＊FTLD：frontotemporal lobar degeneration（前頭側頭葉変性症），FTD：frontotemporal dementia（前頭側頭型認知症），SD：semantic dementia（意味性認知症），PNFA：progressive nonfluent aphasia（進行性非流暢性失語）．

3) 皮質基底核変性症　corticobasal degeneration：CBD

　左右差のある失行，alien hand syndrome などが認知症に先行する特徴がある．CT，MRI では側頭葉から頭頂葉，特に**中心溝周囲の左右非対称な萎縮**，脳血流 SPECT における左右差が診断の参考になる（図 12-3）．

A：単純 CT

B：MRI, FLAIR 冠状断像

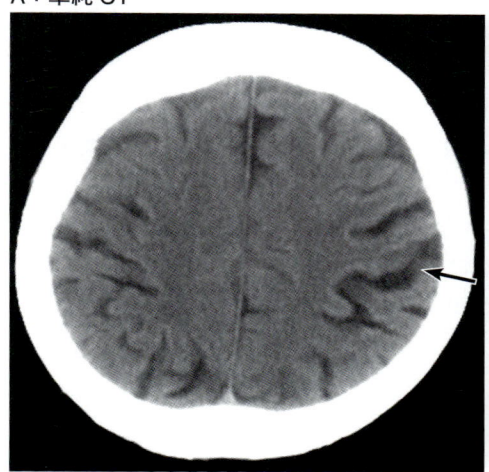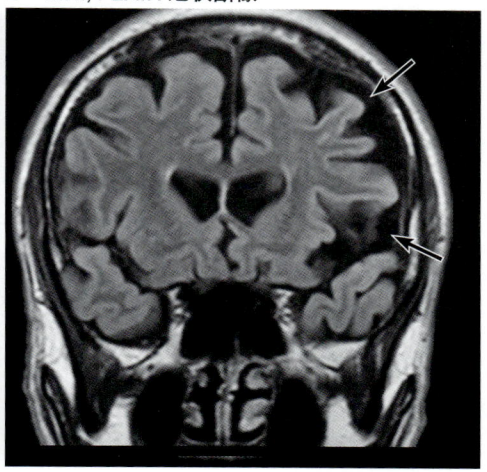

図 12-3　皮質基底核変性症
68 歳男性．認知症．単純 CT（**A**）では，左中心溝（→）周囲の皮質に非対称な萎縮がみられる．FLAIR 冠状断像（**B**）では，左優位の前頭葉，側頭葉の萎縮が認められる．

🔖 ノート 23

左右差のある大脳萎縮

　変性認知症のなかで最も多いアルツハイマー病における大脳萎縮は左右ほぼ対称に進行することが多い．明らかな左右差を呈する認知症としては CBD のほか，側頭葉萎縮に左右差を見る PNFA（左優位），SD，嗜銀顆粒性認知症（argyrophilic grain disease：AGD）などがある．

4) 脳血管性認知症との鑑別

　脳虚血性疾患による血管性認知症の分類にはいろいろなものがあるが，一般に**皮質血管性，皮質下血管性**に大別できる[1]（**表12-1**）．これは脳梗塞の項でも利用した large artery infarction（大血管脳梗塞），small artery infarction（小血管脳梗塞）の分類にほぼ対応する（→8章 p.83）．代表的病態として，前者には多発梗塞認知症，後者には Binswanger 病，ラクナ梗塞認知症が分類されるが（**表12-1**），いずれも画像所見は非特異的で，認知症との因果関係の判断は難しい．画像上，明らかな変性疾患の所見がなく，以下のような画像所見がある場合に，経過，臨床所見と合わせて脳血管性認知症と診断される．

① 多発梗塞認知症 multi-infarct dementia：MID

　大脳皮質に大きな脳梗塞が多発することによる認知症である．比較的太い血管の閉塞による大血管病（large vessel disease）と捉えられる．CT，MRI 所見は，**大脳半球の皮質を中心とする楔型の多発梗塞巣**が典型的である（**図12-4**）．経時的に梗塞を繰り返し，画像所見の変化とともに認知機能障害が進行するような場合は，脳梗塞と認知症の因果関係を推定しうるが，一時点での画像所見を見ただけで認知症との因果関係を知ることは難しい．一般に両側性で，病変の容積が大きいほど認知症の発症率は大きくなり，50 mL を超えると著しく増加するとされる[2]．

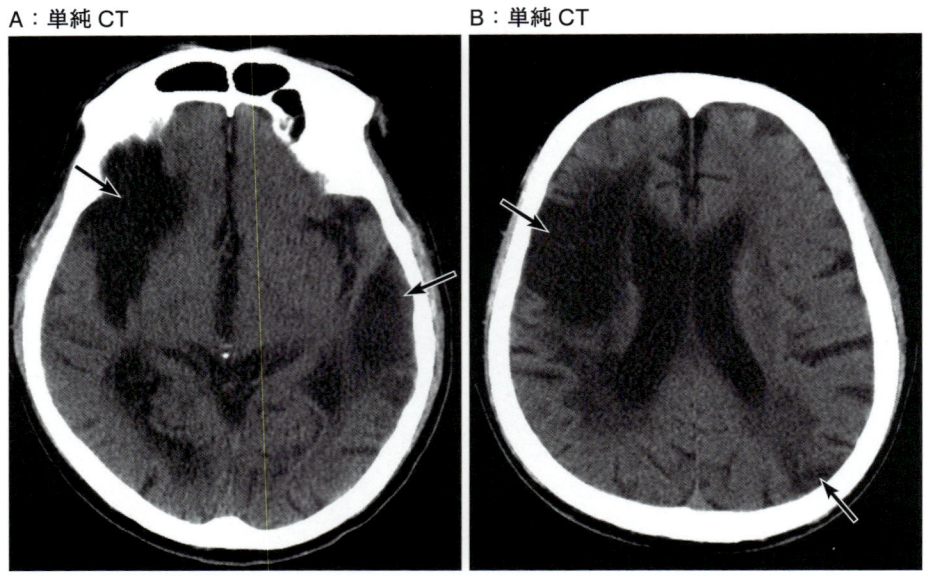

A：単純CT　　　B：単純CT

図12-4　多発梗塞認知症
70歳男性．認知症．単純CT（**A, B**）では，両側大脳皮質に，広範な陳旧性梗塞が多発している（→）．

表 12-1　脳血管性認知症の分類

分類	疾患
皮質血管性認知症	多発梗塞認知症（MID）
（大血管脳梗塞による）	
皮質下血管性認知症	多発ラクナ梗塞認知症
（小血管脳梗塞による）	strategic single infarct dementia
	Binswanger 病
遺伝性血管性認知症	CADASIL, CARASIL
脳出血性血管性認知症	脳出血
	くも膜下出血

＊この分類は NINDS-AIREN 診断基準でも採用されており，認知症疾患診療ガイ
ドライン 2017（神経内科学会）も準用している．

② 多発ラクナ梗塞認知症と strategic single infarct dementia

　多発ラクナ梗塞と認知症の因果関係については議論があるが，たとえ 1 か所でも認知症との因果関係が濃厚な部位がいくつか知られている．これは strategic single infarct dementia とよばれ，**視床内側部，角回，海馬，前頭葉下部内側皮質（前大脳動脈領域），後頭葉内側皮質（後大脳動脈領域）**などがあげられる[3]．個々の病変の画像所見は通常の梗塞巣と特に変わるところはない（図 12-5, 6）．多発梗塞認知症，Binswanger 病などでは，病変数，病変の大きさと臨床症状の間に相関がみられるのに対して，この場合は小さな 1 つの病変でもその局在によっては高度の認知障害をきたしうる．

A：単純 CT　　　　　　　　　B：MRI, T2 強調像

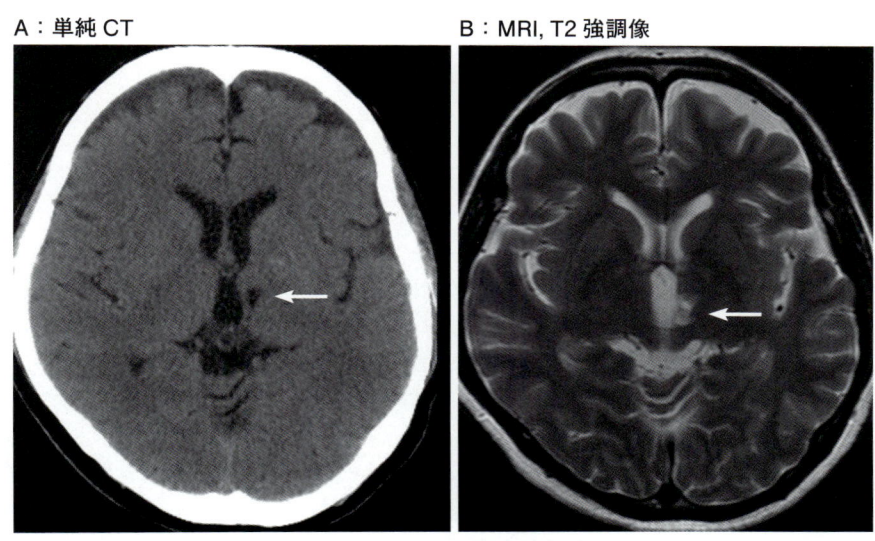

図 12-5　strategic single infarct dementia（視床ラクナ梗塞）
88 歳男性．認知症．単純 CT（**A**）では，左視床内側に小梗塞巣が認められる（→）．
T2 強調像（**B**）では高信号を示している．

A：単純CT　　　　　　　　B：単純CT

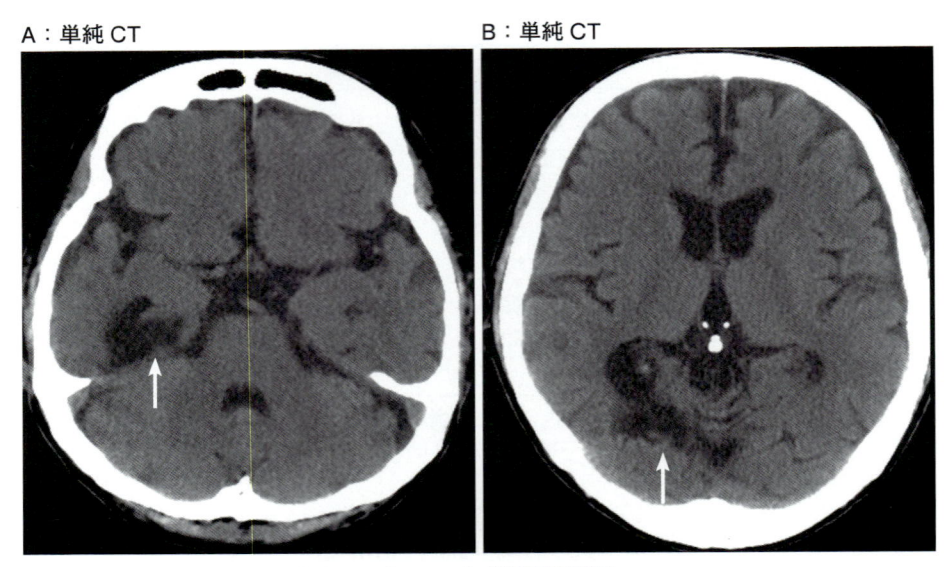

図 12-6　strategic single infarct dementia（後頭葉梗塞）
73歳男性．認知症．単純CT（**A, B**）では，右後頭葉から側頭葉内側に陳旧性梗塞が認められる（→）．

③ Binswanger 病

Binswanger 病は，細動脈硬化症による大脳白質の広範な慢性虚血性変化を背景とする血管性認知症である．CT では**大脳白質の広範な低吸収**（leukoaraiosis，大脳白質病変）がみられ（→8章 p.94），しばしば多発ラクナ梗塞を合併する（**図 12-7**）．しかし同じような画像を呈しながら認知症のみられない例は多く，画像所見はあくまでも参考にとどまる．

✎ ノート24

Binswanger 病

Binswanger 病は，1894年にドイツの病理学者 Otto Binswanger により，脳卒中症状と進行性認知症を示す8症例の剖検報告として記載された[4]．記載はマクロ所見のみであるが，当時，認知症の原因として非常に多かった梅毒（進行麻痺）と対比され，進行麻痺では前頭葉，頭頂葉，側頭葉の皮質に強い萎縮と慢性髄膜炎がみられるのに対し，本症では側頭葉，後頭葉を中心とする大脳白質の高度萎縮が主体で皮質が保たれていること，細い動静脈に壁肥厚，内腔狭窄が認められることが強調されている．Binswanger はこれをencephalitis subcorticalis chronica progressiva（進行性慢性皮質下脳炎）と記載しており，Binswanger 病と称したのは直弟子の Alzheimer である．Alzheimer はミクロ像を検討してその成因を白質の脳動脈硬化性病変と推定し，白質病変の主体が広範な脱髄，グリオーシスであり，穿通枝の lipohyalinosis，ラクナ梗塞が多くみられることを記載した[5]．

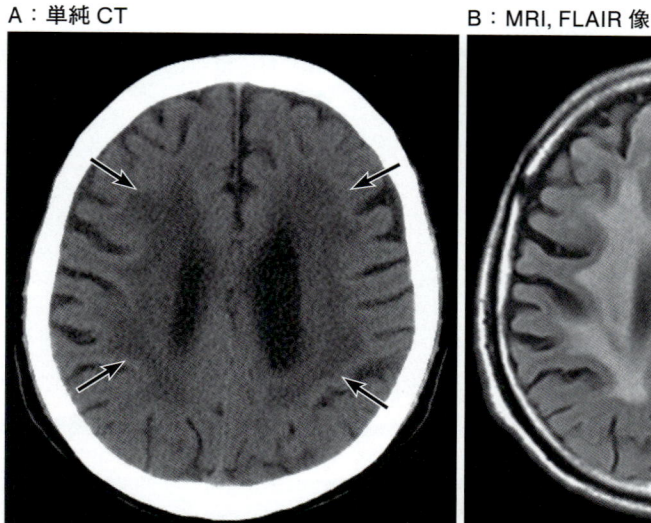

A：単純 CT　　　　　　　　B：MRI, FLAIR 像

図 12-7　Binswanger 病
85 歳男性．認知症．単純 CT（**A**）では側脳室周囲白質，深部白質に広範なびまん性低吸収
が広がっている（→）．海馬を含め異常な大脳萎縮はなく，虚血性変化による Binswanger
病と診断されたが，画像所見は一般的な慢性虚血性変化と区別がつかない．FLAIR（**B**）で
は高信号を示している．

④ CADASIL

　CADASIL（cerebral autosomal dominant arteriopathy with subcortical infarcts and
leukoencephalopathy）は，歴史的には「高血圧を伴わない Binswanger 病」として記載され，
その後 *NOTCH 3* 遺伝子の変異による常染色体優性遺伝性疾患と判明した脳血管障害であ
る．脳血管障害のリスクファクターをもたない若年者がラクナ梗塞を繰り返し，進行性認知
症をみる．CT，MRI 所見は多発ラクナ梗塞に加えて，大脳白質のびまん性低吸収，T2 延
長を認め，Binswanger 病に類似する．通常の動脈硬化性変化による慢性虚血性変化や
Binswanger 病では病変が認められない**側頭葉先端の白質，外包にも低吸収，高信号が及ぶ**
ことが特徴的である（図 12-8）．

12

変性疾患・代謝性疾患

A：単純 CT

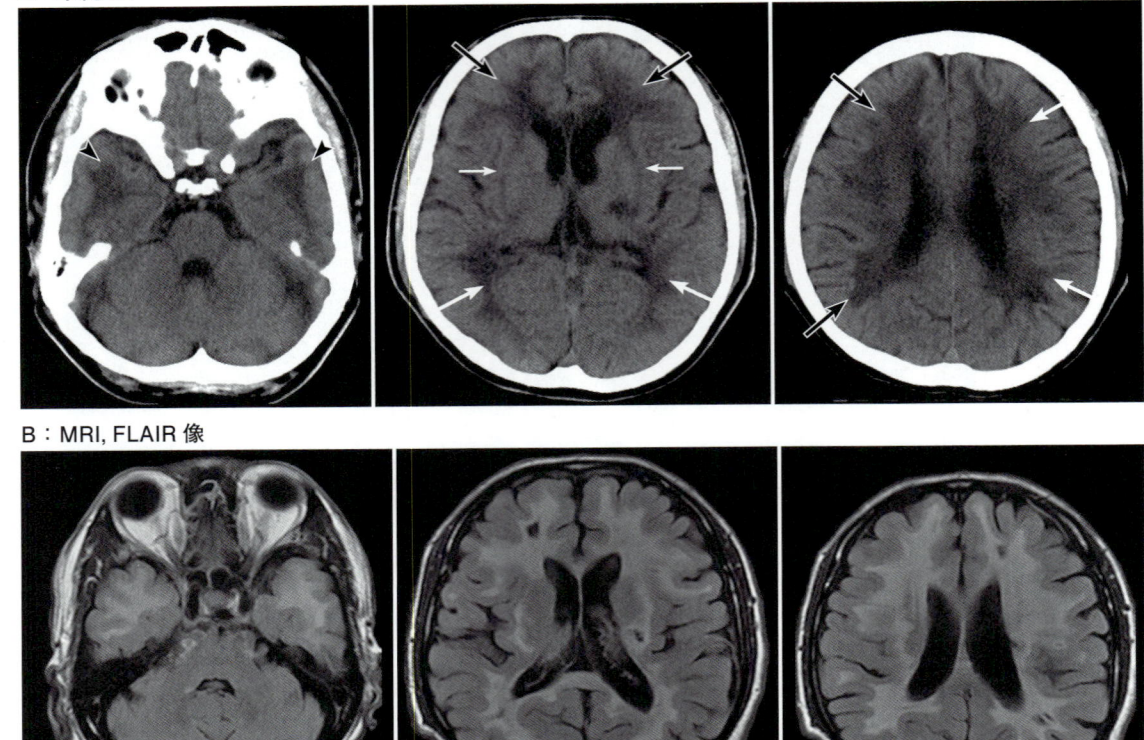

B：MRI, FLAIR 像

図12-8　CADASIL
62歳男性．単純CT（**A**）では広範なPVL（periventricular lucency）があるが（大矢印），側頭葉先端の白質（➤），外包（小矢印）にも低吸収が及んでいる点が通常の慢性虚血性変化とは異なる．FLAIR（**B**）では，高信号病変が同様な分布を示す．

b. 脊髄小脳変性症　spinocerebellar degeneration：SCD

　小脳，脳幹，脊髄の萎縮により運動失調をきたす疾患の総称．1/3が遺伝性，2/3が非遺伝性で，後者の大部分は**多系統萎縮症**（multiple system atrophy：MSA）である．いずれの疾患も小脳，脳幹の萎縮の評価が重要である．小脳萎縮は小脳溝の開大として認められる．CTでは，正常の小脳溝は小脳上面にわずかにみえる程度で，これが明瞭にみえる場合は萎縮を考える（→3章 p.25）．また，小脳は加齢によってもほとんど萎縮しない．脳幹については腹側の萎縮では橋底槽の開大，背側の萎縮では第4脳室の拡大として認められるが，正確な評価にはMRIの矢状断像が必要である．

1）多系統萎縮症　multiple system atrophy：MSA

　小脳失調を主体とする MSA-C，パーキンソン症状を主体とする MSA-P に大別される．いずれも**小脳，中小脳脚，脳幹の萎縮**が認められる．CT では，小脳萎縮は小脳溝の開大として認められ，萎縮した脳幹は，輪郭が角張り脳幹周囲槽が開大する（図 12-9）．MSA-P の MRI で特徴的とされる被殻の鉄沈着は CT では評価できないが，進行すると被殻の萎縮が認められる．

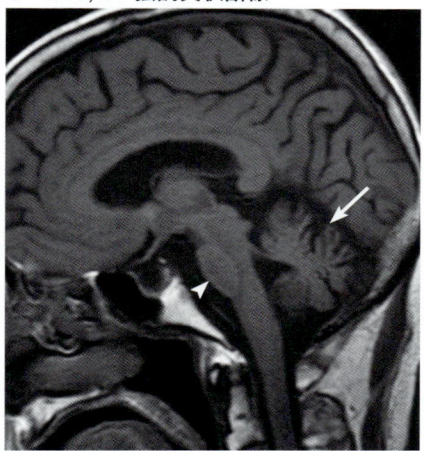

A：単純 CT　　**B：単純 CT**

C：MRI, T1 強調矢状断像

図 12-9　多系統萎縮症
45 歳男性．単純 CT（**A, B**）では小脳溝の開大がみられ（大矢印），脳幹は萎縮して角張った輪郭を呈し（➤），脳幹周囲槽，第 4 脳室が拡大している（小矢印）．T1 強調矢状断像（**C**）では小脳溝の開大（→），橋底部の萎縮（➤）がみられる．

2）皮質性小脳萎縮症　cortical cerebellar atrophy：CCA

　小脳が選択的に萎縮し，特に小脳上面に優位な傾向がある．CT では小脳溝の開大がみられるが，脳幹は正常に保たれる（図 12-10）．非遺伝性の皮質性小脳萎縮症が最も多いが，同じく小脳が選択的に萎縮する遺伝性脊髄小脳変性症である SCA6，SCA31，二次性小脳萎縮との鑑別は画像だけでは難しい．

3）二次性小脳萎縮

　脊髄小脳変性症と鑑別すべき二次性小脳萎縮として以下のようなものがあげられる．

① アルコール性小脳変性症 alcoholic cerebellar degeneration

　慢性アルコール中毒で認められる．**小脳上面に優位の萎縮**を示し，画像では皮質性小脳萎縮症と区別が難しいが，大脳のびまん性萎縮を伴うことが多いので，特に若年者の場合は鑑別の参考になる（図 12-11）．このほか小脳萎縮の原因となる化学物質としてフェニトイン（抗てんかん薬），リチウム，有機水銀（水俣病）などが知られている．

② 傍腫瘍性小脳変性症 paraneoplastic cerebellar degeneration

　傍腫瘍性神経症候群として小脳症状を呈するもので，亜急性小脳変性症とよばれることがある．特に**乳癌，卵巣癌**など女性に多い傾向があるが，男性では肺小細胞癌，リンパ腫などが知られている．画像では小脳萎縮，非特異的な T2 延長病変などを見ることがあるが，あきらかな異常を見ないことも多い．

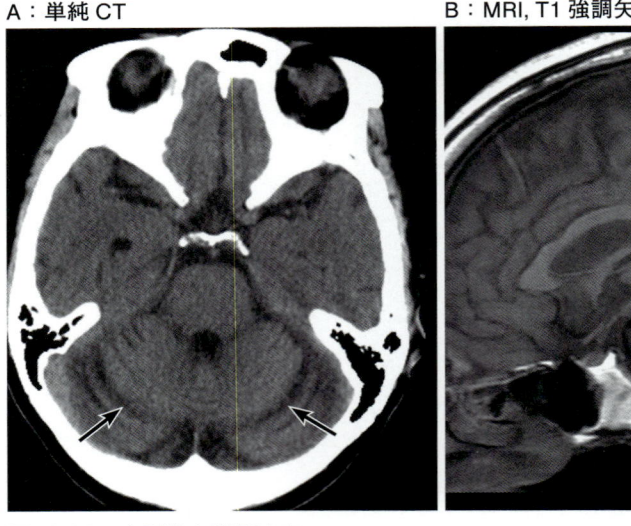

A：単純 CT　　　　　　　　　B：MRI, T1 強調矢状断像

図 12-10　皮質性小脳萎縮症
64 歳女性．単純 CT（**A**）では小脳溝の開大がみられる（→）．T1 強調矢状断像（**B**）では小脳上面の萎縮がある（→）．橋は正常に保たれている（►）．

A：単純 CT

B：単純 CT

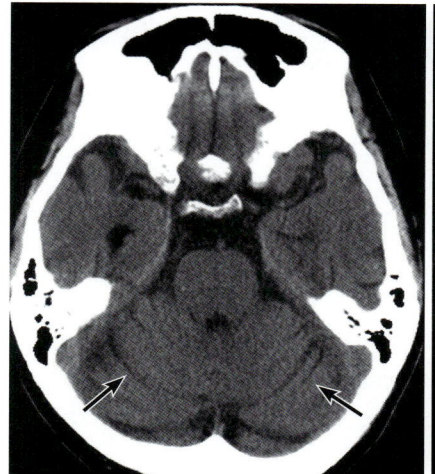

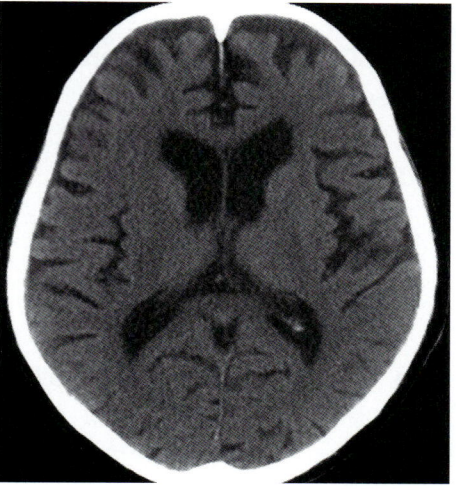

C：MRI, T1 強調矢状断像

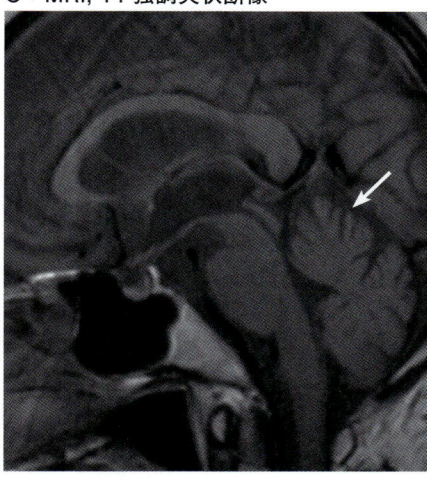

図 12-11　アルコール性小脳変性症
40 歳男性．単純 CT（**A**）では小脳萎縮による小脳溝の開大がみられる（→）．**B** では年齢に比して大脳溝が開大しており，大脳萎縮もあることがわかる．T1 強調矢状断像（**C**）では，小脳上面の小脳溝の開大が認められる（→）．

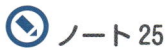**ノート25**

傍腫瘍性神経症候群　paraneoplastic neurological syndrome

　中枢神経系以外の腫瘍に伴う自己免疫機序による神経障害の総称．小脳変性症のほか，辺縁系脳炎，脳幹脳炎，脊髄炎，末梢神経炎，オプソクローヌス／ミオクローヌスなどの病型が知られる．亜急性の経過をとることが多いのが特徴である．Hu, VGCC（肺小細胞癌），Yo（乳癌，婦人科癌），Ri（乳癌）などいくつかの抗体が同定されている．

4) 遺伝性脊髄小脳失調症　hereditary spinocerebellar ataxia：hereditary SCA

現在のところ SCA1 〜 36 が分類されているが，比較的多いものに次のようなものがある．

① SCA3(Machado-Joseph 病)

SCA のなかでは最も多い．小脳，脳幹の萎縮を見る．脳幹萎縮は橋被蓋に強い傾向があるが CT の横断像では判断が難しく，評価には MRI の矢状断像が必要である(図 12-12)．

② SCA6

SCA3 と並んで多い．小脳に限局する萎縮で，臨床症状，画像ともに皮質性小脳萎縮症との区別は難しい．

③ SCA31

日本人に多い．SCA6 に類似し，画像での鑑別は難しい．

④ DRPLA(dentato-rubro-pallido-luysian atrophy)

日本人に多い．小脳，脳幹の萎縮に加えて，大脳萎縮が認められ，大脳白質に CT でびまん性の低吸収，T2 強調像で高信号が認められる．

A：単純 CT

B：MRI, T2 強調矢状断像

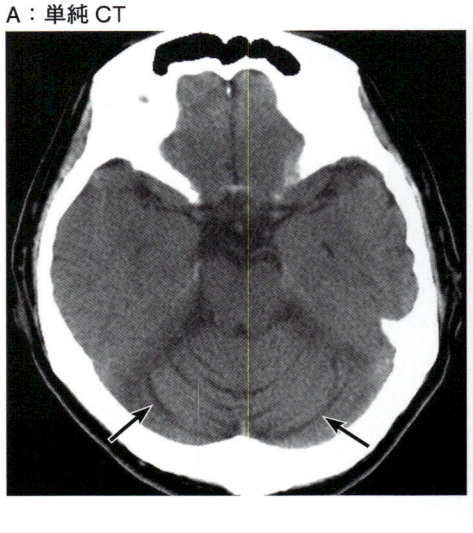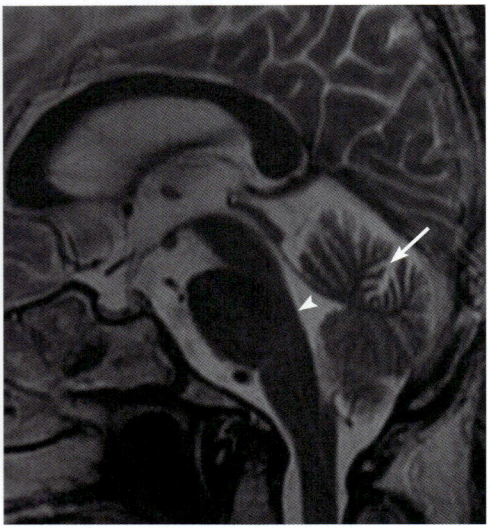

図 12-12　SCA3(Machado-Joseph 病)
34 歳女性．単純 CT(**A**)では小脳萎縮による小脳溝の開大がみられる(→)，T2 強調矢状断像(**B**)では小脳上面の小脳溝開大(→)および，橋被蓋の萎縮(➤)が認められる．

5）進行性核上麻痺　progressive supranuclear palsy：PSP

　垂直性注視麻痺，姿勢保持障害，パーキンソン症状を特徴とする．**中脳被蓋から上小脳脚の萎縮**が強いのが特徴で，MRI の矢状断像ではくちばしの細い鳥のようにみえる "hummingbird sign" がよく知られる（図 12-13）．進行すると認知症が加わり，画像上も海馬を含む大脳萎縮が出現する．

　鑑別診断： 脳幹萎縮があるが，橋底部は保たれる点が脊髄小脳変性症との鑑別点である．大脳萎縮はアルツハイマー病，FTLD に類似し，前頭葉，側頭葉優位の萎縮を示す．

A：単純 CT
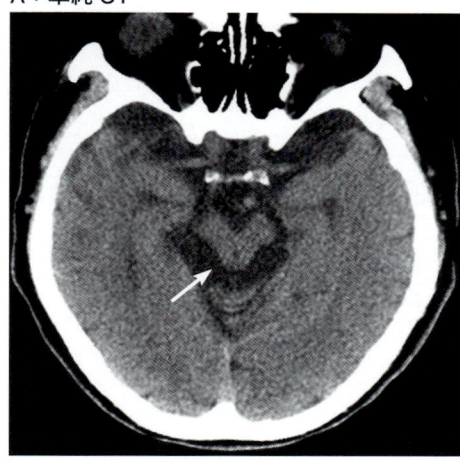

B：MRI, T1 強調矢状断像
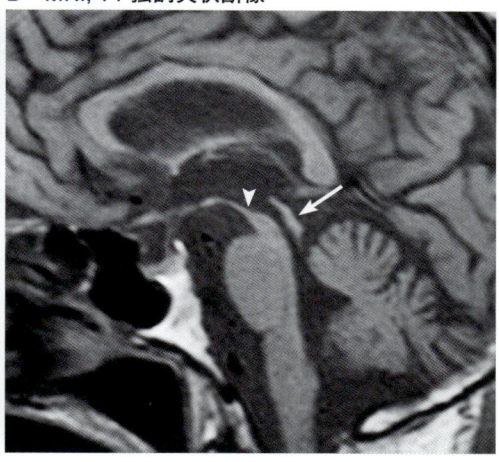

図 12-13　進行性核上麻痺
62 歳男性．単純 CT（**A**）では中脳，特に被蓋に高度の萎縮が認められる（→）．T1 強調矢状断像（**B**）では四丘板を含む中脳被蓋に高度の萎縮があるが（→），橋底部の萎縮は比較的軽度で，hummingbird sign（➤）が認められる．

c.　その他の変性・代謝性疾患

1）Huntington 病

　舞踏病様不随意運動と進行性認知症をみる常染色体優性遺伝疾患．前頭葉を中心とする大脳萎縮に加えて，**尾状核の萎縮**が特徴的である．CT，MRI では，側脳室前角の外側壁の内側凸の輪郭が，尾状核頭部の萎縮に伴って直線化し，さらに外側凸になる（図 12-14）．同様の所見を呈し，日本人に比較的多い疾患として有棘赤血球と舞踏病様不随運動など多彩な神経症状を特徴とする**有棘赤血球舞踏病**（chorea-acanthocytosis）や McLeod 症候群が知られている．

2）Wilson 病

　銅代謝異常により脳，肝，角膜などに銅が沈着する．大脳基底核，視床，橋被蓋などに変性が起こり，CT で対称性の低吸収，T2 強調像で高信号を示す（図 12-15）．

A：単純 CT　　　　　　　　　　　　B：MRI, T1 強調冠状断像

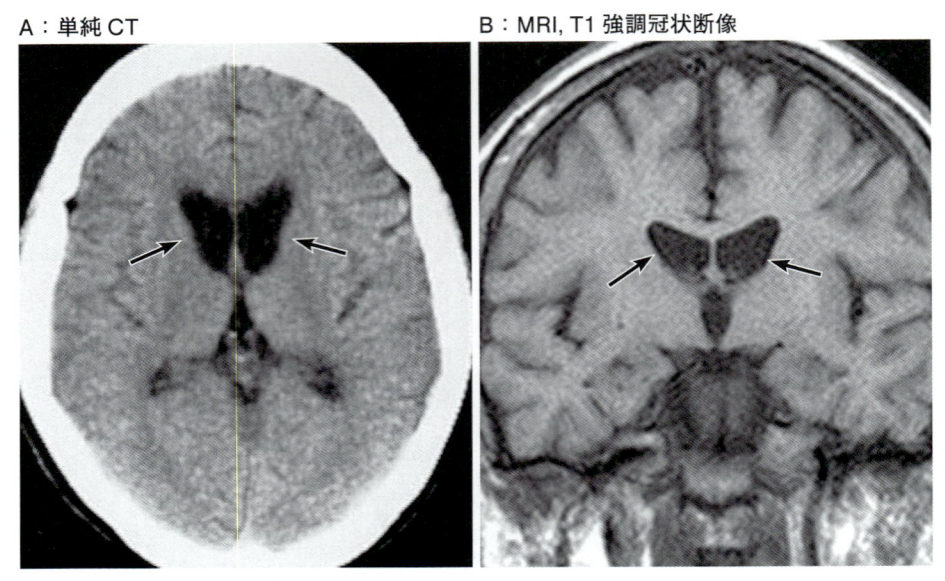

図 12-14　Huntington 病
41 歳男性．単純 CT（**A**）では尾状核の萎縮を反映して，側脳室前角外側壁が直線化している（→）．T1 強調冠状断像（**B**）では，側脳室前角外側壁の直線化がみられる（→）．

A：単純 CT　　　　　　　　　　　　B：MRI, T2 強調像

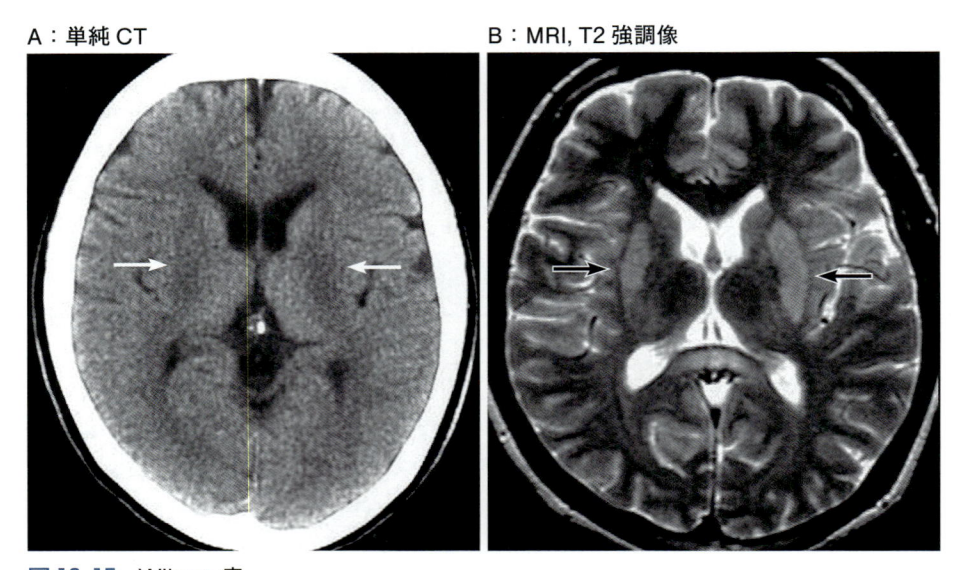

図 12-15　Wilson 病
38 歳男性．単純 CT（**A**）では両側被殻の淡い低吸収がみられる（→），T2 強調像（**B**）では被殻，尾状核に対称性の高信号が認められる（→）．

3）ミトコンドリア病

① MELAS（mitochondrial myopathy, encephalopathy, lactic acidosis and stroke-like episodes）

　小児，若年成人に好発し，低身長，筋力低下，繰り返す脳卒中様発作が特徴的．CT，MRIでは，大脳半球に**脳梗塞様の病変**（→8章 p.95）が認められるが，動脈の支配領域に一致しないことが参考になる．**両側大脳基底核の石灰化**（→4章 p.34）を認めることがある（図12-16）．

② Leigh 脳症　Leigh encephalopathy

　2歳以下で発症，筋緊張低下，精神発達遅滞，網膜色素変性症などが認められる．両側大脳基底核，視床などに，CTでは低吸収，T2強調像で高信号を示す**対称性の壊死性病変**が認められる（図12-17）．

4）白質ジストロフィー

　先天性代謝異常のために髄鞘化が障害される疾患を白質ジストロフィーと総称する．いずれもまれな疾患で原因は多彩であるが，比較的多いもの，あるいはCTで特徴的な所見がみられるものをいくつかあげる．

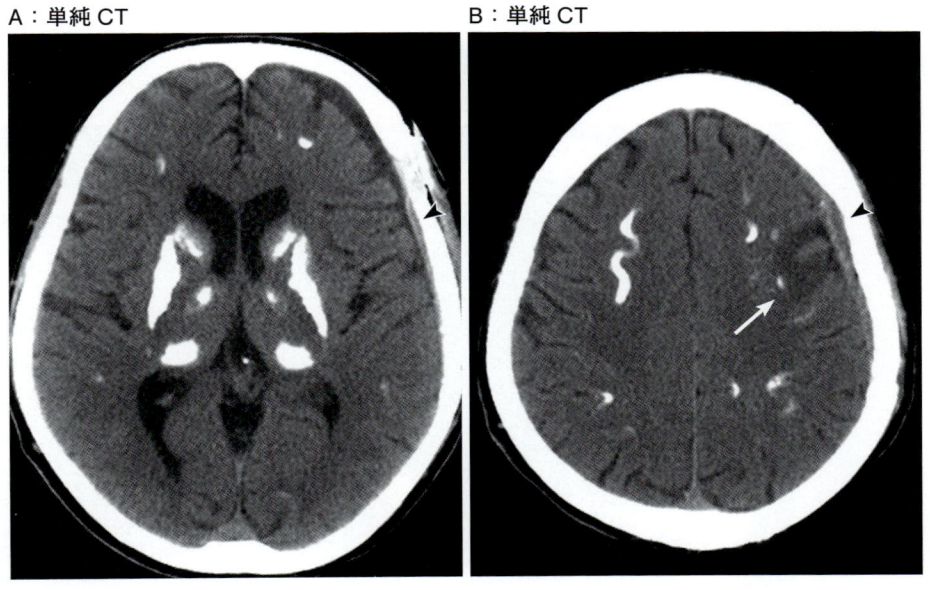

A：単純CT　　　　B：単純CT

図 12-16　MELAS
32歳男性．大脳基底核，視床，皮髄境界に石灰化が多発している（A, B）．左前頭葉皮質には，脳梗塞様の低吸収が認められる（→）．左前頭葉脳表の硬膜下血腫（►）は偶発所見．

12

変性疾患・代謝性疾患

① 異染性白質ジストロフィー metachromatic leukodystrophy：MLD

　ライソゾーム病に分類される arylsulfatase A 欠損症で，白質ジストロフィーとしては最多．**大脳白質のびまん性低吸収**，T2 強調像で高信号を示す（図 12-18）．造影効果は認めない．病変は徐々に拡大し，大脳萎縮が進行する．

単純 CT

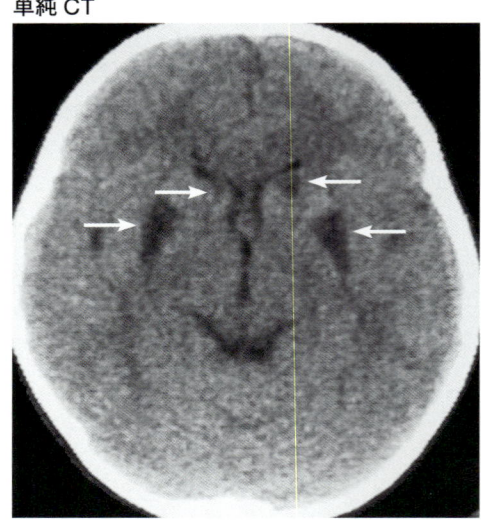

図 12-17　Leigh 脳症
3 歳男児．痙攣発作．両側被殻，尾状核頭部に対称性の低吸収がみられる（→）．

A：単純 CT

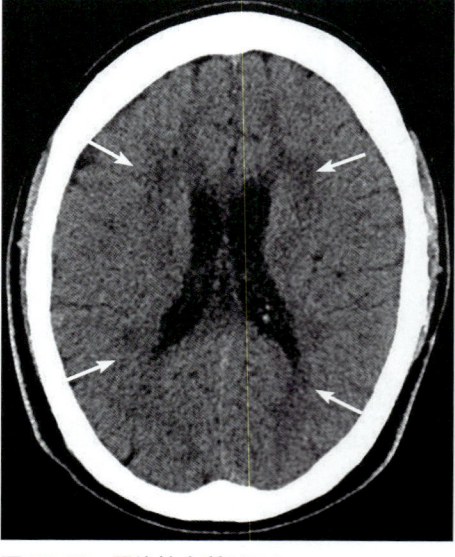

B：MRI, FLAIR 像

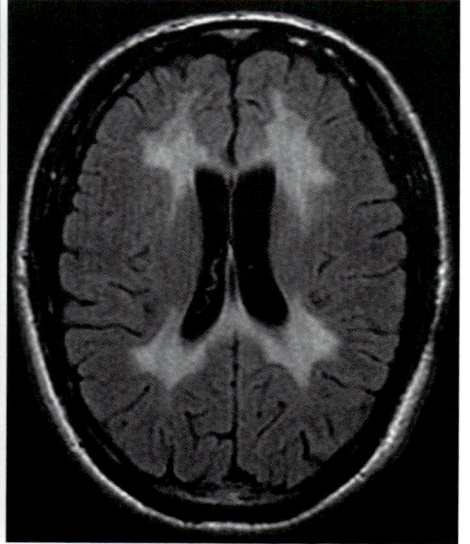

図 12-18　異染性白質ジストロフィー
30 歳男性．単純 CT（**A**）では側脳室周囲白質にびまん性対称性の低吸収がみられる（→）．FLAIR（**B**）では高信号を示している．（Case courtesy of Prof Mark Walterfang, rID 15572, Radiopaedia.org）

② 副腎白質ジストロフィー adrenoleukodystrophy：ALD

ペルオキシゾーム病に分類される acyl-CoA synthetase 欠損症と推測されている．**後頭か**
ら頭頂葉優位に大脳白質の低吸収が認められ，その周囲を縁取る**造影効果**が認められる（図
12-19）．

③ Alexander 病

乳児から成人まで広く発症するまれな疾患．**前頭葉優位に大脳白質の広範，対称性の低吸**
収が認められる．側脳室周囲の白質の星細胞に蓄積する Rosenthal fiber が CT で**高吸収**，
T1 強調像で高信号として認められ，ここに一致する**造影効果**を認める点が特徴的である（図
12-20）．

5）Tay-Sachs 病

GM2 ガングリオシドーシスに分類され，乳児期に発症する β-hexosaminidase 欠損症．
視床の高吸収が特徴的で（図 12-21），大脳基底核，大脳白質には低吸収を見ることがある．

A：単純 CT

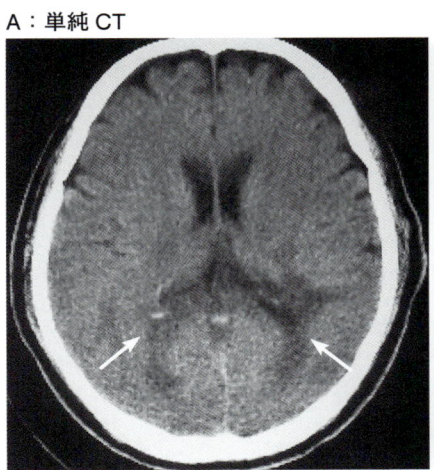

B：造影 CT

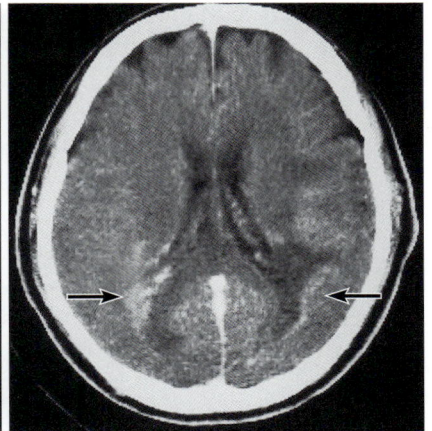

C：MRI, T2 強調像

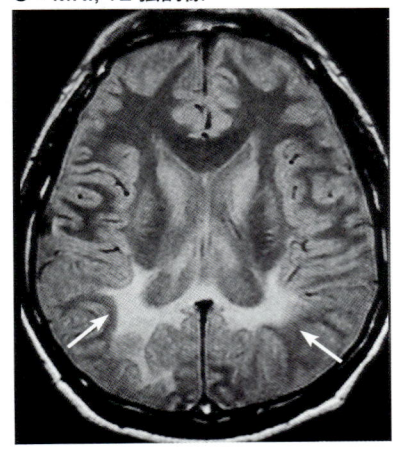

図 12-19　副腎白質ジストロフィー
22 歳男性．単純 CT（**A**）では側脳室後角周囲
に対称性の低吸収がみられる（→）．造影 CT
（**B**）では低吸収を縁取る造影効果が認められ
る（→）．T2 強調像（**C**）では，病変部は融合
性の高信号を示す．

12
変性疾患・代謝性疾患

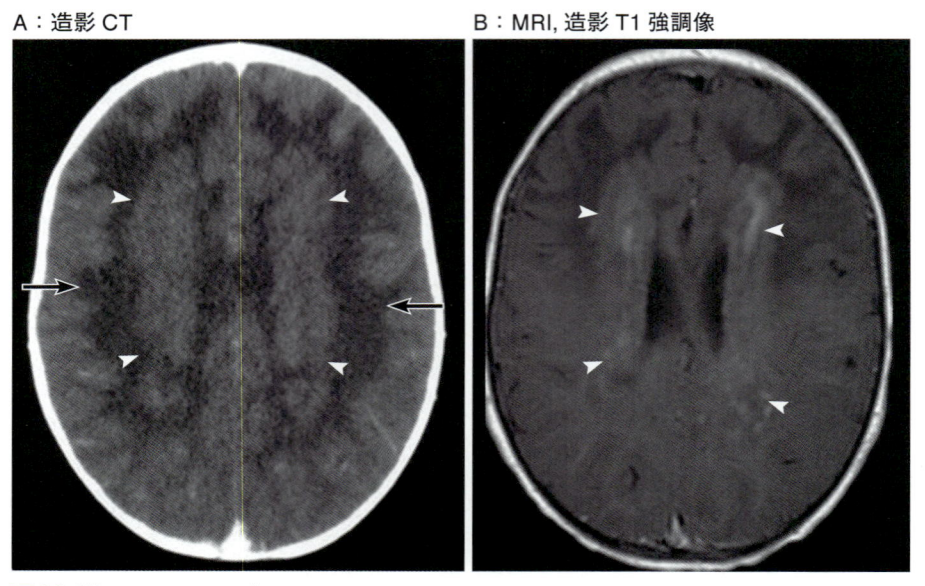

A：造影 CT　　　　　　　　B：MRI, 造影 T1 強調像

図 12-20　Alexander 病

14 か月男児．造影 CT（**A**）では大脳白質に広範な低吸収があり（→），側脳室周囲白質にや
や高吸収，軽度の造影効果を示す病変がみられる（➤）．造影 T1 強調像（**B**）では，側脳室
周囲にやや高信号の病変があり（➤），その一部に造影効果が認められる．進行すると，脳
幹，頸髄にも及ぶ．(Dlamini N, et al. J Radiol Case Rep 2016 31；10：7-14)

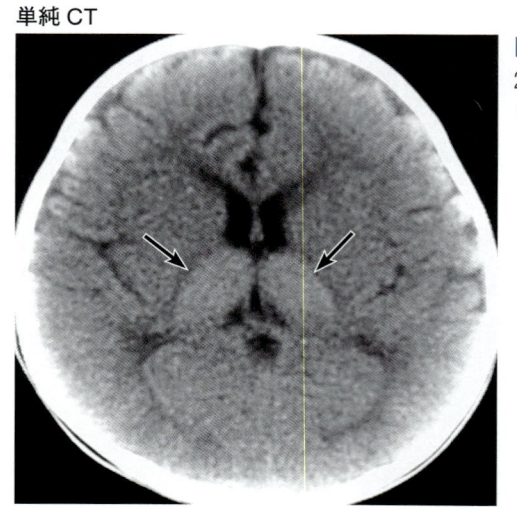

単純 CT

図 12-21　Tay-Sachs 病

2 歳男児．両側視床に対称性の高吸収がみられる
（→）．

6) Krabbe 病

　ライソゾーム病のひとつで，galactosylceramidase 欠損症．大型の異常細胞 globoid cell の密な増殖を反映して，小脳，視床，大脳基底核，大脳皮質下などに**対称性の高吸収**を見るのが特徴である（図 12-22）．

A：単純 CT　　　　　B：単純 CT

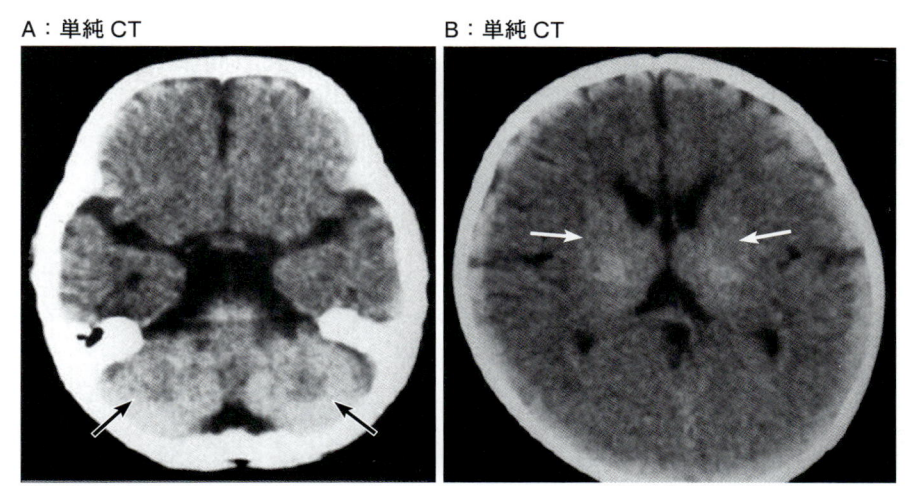

C：単純 CT

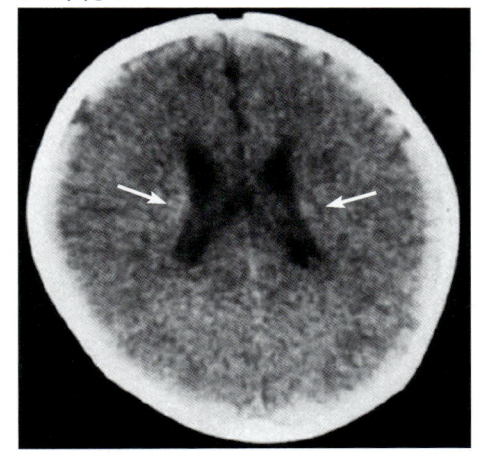

図 12-22　Krabbe 病
5 か月男児．両側小脳半球，視床，大脳基底核，放線冠の対称性高吸収がみられる（→）．
（Sasaki M, et al. Pediatr Neurol 1991；7：283-288）

7）ムコ多糖類症　mucopolysaccharidosis：MPS

　種々のムコ多糖類分解酵素の欠損により，細胞内にムコ多糖類が蓄積する一連の疾患．代表的なものに Hurler 症候群，Hunter 症候群などがある．いずれも大脳半球，脳底部の血管周囲腔に異常物質が蓄積する．CT，MRI では**拡張した血管周囲腔**が囊胞状の細長い管状構造として認められる（図 12-23）．

単純 CT

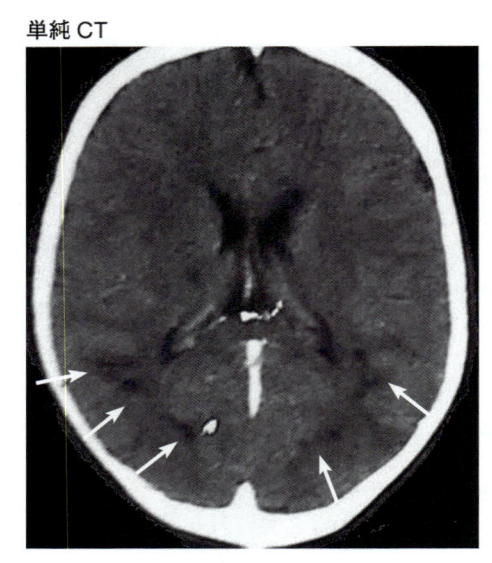

図 12-23　Hunter 症候群
8 歳男児．後頭葉，頭頂葉の皮質，皮質下に細長い低吸収が多発している（→）．(Gupta R, et al. Journal of Indian College of Cardiology 2015；5：61-66)

文献

1）Thal DR, Grinberg LT, Attems J：Vascular dementia：different forms of vessel disorders contribute to the development of dementia in the elderly brain. Exp Gerontol：2012；47：816-824.
2）「認知症疾患診療ガイドライン」作成委員会・編：認知症疾患診療ガイドライン 2017．日本神経学会．
3）Ferrer I：Cognitive impairment of vascular origin：neuropathology of cognitive impairment of vascular origin. J Neurol Sci 2010；299：139-149.
4）Binswanger O：Die Abgrenzung der allgemeinen progressiven Paralyse. Berl Klin Wochenschr 1894；31：1103-1105, 1137-1139, 1180-1186.
5）Alzheimer A：Die Seelenstörungen auf arteriosklerotischer Grundlage. Zeitschr. Psychiatr (Berl) 1902；59：695-711.

腫瘍

a. 脳実質内腫瘍

　脳実質内腫瘍は下記のように大別できる（表 13-1）．転移性腫瘍を除けば，半数以上を星細胞腫系腫瘍が占める．

表 13-1　脳実質内腫瘍　（文献 1）より簡略化して抜粋）

diffuse astrocytic and oligodendroglial tumors[*1*2]
diffuse astrocytoma
anaplastic astrocytoma
glioblastoma
diffuse midline glioma
oligodendroglioma
anaplastic oligodendroglioma

other astrocytic tumor[*1*3]
pilocytic astrocytoma
subependymal giant cell astrocytoma
pleomorphic xanthoastrocytoma
anaplastic pleomorphic xanthoastrocytoma

ependymal tumors[*1]
ependymoma
anaplastic ependymoma
subependymoma
myxopapillary ependymoma

other gliomas[*1]
chordoid glioma of the third ventricle
その他

choroid plexus tumors
choroid plexus papilloma
その他

neuronal and mixed neuronal-glial tumor
dysembryonic neuroepithelial tumor
gangliocytoma
ganglioglioma
central neurocytoma
その他

tumor of the pineal region
pineocytoma
pineal parenchymal tumor of intermediate differentiation
pineoblastoma

embryonal tumors
medulloblastoma
embryonal tumor with multilayered rosettes
atypical teratoid/rhabdoid tumor
その他

＊1 ここに属する腫瘍を一般にグリオーマ（glioma）と総称する．そのうち＊2 のグループを浸潤性グリオーマ（infiltrating glioma），これから oligodendroglioma 系を除いたものを浸潤性星細胞腫（infiltrating astrocytoma），＊3 のグループを限局性星細胞腫（localized astrocytoma）とよぶのも一般的である．

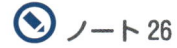 **ノート 26**

脳腫瘍の WHO 分類

　脳腫瘍の分類は「WHO Classification of Tumors of the Central Nervous System」が基本である．1979 年以来改訂を重ね，現行版は 2016 年に発表された WHO2016（第 4 版）である．WHO2016 は，旧版の WHO2007 に比較してかなり大幅に変化しており，特に形態学よりも遺伝子診断に大きな比重が置かれているため画像所見と対応しにくい部分も少なくない．しかし，臨床診断における CT, MRI の役割に変わるところはない．新分類と従来の分類の相違点，診断の留意点については文献 1）が参考になる．

1）膠芽腫　glioblastoma

　星細胞から発生する脳腫瘍のなかで最も悪性度が高く（Grade IV），最も多い．成人（40〜70 歳）の大脳半球に好発し，脳梁に発生して両側大脳半球に及ぶ場合も多い（butterfly glioblastoma）．成人，小児ともに，脳幹，小脳にも発生する．内部は不均一で**低吸収に等〜高吸収が混在**し，明らかな出血を伴うこともある．ほぼ全例で中心壊死による**不整な輪状造影効果**を見る．周囲には浮腫による広範な低吸収が認められる（**図 13-1, 2**）．

　鑑別診断：同じく中心壊死による輪状造影効果を呈する**転移性脳腫瘍**との鑑別を要するが，転移性腫瘍は比較的きれいな丸い形を示すのに対して，膠芽腫は不整が強いことが参考になる（**表 13-2**）．いずれも浮腫は強いが，比較的小さな腫瘍に広範な浮腫を見る場合は転移の可能性が大きい．リンパ腫は，通常は均一な造影効果を示すが，AIDS に合併するものは中心壊死を伴って輪状造影効果を示すことがある（→ p.181）．非腫瘍性の疾患としては，**脳膿瘍**（→ 11 章 p.137），**トキソプラズマ症**（→ 11 章 p.143），**多発性硬化症**（→ 11 章 p.147）なども輪状造影効果を示す．

表 13-2　輪状造影効果を示す腫瘤の鑑別診断

疾患	CT 所見
高頻度	
膠芽腫	壁厚が不均一，不整，強い浮腫
転移性脳腫瘍	不整は膠芽腫より軽度，多発（2/3）
比較的高頻度	
脳膿瘍	均一な厚さの薄い壁，強い浮腫
低頻度	
多発性硬化症	結節状〜不完全な輪状造影効果（open ring sign）
免疫不全に伴うリンパ腫	充実性部分はやや高吸収
トキソプラズマ症	eccentric target sign，強い浮腫

A：単純 CT

B：造影 CT

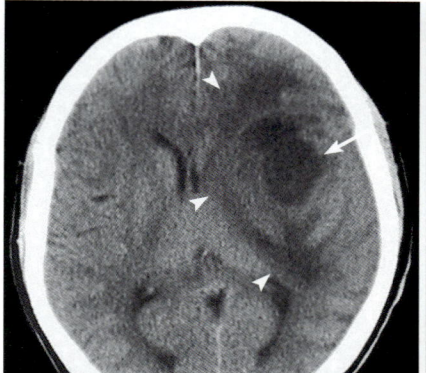
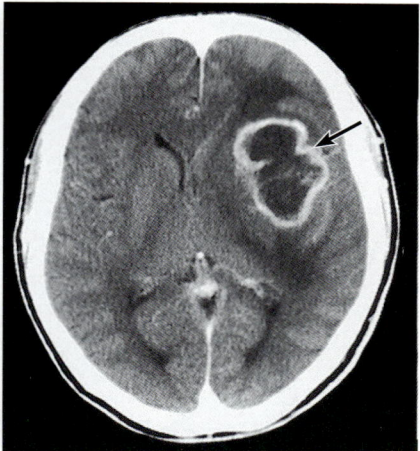

C：MRI, 造影 T1 強調冠状断像

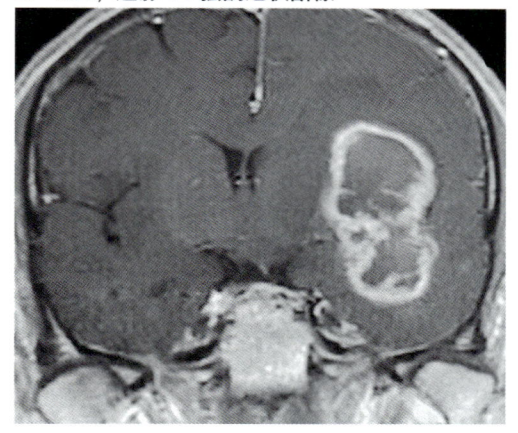

図 13-1　膠芽腫

60 歳男性．単純 CT（**A**）では，左大脳基底核の不整な低吸収性腫瘤がみられる
（→）．周囲に強い浮腫を伴っている（➤）．造影 CT（**B**）では，不整な厚壁の輪状造
影効果が認められる（→）．造影 T1 強調冠状断像（**C**）では，不均一な壁厚の造影効
果を示す不整な腫瘤が認められる．

13

腫
瘍

A：単純 CT　　　　　B：造影 CT

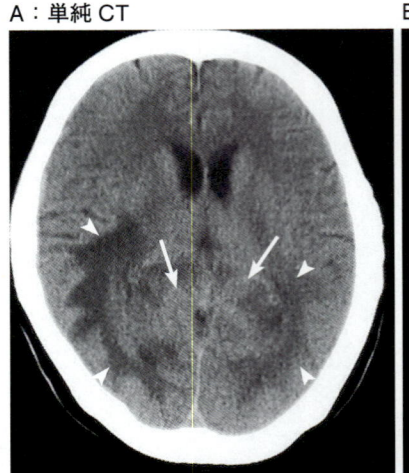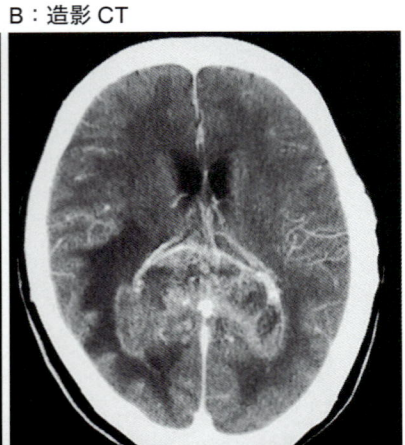

C：MRI，造影 T1 強調冠状断像

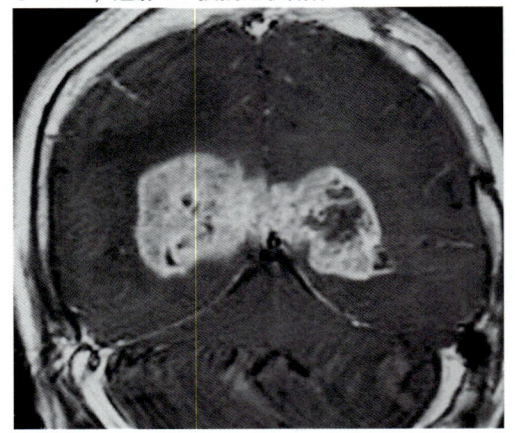

図 13-2　膠芽腫

55 歳男性．単純 CT（**A**）では，脳梁膨大部，後頭葉に，低吸収と軽度の高吸収が混在する不整な腫瘤がみられる（→）．広範な浮腫を伴っている（▶）．造影 CT（**B**）では，腫瘤は著しく不整な造影効果を示す．造影 T1 強調冠状断像（**C**）では脳梁を介して左右の大脳半球に及ぶ butterfly glioblastoma の形を示す．

2) びまん性星細胞腫　diffuse astrocytoma

　星細胞から発生する脳腫瘍のうち悪性度の低いもの（Grade II）で，成人の大脳半球，小児の脳幹に好発する．CT では**境界不明瞭な低吸収**，T2 強調像で軽度の高信号を示し（**図 13-3**），30％に**石灰化**を伴う（→ 4 章 p.41，**図 13-4**）．造影効果はないかあっても軽度である．明らかな造影効果がある場合は，これより悪性度の高い退形成性星細胞腫（Grade III）の可能性が高い．

　鑑別診断：石灰化を伴わず，中高年者，血管支配領域に一致する場合，経過が不明の場合など，**脳梗塞**や**脳炎**との鑑別を要する場合がある．

A：単純 CT　　　　　　　　　　　B：MRI, FLAIR 像

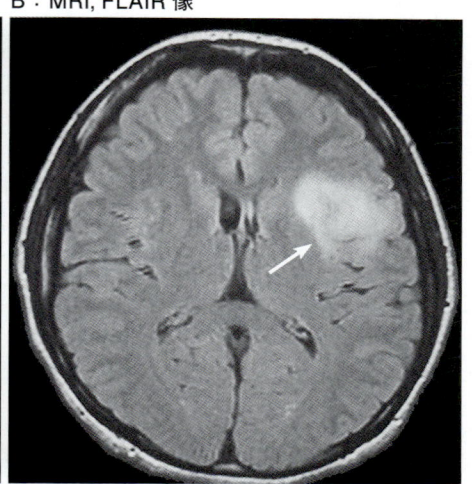

図 13-3　びまん性星細胞腫

44 歳女性．痙攣発作．単純 CT（**A**）では，左前頭葉に境界不鮮明，軽度の腫脹を伴う低吸収病変が認められる（→）．FLAIR（**B**）では，病変部は高信号を示す．ここには示さないが造影効果はない．

A：単純 CT　　　　　　　　　　　B：MRI, FLAIR 像

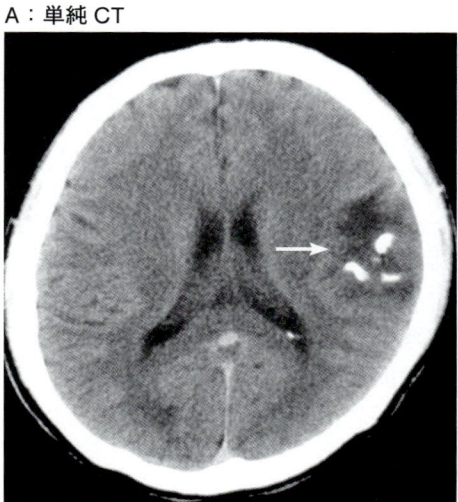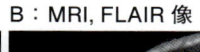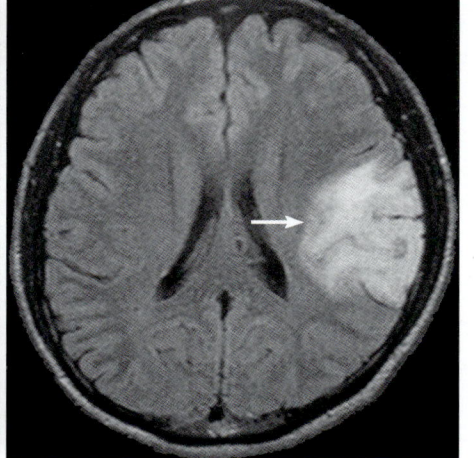

図 13-4　びまん性星細胞腫

35 歳男性．意識消失発作．単純 CT（**A**）では，左側頭葉に石灰化を伴う低吸収病変がみられる（→）．FLAIR（**B**）では，病変部は高信号を示し，石灰化は不明．

📝 ノート27

星細胞系腫瘍の Grade と造影効果

　星細胞腫系の腫瘍のうち，浸潤性星細胞腫に分類されるびまん性星細胞腫，退形成性星細胞腫，膠芽腫（それぞれ Grade Ⅱ, Ⅲ, Ⅳ）については，Grade と画像所見に一定の関係がある．すなわち Grade が高いほど造影効果が強く，不整となり，浮腫が広範で，石灰化の頻度は低下する．しかし，限局性星細胞腫に分類される毛様細胞性星細胞腫（Grade Ⅰ），多形黄色星細胞腫（Grade Ⅱ），上衣下巨細胞性星細胞腫（Grade Ⅰ）は明瞭な造影効果を示し，石灰化の頻度は低く，浮腫も軽度である場合が多い．

memo　「普通の星細胞腫……」

　脳腫瘍の画像診断で，非定型的な所見に遭遇していろいろ珍しい腫瘍を考え，病理組織報告に期待していると，結局ただの星細胞腫で，諦めきれずに病理の先生にたずねても「普通の星細胞腫でしたよ」と言われてしまうことが少なくない．星細胞腫系腫瘍は脳実質内腫瘍のなかで最も多いので当然と言えば当然なのだが，それだけ画像所見は多彩であるということなのだろう．

3) 大脳膠腫症（グリオマトーシス）　gliomatosis cerebri

　神経膠腫が大脳の2脳葉以上にびまん性に浸潤する状態（Grade Ⅲ）．脳実質がびまん性に腫脹する．等吸収〜やや低吸収で，造影効果は原則としてないが（図 13-5），経過中に悪性度が上昇すると部分的に出現することがある．WHO2016 分類では，広範囲に浸潤した通常の神経膠腫と区別できず独立した疾患単位とは考えにくいという理由で削除されているが，治療方法を考えるうえではなお有用な名称といえる．

　鑑別診断：脳浮腫，脳炎，代謝性白質脳症などがあげられるが，臨床症状，経過から鑑別できる．リンパ腫が同様なびまん性の分布を呈するリンパ腫症（→p.181）との鑑別は難しい．

4) 乏突起膠腫　oligodendroglioma

　成人の大脳半球（ほとんどが前頭葉，側頭葉）に好発する（Grade Ⅱ）．低〜等吸収の中に，高率（80％以上）に粗大な石灰化を伴う（図 13-6）．造影効果はないかあっても軽度で，明らかな造影効果がある場合は退形成性乏突起膠腫（Grade Ⅲ，約 20％）を考える．

　従来，星細胞腫，乏突起膠腫は病理組織所見で区分されていたが，WHO2016 分類では遺伝子変異によって分類されることになった．また両者の成分が混在する場合に用いられていた乏突起星細胞腫（oligoastrocytoma）の分類は削除されている．しかし，組織所見，画像所見の対応に変わるところはない．

　鑑別診断：石灰化を伴う星細胞腫との鑑別は難しいが，一般に乏突起膠腫の方が石灰化が高度である．石灰化を伴う動静脈奇形との鑑別は，動静脈奇形では出血がない限り浮腫や

mass effect を伴わないことが鑑別点となる.

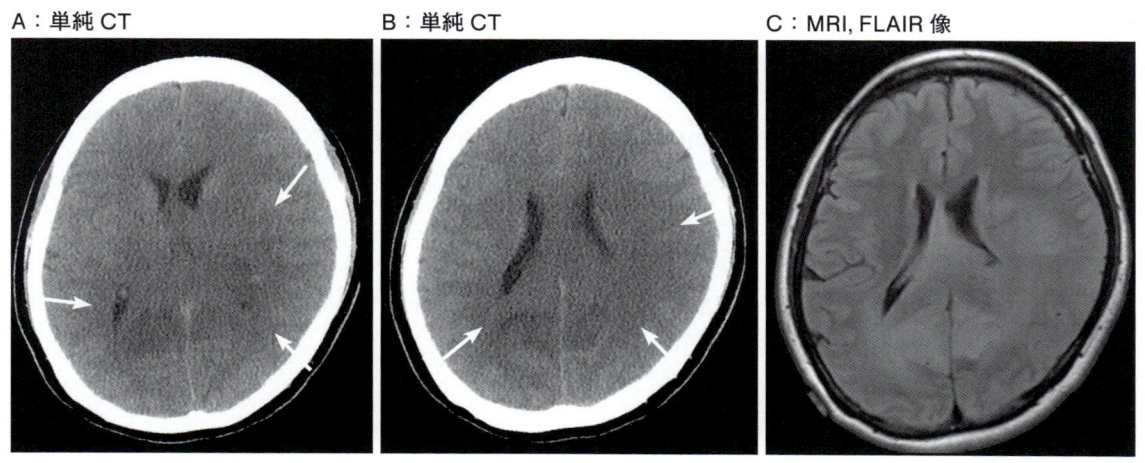

A：単純 CT　　　　**B：単純 CT**　　　　**C：MRI, FLAIR 像**

図 13-5　大脳膠腫症（グリオマトーシス）
69 歳女性．単純 CT（**A, B**）では，両側大脳基底核，大脳半球の皮質から皮質下に，正常白質と同程度のやや低吸収の病変がびまん性に広がり（→），軽度の腫脹を伴っている．FLAIR（**C**）では，病変は境界不明瞭な高信号を示す．ここには示さないが造影効果は認められない．

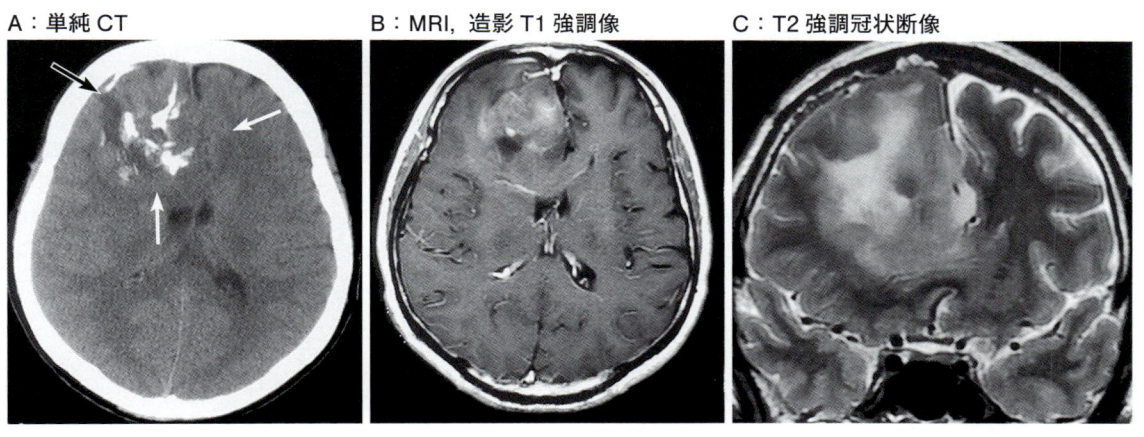

A：単純 CT　　　　**B：MRI, 造影 T1 強調像**　　　　**C：T2 強調冠状断像**

図 13-6　乏突起膠腫
32 歳男性．痙攣発作．単純 CT（**A**）では，右前頭葉に粗大な多発石灰化を伴う等〜低吸収の腫瘤がみられる（→）．造影 T1 強調像（**B**）では軽度の造影効果が認められる．T2 強調冠状断像（**C**）では腫瘍は高信号を示し，石灰化の一部が低信号として認められ，周囲に浮腫を伴っている．

13
腫瘍

> **memo　造影 CT の適応**
>
> 　単純 CT で脳腫瘍を発見したらあえてヨード造影剤を使用することなく，造影 MRI を撮像する．脳腫瘍の鑑別診断における CT の最も重要な役割は，石灰化の評価であり，造影効果の有無，程度に対する感度は MRI の方がはるかに優れている．造影 CT の適応は，3D 撮影，CTA を含めた術前計画に的を絞るべきである．

5）多形黄色星細胞腫　pleomorphic xanthoastrocytoma：PXA

　小児，**若年者**（10～30 歳）の**側頭葉**に好発する（Grade Ⅱ）．脳表に位置する囊胞と造影効果を示す**壁在結節**は特徴的である（**図 13-7**）．石灰化はまれ．WHO2016 で追加された退形成多形黄色星細胞腫（Grade Ⅲ）の頻度は低い．

　鑑別診断：壁在結節を伴う囊胞を形成する腫瘍として，**神経節膠腫，毛様細胞性星細胞腫，血管芽腫**などがある（表 13-3）．

A：単純 CT　　　　　　　B：造影 CT　　　　　　C：MRI，T2 強調像

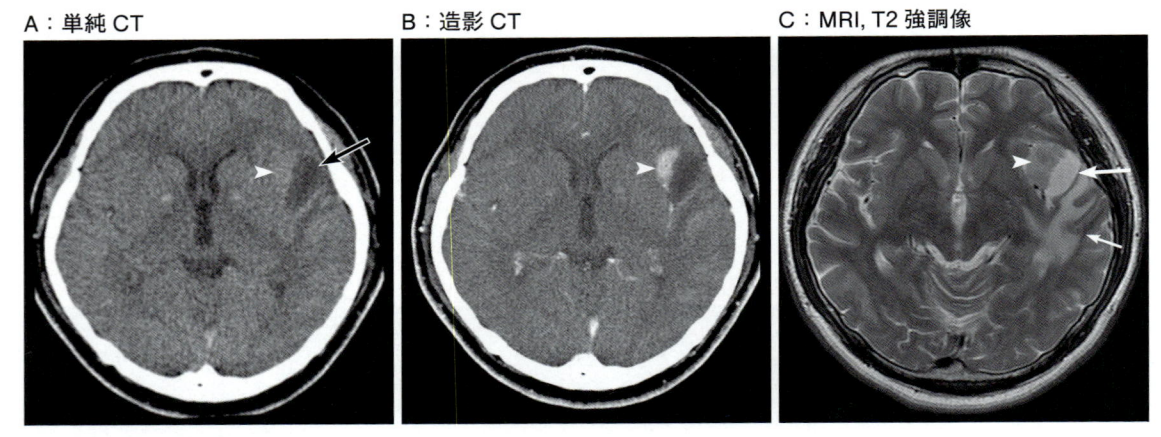

図 13-7　多形黄色星細胞腫
33 歳男性．単純 CT（**A**）では，左側頭葉に囊胞性，低吸収の腫瘤がみられる（→）．その内側に等～やや高吸収の充実性部分が認められる（▶）．造影 CT（**B**）では，充実性部分は均一な造影効果を示す（▶）．T2 強調像（**C**）では，腫瘍は高信号を示す囊胞（大矢印）とやや高信号の壁在結節（▶）からなる．背側の高信号は浮腫（小矢印）．

表 13-3　壁在結節を伴う囊胞性腫瘍の鑑別診断

疾患	好発年齢	好発部位	その他の特徴
多形黄色星細胞腫	10～30 歳	テント上，側頭葉	石灰化はまれ
神経節膠腫	小児～若年者（～30 歳）	テント上，側頭葉	石灰化 30%
血管芽腫	30～60 歳	小脳半球，脊髄	富血管性，石灰化はまれ
毛様細胞性星細胞腫	小児（～20 歳）	小脳半球，視神経	石灰化は 20%

6）神経節膠腫・神経節細胞腫　ganglioglioma/gangliocytoma

　小児，若年者（〜30歳）の側頭葉に好発する（Grade Ⅰ）．側頭葉に多いがテント上下のどこにでも発生する．囊胞と造影効果を示す壁在結節，あるいは輪郭明瞭な充実性結節の一部に造影効果を示すものが多く，約30％に石灰化を伴う（図13-8）．

鑑別診断： 側頭葉に発生する囊胞性病変の場合は，**多形黄色星細胞腫** との鑑別が難しい．

A：単純CT　　　　　　　　　　　B：MRI，造影T1強調冠状断像

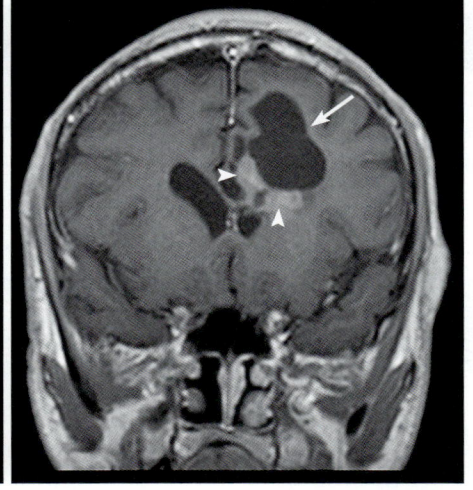

図13-8　神経節膠腫
32歳男性．単純CT（**A**）では，左前頭葉の囊胞性腫瘤がみられる（→）．内側壁に等吸収の充実性結節（➤），その内部に小さな石灰化を伴う．造影MRI冠状断像（**B**）では，腫瘍は囊胞（→）と造影効果を示す壁在結節（➤）からなる．

7）胚芽異形成性神経上皮腫瘍　dysembryoplastic neuroepithelial tumor：DNT

　小児，若年者の大脳皮質，特に側頭葉に好発する（Grade Ⅰ）．輪郭明瞭，脳脊髄液に近い均一な低吸収で，T2強調像では強い高信号を示す（図13-9）．造影効果はないことが多い．20％に石灰化を見る．

鑑別診断： 星細胞腫，神経節膠腫・神経節細胞腫との鑑別が問題となる．星細胞腫との鑑別には輪郭明瞭であること，神経節膠腫との鑑別には造影効果がないことが参考になる．

13

腫瘍

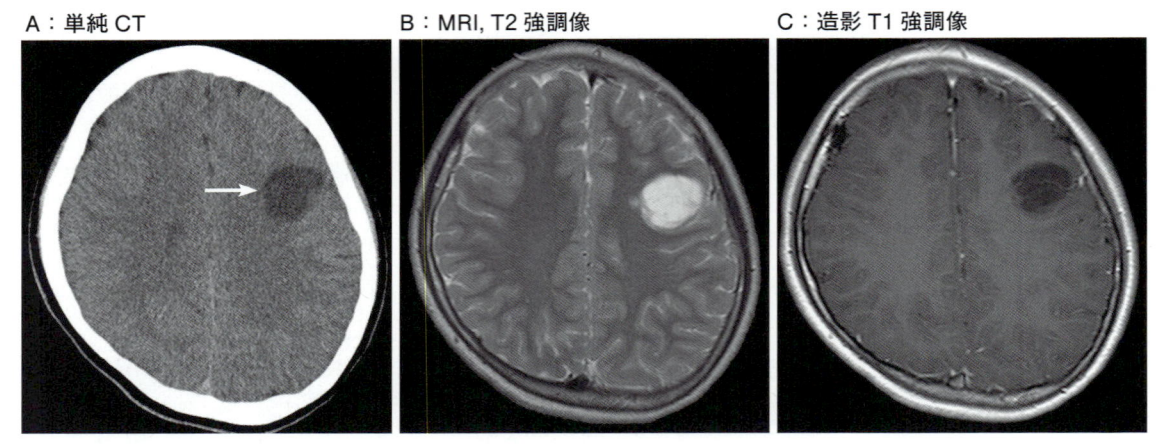

図 13-9　胚芽異形成性神経上皮腫瘍

15 歳男性．単純 CT（**A**）では，左前頭葉の皮質に輪郭明瞭な低吸収性腫瘤がみられる（→）．T2 強調像（**B**）では脳脊髄液に近い高信号だが，隔壁様の内部構造がある．造影 T1 強調像（**C**）では，造影効果は認められない．

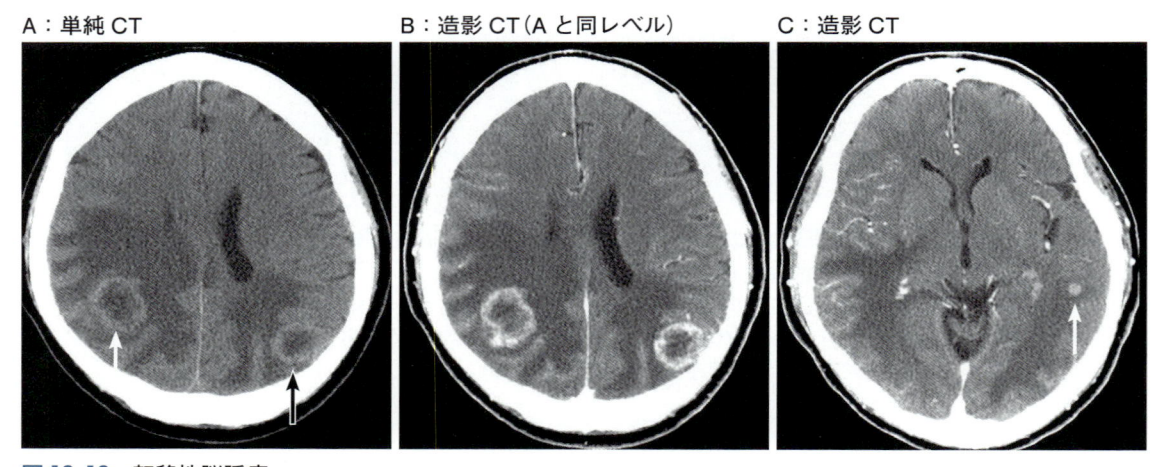

図 13-10　転移性脳腫瘍

57 歳女性．肺癌．単純 CT（**A**）では，両側頭頂葉に周辺部が等吸収，中心部が低吸収の腫瘤がみられる（→）．周囲に広範な浮腫を伴っている．造影 CT（**B**）では，腫瘤は不整，厚さが不均一な輪状造影効果を示す．**C** では左側頭葉には充実性病変も認められる（→）．

8）転移性脳腫瘍　metastatic brain tumor

　　脳腫瘍の約 1/4 を占め，最も多い．原発巣は約半数が肺癌で，次いで大腸癌，乳癌，腎細胞癌が続く．多発性が特徴だが，初回検査時には約 1/3 の症例で単発である．腫瘍の大きさに比して**広範な浮腫**を伴うのが特徴で，単純 CT では低吸収を示し，浮腫と区別できないことが多い．特に腎細胞癌に多い出血性転移では，高吸収を伴う．骨肉腫，乳腺，消化管の転移では石灰化を見ることもある．造影 CT では，小さなものは充実性造影効果を示すが，ある程度大きくなると中心壊死による**輪状造影効果**を見ることが多い（図 13-10）．また肺癌，乳癌では，薄壁囊胞状の転移巣を見ることがある（図 13-11）．

A：単純 CT　　　　　　　B：MRI，造影 T1 強調像

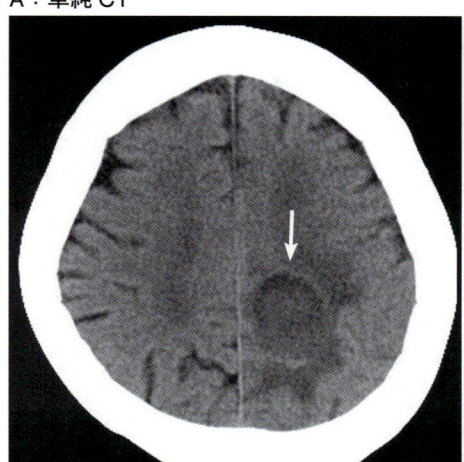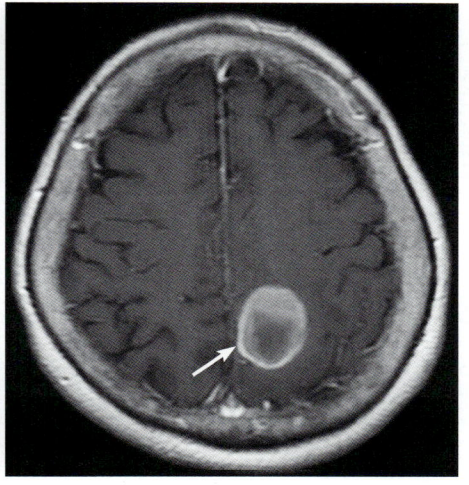

図 13-11　転移性脳腫瘍（囊胞性）
65 歳女性．乳癌．単純 CT（**A**）では，左頭頂葉皮質下にやや濃度の高い囊胞性腫瘤がみられる（→）．周囲に浮腫を伴っている．造影 T1 強調像（**B**）では薄い壁に造影効果が認められる（→）．腹側の高信号は出血によるもの．

鑑別診断：特に単発の場合，**膠芽腫**との鑑別が問題となる．いずれも中心壊死による輪状造影効果を示すが，膠芽腫の方が壁の厚さが不均一で，輪郭も不整な傾向が強い（→**表 13-2**）．

9) 中枢神経系原発リンパ腫　primary central nervous system lymphoma

　脳実質に発生するリンパ腫は，原発性リンパ腫が多く，全身のリンパ腫からの転移（二次性リンパ腫）は少ない．大脳半球，脳梁，深部灰白質などに腫瘤を形成する．約 60％ は単発性であるが，AIDS に随伴するものは多発性が多い．CT で**やや高吸収，均一な造影効果**を示し，浮腫が比較的軽度であることが特徴である（**図 13-12**）．MRI では T2 強調像で他の腫瘍に比して信号が低いこと，拡散低下を示すことが参考になる．ただし，AIDS に伴うリンパ腫では壊死，出血など多彩な像を示し，輪状造影効果を見ることもある．まれに腫瘤を作らずびまん性に浸潤し，造影効果もほとんどない場合があり，このような状態はリンパ腫症（lymphomatosis cerebri）とよばれることがある．

鑑別診断：単発の場合は**グリオーマ**，多発の場合は**転移性腫瘍**との鑑別を要するが，CT でやや高吸収であること，均一な造影効果，拡散強調画像の高信号が参考になる．

> **memo**　「いちおう言っとく lymphoma」
> 　放射線診断の勉強を始めた頃，先輩から「いちおう言っとく lymphoma」という格言を教わった．鑑別診断として，ありそうにないと思ってもリンパ腫をあげておくと意外にも当たって賞められることがある……というものである．半分冗談だったかもしれないが，リンパ腫が極めて多彩な画像所見を呈することを考えると確かに的を射たアドバイスだったと思う．

13
腫瘍

A：単純 CT　　　　　B：MRI，拡散強調画像　　　C：造影 T1 強調冠状断像

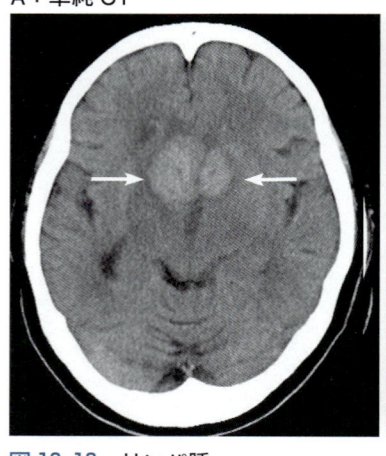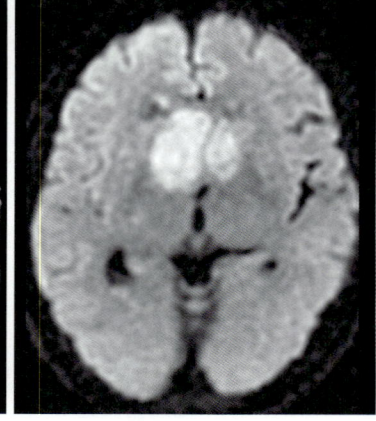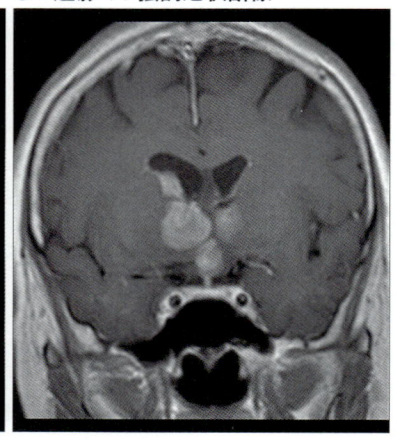

図 13-12　リンパ腫

65 歳女性．単純 CT（**A**）では，両側大脳基底核に高吸収の腫瘤が多発している（→）．拡散強調画像（**B**）では，病変は高信号を示す．造影 T1 強調冠状断像（**C**）では尾状核，視床，視床下部の多発病変は，均一な造影効果を示す．

b.　脳実質外腫瘍

1)　髄膜腫　meningioma

　髄膜（くも膜細胞）から発生する．脳実質外腫瘍としては最も多い．大部分は Grade Ⅰ だが，一部 Grade Ⅱ～Ⅲの組織亜型がある．40～60 歳に好発，女性に多い．脳表のあらゆる所から発生しうる（図 13-13）．脳表以外から発生する唯一の例外は，特に側脳室三角部に好発する脳室内髄膜腫である（→ p.199）．

　境界明瞭な球形ないし扁平な充実性腫瘤で，**やや高吸収**を示すものが多く，**石灰化**もしばしば認められる．T2 強調像ではやや低信号のものが多い．**均一な強い造影効果**を示し，嚢胞変性はまれである．造影 MRI でみられる dural tail（腫瘤周囲の髄膜の帯状造影効果）は特徴的であるが，髄膜腫に限らず硬膜病変にもしばしば認められる（図 13-14）．

　髄膜腫では，しばしば隣接する頭蓋の変形を見る．頭蓋の肥厚をきたす**過骨症**（hyperostosis）の頻度は約 20％であるが，髄膜腫にほぼ特異的といえる．逆に頭蓋を破壊する**溶骨性変化**を見ることもある．骨内性髄膜腫（intraosseous meningioma）は，頭蓋内に浸潤して大きな腫瘤を作る（図 13-15）．前頭蓋底の髄膜腫では，特徴的な**蝶形骨洞の膨隆**（blistering）を見ることがある（→ p.195）．

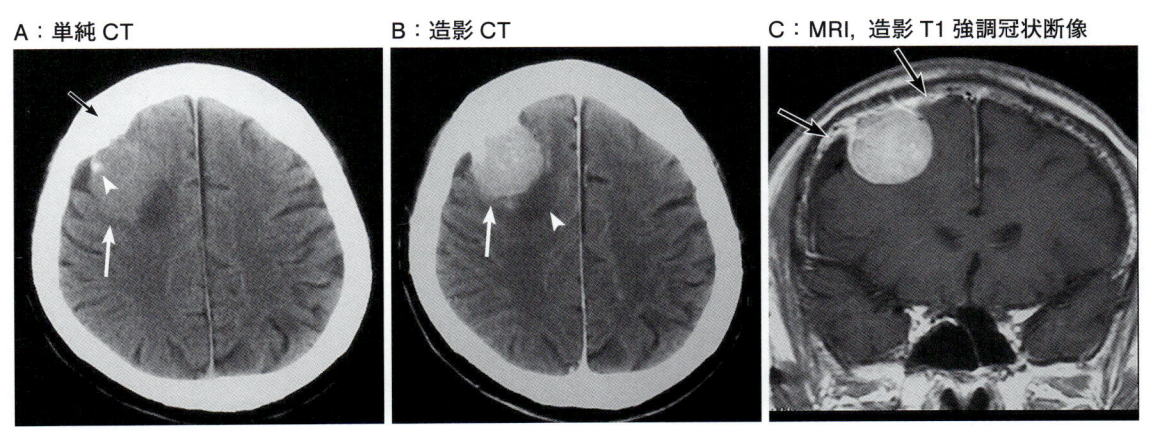

図 13-13　髄膜腫の好発部位

1. 蝶形骨縁髄膜腫 sphenoid ridge meningioma
2. 蝶形骨平面髄膜腫 planum sphenoidale meningioma
3. 傍鞍部髄膜腫 parasellar meningioma
4. 錐体斜台髄膜腫 petroclival meningioma
5. 小脳橋角部髄膜腫 cerebellopontine angle meningioma
6. 大脳鎌髄膜腫 falx meningioma
7. 円蓋部髄膜腫 convexity meningioma
8. 傍矢状部髄膜腫 parasagittal meningioma
9. 脳室内髄膜腫 intraventricular meningioma

A：単純 CT　　　　　　B：造影 CT　　　　　　C：MRI，造影 T1 強調冠状断像

図 13-14　髄膜腫

45 歳女性．単純 CT（**A**）では，右前頭葉の脳表にやや高吸収を示す腫瘤がみられる（大矢印）．一部に粗大な石灰化が認められる（➤）．病変が接する頭蓋の過骨症（hyperostosis，小矢印）は，髄膜腫に特徴的である．造影 CT（**B**）では，病変は強い均一な造影効果を示す（→）．腫瘍周囲には低吸収の浮腫が認められる（➤）．造影 T1 強調像冠状断像（**C**）では均一な造影効果を示す腫瘍があり，その辺縁の硬膜に肥厚が認められる（dural tail sign，→）．

13
腫瘍

A：単純 CT

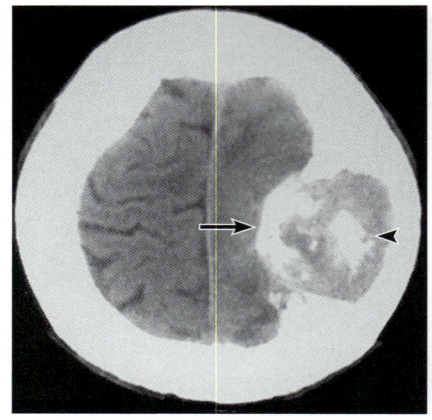

B：単純 CT（骨条件）

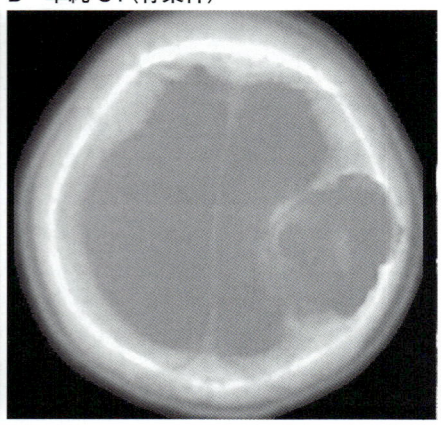

C：MRI，造影 T1 強調矢状断像

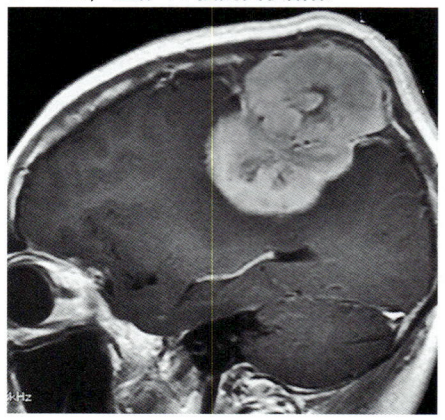

図 13-15　骨内性髄膜腫
61 歳女性．単純 CT（**A, B**）では，左頭頂骨内に溶骨性の高吸収性腫瘤があり（→），中心部に石灰化を伴っている（►）．造影 T1 強調矢状断像（**C**）では病変頭蓋から発生して頭蓋内，頭皮下に及んでいる．

🖊 ノート 28

blistering

　髄膜腫における蝶形骨洞の膨隆（blistering, pneumosinus dilatans）は，よく知られた所見であるにもかかわらず，その成因については依然として不明である（→ p.195）．腫瘍による硬膜への牽引力が関与しているとも推測されている[3]．まれにくも膜嚢胞，線維性骨異形成などの合併も報告されている．

🔖 ノート29

髄膜腫の組織亜型と画像所見

　髄膜腫にはさまざまな組織亜型があるが，特異的所見には乏しく，画像による鑑別診断は難しい．例外的に，微小囊胞性髄膜腫（microcystic meningioma）は，CT で低吸収，MRI，T2 強調像で強い高信号を呈し，囊胞のようにみえるが，強い造影効果を示す点が特徴的である（図 13-16）．

A：単純 CT　　　　　　B：造影 CT　　　　　　C：MRI, T2 強調像

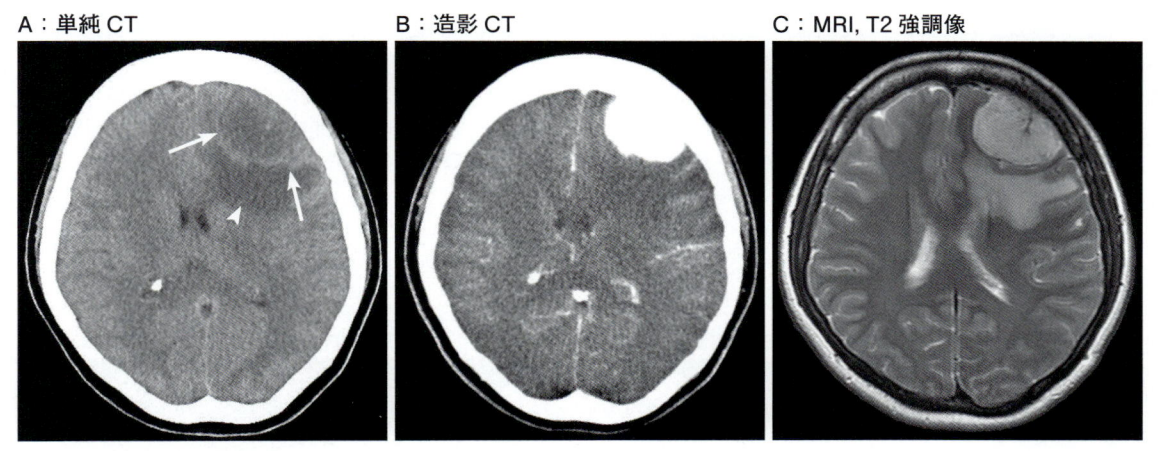

図 13-16　微小囊胞性髄膜腫
36 歳女性．単純 CT（**A**）では，左前頭葉の脳表に低吸収の腫瘤がみられ（→），周囲に浮腫を伴っている（▶）．造影 CT（**B**）では均一な強い造影効果を示す．T2 強調像（**C**）では脳脊髄液に近い強い高信号を示す．

2）髄膜腫の鑑別疾患

　脳実質外腫瘍の頻度は圧倒的に髄膜腫が多いが，頻度は低いものの髄膜腫と鑑別を要するものがいくつかあり，いずれもまれで鑑別はしばしば難しい．

① 血管外皮腫　hemangiopericytoma：HPC

　著しい富血管性（hypervascular）が特徴で，強い造影効果を示し，内部は不均一であることが多い（図 13-17）．周囲の浮腫も高度な場合が多いが，髄膜腫でも高度の浮腫を伴うことは少なくないので，鑑別は難しいことが多い．Grade Ⅱ～Ⅲ．

② 孤立性線維性腫瘍　solitary fibrous tumor：SFT

　幼若間葉系細胞に由来する（Grade Ⅰ）．胸膜に好発するが，頭蓋，眼窩，眼窩脊柱管の髄膜にも発生する．髄膜腫よりも不均一，分葉状で，過骨症（hyperostosis）は伴わないとされるが，鑑別は難しいことが多い（図 13-18）．

13
腫瘍

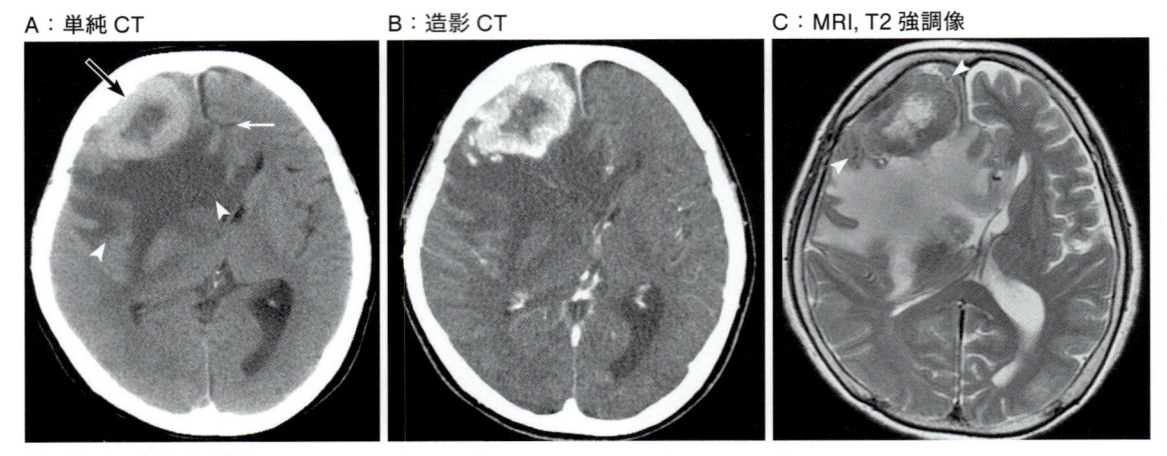

A：単純 CT　　　　B：造影 CT　　　　C：MRI, T2 強調像

図 13-17　血管外皮腫

62 歳女性．単純 CT（**A**）では，右前頭葉の脳表に高吸収と低吸収の混在する腫瘤がみられる（大矢印）．周囲に強い浮腫を伴い（➤），大脳鎌下ヘルニアも認められる（小矢印）．造影 CT（**B**）では，中心壊死を伴う不均一な強い造影効果を示す．T2 強調像（**C**）では，腫瘍の辺縁に拡張した血管のフローボイドが認められる（➤）．

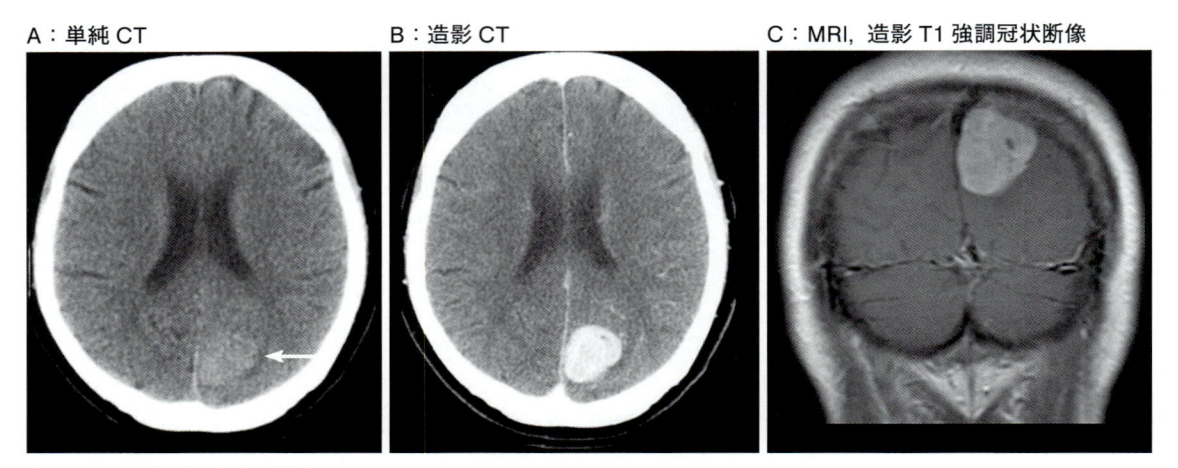

A：単純 CT　　　　B：造影 CT　　　　C：MRI, 造影 T1 強調冠状断像

図 13-18　孤立性線維性腫瘍

63 歳女性．単純 CT（**A**）では，左後頭葉の脳表に，高吸収，輪郭明瞭な腫瘤がみられる（→）．造影 CT（**B**）では強い造影効果を示す．造影 T1 強調像（**C**）では均一な造影効果を示す充実性腫瘤で，髄膜腫との鑑別は難しい．

💿 ノート 30

SFT/HPC

　最新の脳腫瘍分類 WHO2016 では，孤立性線維性腫瘍（SFT）と血管外皮腫（HPC）は，遺伝子変異に共通性があることから SFT/HPC として統合された（Grade Ⅰ〜Ⅲ）．画像所見上もオーバーラップがあるが，HPC は血管増生が高度で不整形，SFT は造影効果は強いがそれほどではなく形状もおとなしい傾向があり，従来の SFT が Grade Ⅰ，HPC が Grade Ⅱ〜Ⅲに概ね相当するものと理解される．

③ Rosai-Dorfman 病

　まれな非 Langerhans 細胞性組織球症．等吸収〜やや高吸収の単発ないし多発性腫瘤で，強い造影効果を示し，CT，MRI ともに髄膜腫に類似する（図 13-19）．髄膜腫より浮腫が強い傾向があるが，鑑別は難しいことが多い．

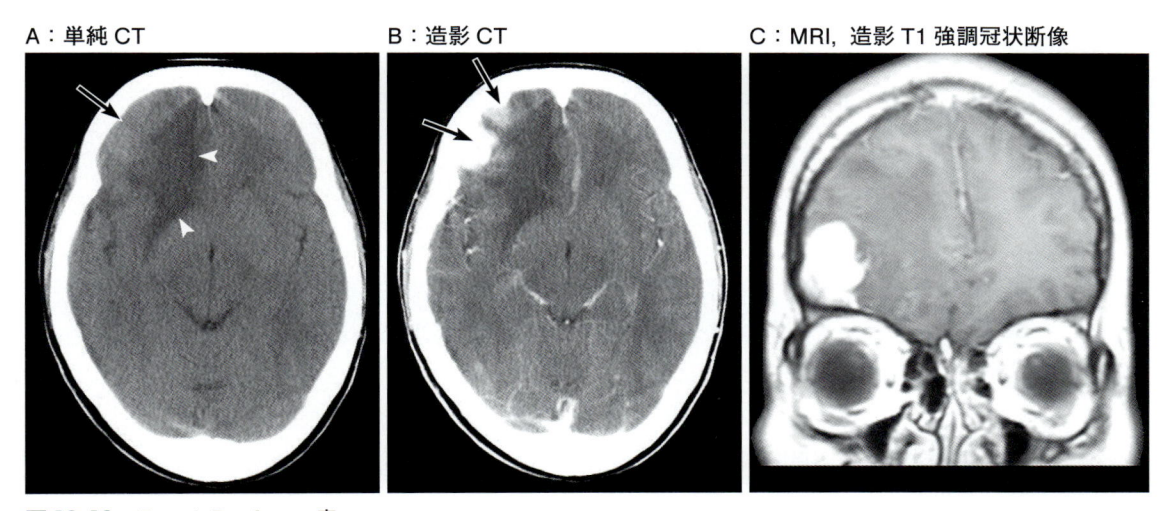

A：単純 CT　　　　　　B：造影 CT　　　　　　C：MRI，造影 T1 強調冠状断像

図 13-19　Rosai-Dorfman 病
35 歳男性．単純 CT（**A**）では，右前頭葉の脳表に等吸収の腫瘤がみられる（→），広範な浮腫（➤）が認められる．造影 CT（**B**）では脳表に接して強い造影効果を示す多結節性腫瘤が認められる（→）．造影 T1 強調像（**C**）では強い造影効果を示す腫瘤で，髄膜腫との鑑別は難しい．

13
腫瘍

④ 硬膜転移　dural metastasis

　頭蓋骨転移が硬膜に浸潤する場合と，血行性の転移がある．特に前立腺癌，乳癌に多い．硬膜にびまん性，不整な肥厚を見るが，腫瘍をつくる場合もある（図 13-20）．

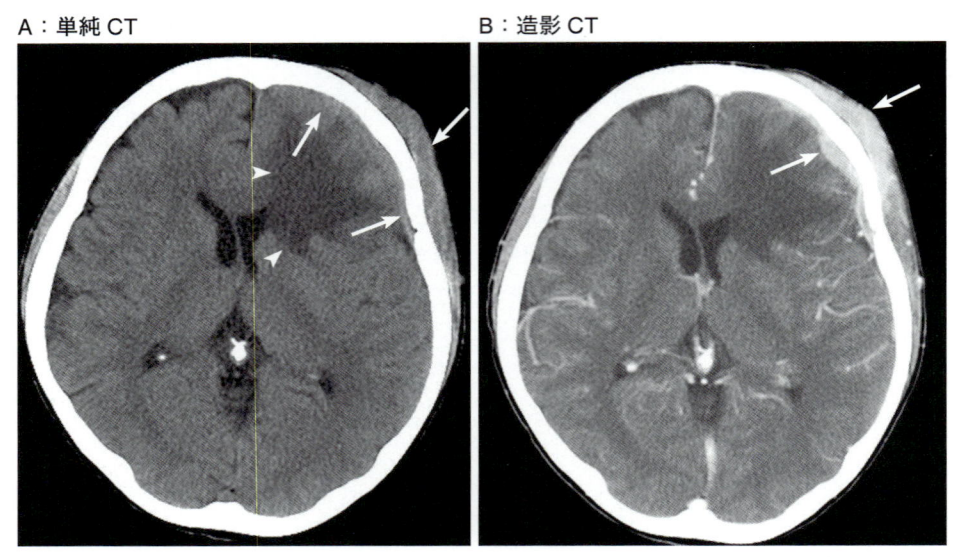

図 13-20　硬膜転移
52 歳女性．乳癌術後．単純 CT（**A**）では，左前頭葉の脳表から頭皮下に及ぶ等吸収～やや高吸収の扁平な病変がみられる（→）．白質には広範な浮腫を伴っている（➤）．造影 CT（**B**）では，病変は強い造影効果を示す（→）．頭蓋に明らかな破壊はないが，硬膜，骨髄，皮下に及ぶ転移巣である．

C.　傍鞍部腫瘍

　傍鞍部腫瘍の鑑別を**表 13-4** に示す．

1）下垂体腺腫　pituitary adenoma

　下垂体前葉から発生する腺腫．好発年齢は 30～50 歳．ホルモンを産生しない非機能性腺腫（40%），産生する機能性腺腫（プロラクチン 30%，成長ホルモン 20%，ACTH 5%）がある．

　CT では，トルコ鞍を拡大して鞍上槽に突出する**等吸収～やや高吸収**の充実性腫瘍として認められる．**石灰化はまれ**である（1% 以下）．鞍底を破壊して蝶形骨洞内に突出することもあるが，骨破壊はプロラクチン産生腫瘍に多い傾向がある．造影 CT では，正常下垂体より弱い**均一な造影効果**を示すことが多いが，大きくなると**変性**，**出血**を伴い不均一な場合がある（図 13-21）．

　1 cm 未満の**下垂体微小腺腫**（microadenoma）は，造影効果を示す正常下垂体の内部に造影に乏しい部分として描出される．間接所見として下垂体柄が対側に偏位する（図 13-22）．CT では描出できないことが多いので，明らかな内分泌症状がある場合は造影 MRI が必要である．

表 13-4　傍鞍部腫瘍の鑑別

	好発年齢	局在	画像所見			
			濃度	石灰化	造影効果	その他
下垂体腺腫	30〜50 歳	鞍内	等〜やや高吸収	まれ	均一〜不均一	トルコ鞍の拡大
頭蓋咽頭腫	5〜15 歳（エナメル上皮型）	鞍上部	低吸収（嚢胞）	80％以上	壁, 充実性部分に	T1 高信号の場合あり
	40〜60 歳（乳頭型）	鞍上部	充実性	まれ	均一	
髄膜腫	40〜60 歳	鞍結節部, 傍鞍部	やや高吸収	20％	均一	hyperostosis, blistering
神経鞘腫	30〜50 歳	海綿静脈洞内	低吸収	まれ	不均一（嚢胞変性）	
海綿状血管腫	40 歳〜（ほとんど女性）	海綿静脈洞内	やや高吸収	少ない	漸増性	
胚腫	10〜30 歳（90％が男性）	視床下部〜鞍上部	やや高吸収	まれ	均一	
過誤腫	1〜5 歳	視床下部（灰白隆起）	灰白質と等吸収	まれ	なし	思春期早発症
Rathke 嚢腫	20 歳〜	鞍内（前葉と後葉の間）	低〜高吸収	まれ	なし	T1 高信号, T2 低信号の場合あり
脳動脈瘤	50 歳〜	傍鞍部〜鞍上部	やや高吸収	壁に石灰化	強い（血管と同程度）	MRI でフローボイド

📝 ノート 31

若年者の下垂体腫大

　思春期に生理的肥大により増大して 15〜20 歳で最大となる．特に女性ではこの傾向が強く，高さが 1 cm を超えることがある．20 歳以下の下垂体腺腫はまれであるが，20 歳台では腺腫との鑑別を要することがある．原則として無症状であること，下垂体柄が正中に位置することが鑑別の参考になる．

A：単純CT

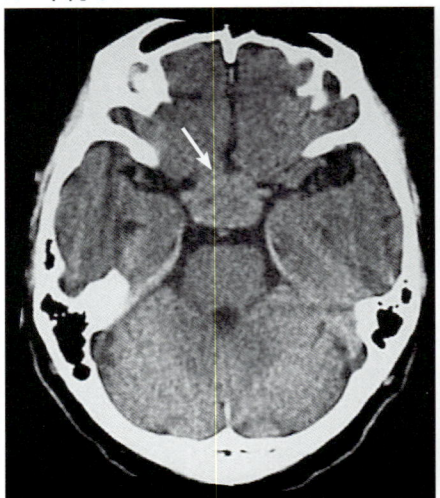

B：造影CT

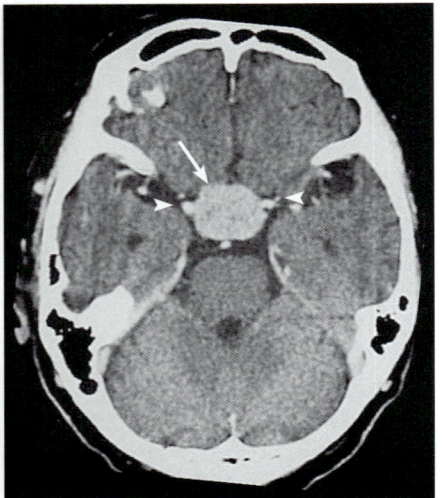

C：MRI, 造影T1強調矢状断像

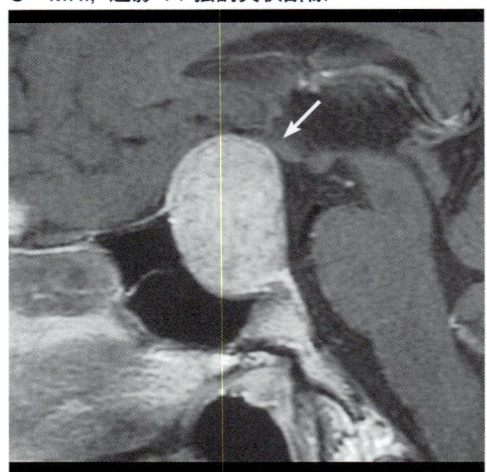

図 13-21　下垂体腺腫

40歳女性．単純CT(**A**)では，鞍上槽内に等吸収〜やや高吸収の腫瘤がみられる(→)．造影CT(**B**)では，病変は均一な造影効果を示す(→)．圧排された内頸動脈(▶)．造影T1強調矢状断像(**C**)では，拡大した鞍内から鞍上槽内に伸びる均一な造影効果を示す充実性腫瘍が認められる．視交叉(→)を挙上，圧排している．

A：造影 CT

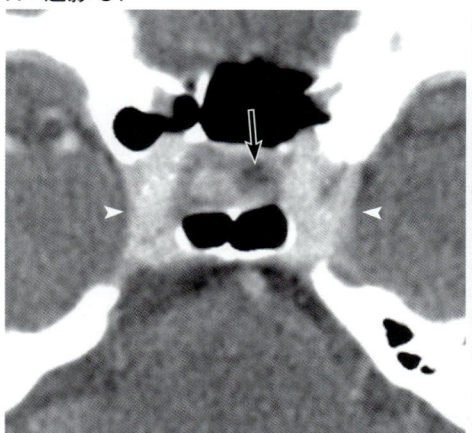

B：造影 CT

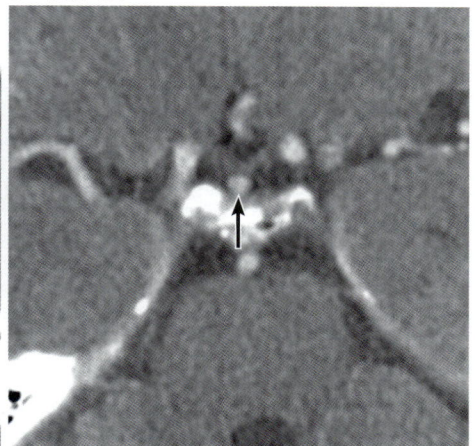

C：MRI，造影 T1 強調冠状断像

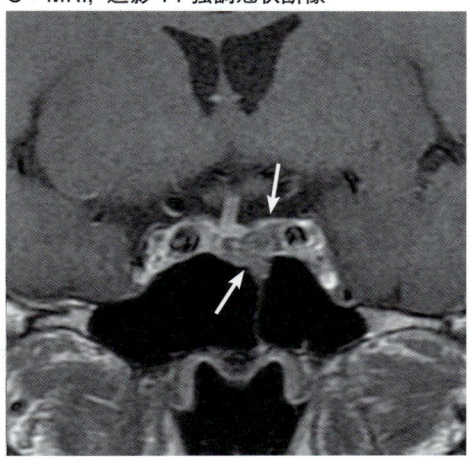

図 13-22　下垂体微小腺腫
61 歳女性．造影 CT（**A**）では，トルコ鞍内左半に造影効果の乏しい部分が認められる（→）．
海綿静脈洞（➤）．下垂体柄がやや右に偏位している（**B**, →）．造影 T1 強調冠状断像（**C**）では，
下垂体左半に造影効果の乏しい病変がある（→）．

🖉 **ノート** 32

下垂体卒中　pituitary apoplexy

　下垂体腺腫内の出血（まれに梗塞）により，腫瘍が増大して突然の意識障害，視野障害な
どをきたす病態．CT では出血巣が高吸収を呈し，MRI でも T1 強調像の高信号，T2 強調
像の低信号など出血を示唆する輝度がみられるが，MRI では無症候性の出血もしばしば認
められる（図 13-23）.

13

腫
瘍

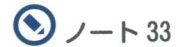

ノート 33

下垂体柄の腫大

下垂体柄は，鞍上槽内に径 1〜2 mm の丸い構造として認められる．これが腫大する疾患としては，下垂体炎（自己免疫性，IgG4 関連疾患など），肉芽腫性疾患（サルコイドーシス，結核），転移性腫瘍などがあげられる．

A：単純 CT

B：MRI, T1 強調矢状断像

図 13-23 下垂体卒中

34 歳男性．突然の頭痛と視野障害．単純 CT（**A**）では，鞍上槽に高吸収の腫瘤がみられる（→）．T1 強調矢状断像（**B**）では，拡大した鞍内から鞍上部に及ぶやや高信号の腫瘤があり（→），視交叉を挙上，圧排している（➤）．下垂体腺腫の出血による症状と考えられる．

2) 頭蓋咽頭腫　craniopharyngioma

Rathke 嚢上皮から発生する腫瘍. 組織学的に大部分を占め, 小児(5〜15 歳)に好発する**エナメル上皮型**(adamantinomatous type)は, 鞍上部に**壁に石灰化を伴う嚢胞性腫瘤**として認められ, やや厚い壁や充実性部分に造影効果を認める(図 13-24). まれに鞍内あるいは第3脳室内に発生する. T1 強調像では, コレステロール成分に富む嚢胞内容を反映して高信号となることがある. 40〜60 歳で診断されることが多い**乳頭型**(papillary type)は 10%以下と少なく, **均一な充実性腫瘤で石灰化はまれ**である(図 13-25).

A：単純 CT　　　　　　　　B：MRI, 造影 T1 強調矢状断像

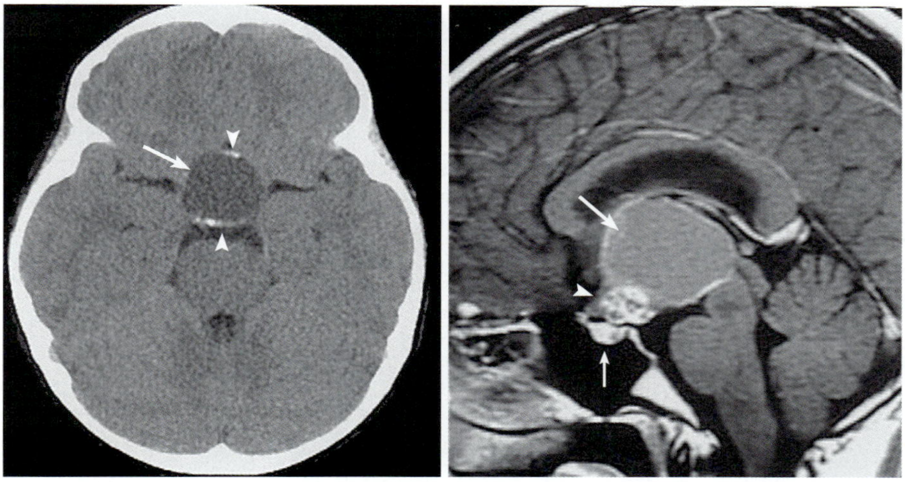

図 13-24　頭蓋咽頭腫(エナメル上皮型)
15 歳男性. 単純 CT(**A**)では, 鞍上槽内に低吸収の嚢胞状病変がみられ(→), 壁に石灰化が認められる(➤). 造影 T1 強調矢状断像(**B**)では, 嚢胞はやや高信号を示し(大矢印), 壁の一部に造影効果を示す充実性部分が認められる(➤). 正常下垂体が鞍内に認められる(小矢印).

A：単純 CT

B：造影 CT

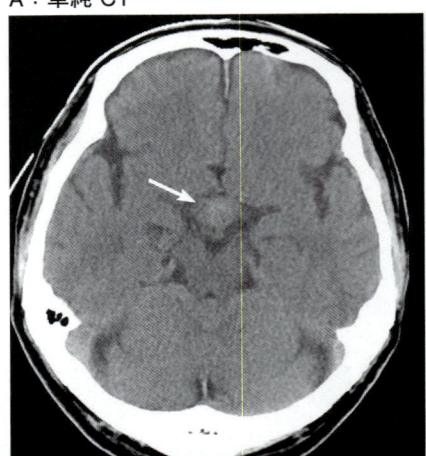 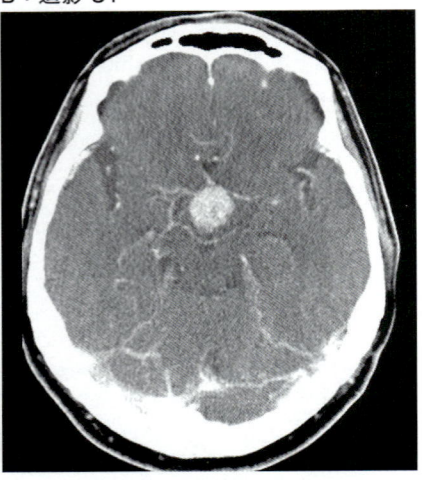

C：MRI，造影 T1 強調矢状断像

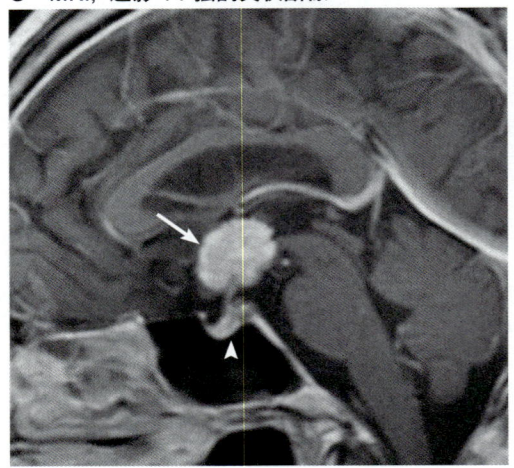

図 13-25　頭蓋咽頭腫（乳頭型）
63 歳男性．単純 CT（**A**）では，鞍上槽内に等吸収の充実性腫瘤がみられる（→）．石灰化はない．造影 CT（**B**）では均一な造影効果を示す．造影 T1 強調矢状断像（**C**）では，腫瘍は鞍上部に位置し（→），トルコ鞍内には正常下垂体が認められる（▶）．

3）視床下部過誤腫　hypothalamic hamartoma

　視床下部の灰白隆起（下垂体柄の背側）に発生し，CT では鞍上部腫瘤として認められる（図 13-26）．MRI を含めいずれの画像でも正常灰白質と等濃度を示す．数 mm の小さなものが多いが，数 cm になることもある．思春期早発症，笑い発作などの原因となり，1〜5 歳で診断されることが多い．原則として増大しない．

4）Rathke 囊腫　Rathke's cleft cyst

　胎生期の Rathke 囊上皮遺残による先天性囊胞（→ 5 章 p.50）．内容によって**低吸収〜やや高吸収**で，MRI では T1 強調像で高信号，T2 強調像で低信号となることもある（図 13-27）．前葉，後葉の中間から発生するものが典型的であるが，大きくなるとトルコ鞍全体を占拠して下垂体が扁平化する場合もある．

A：単純 CT　　　　　　　　　　　B：MRI，造影 T1 強調矢状断像

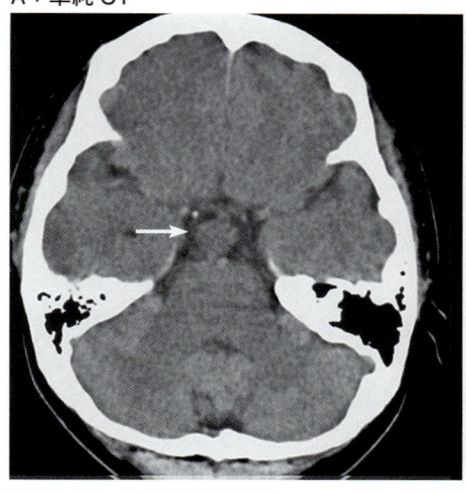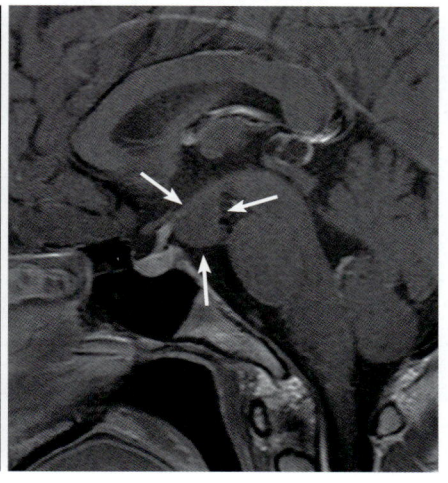

図 13-26　視床下部過誤腫
25 歳女性．単純 CT（**A**）では，鞍上部に等吸収の充実性腫瘤がみられる（→）．造影 T1
強調矢状断像（**B**）では，視床下部に造影効果を示さない灰白質と等信号の腫瘤が認めら
れる（→）．

A：単純 CT　　　　　　B：MRI, T1 強調矢状断像　　　　C：T2 強調矢状断像

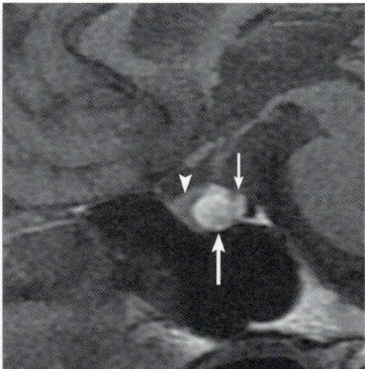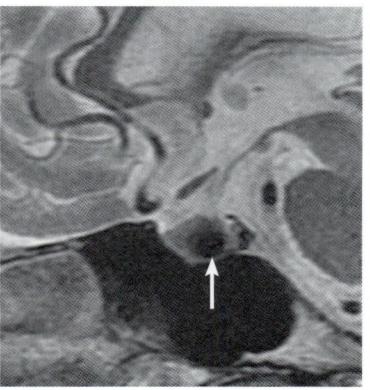

図 13-27　Rathke 囊腫
42 歳女性．単純 CT（**A**）では，鞍内に高吸収の小結節がみられる（→）．T1 強調矢状断像（**B**）では高信号，T2 強
調像（**C**）では低信号を示す（大矢印）．病変の前後に正常下垂体前葉（►），後葉（小矢印）が認められる．

5）髄膜腫　meningioma

　傍鞍部髄膜腫は，鞍結節，蝶形骨縁，鞍背，海綿静脈洞などに発生する．他の部位の髄膜
腫と同じく，単純 CT でやや高吸収，しばしば石灰化を伴い，強い均一な造影効果を示す
（→ p.182）．過骨症（hyperostosis）もしばしば認められるが，鞍結節部，蝶形骨縁の病変で
は蝶形骨洞の上壁が膨隆する blistering を見ることがあり，この部位の髄膜腫にほぼ特異
的な所見である（→ p.184，図 13-28）．

13

腫
瘍

A：単純 CT　　　　　　B：単純 CT　　　　　　C：MRI，造影 T1 強調矢状断像

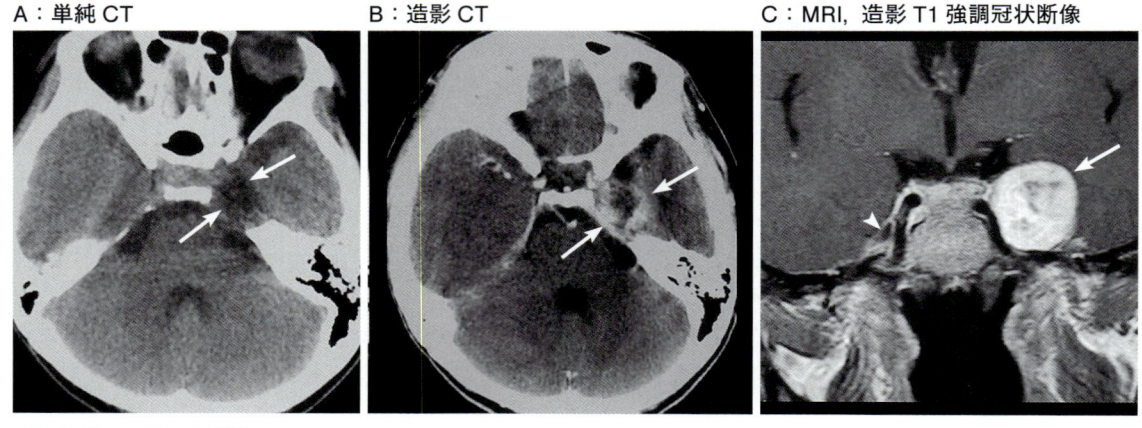

図 13-28　鞍結節部髄膜腫

45 歳女性．単純 CT（**A**）では，鞍上槽内にやや高吸収の腫瘤がみられる（→）．**B** では，蝶形骨洞が蝶形骨平面内に膨隆，突出している（blistering，→）．造影 T1 強調矢状断像（**C**）では，蝶形骨平面から鞍結節に広く接する均一な造影効果を示す腫瘤が認められる（大矢印）．蝶形骨洞の上壁の膨隆（blistering，➤）は髄膜腫に特徴的である．鞍内に，圧排された正常下垂体が認められる（小矢印）．

6）神経鞘腫　schwannoma

　　三叉神経鞘腫が海綿静脈洞から Meckel 洞内に発生する．他の部位の神経鞘腫と同じく**低吸収**で，**不均一な造影効果**が典型的である（図 13-29）．細長く後頭蓋窩に連続する場合もある（→ p.215）．

A：単純 CT　　　　　　B：造影 CT　　　　　　C：MRI，造影 T1 強調冠状断像

図 13-29　三叉神経鞘腫

39 歳女性．単純 CT（**A**）では，左傍鞍部に低吸収の腫瘤がみられる（→）．造影 CT（**B**）では不均一な造影効果を示す（→）．造影 T1 強調冠状断像（**C**）では，左海綿静脈洞内に強い不均一な造影効果を示す腫瘤が認められる（→）．Meckel 洞は認められない．健側の Meckel 洞（➤）．

7）海綿状血管腫

　中頭蓋窩内側，海綿静脈洞に接して生じる．ほとんどが**中年女性**である．やや高吸収で石灰化を伴うこともある．**均一な強い造影効果**を示すが，大きなものでは不均一を見ることもある．髄膜腫との鑑別が問題となるが，T2 強調像の強い高信号が特徴的である（図 13-30）．脳実質内に発生する海綿状血管奇形（→ 9 章 p.117）と病理組織所見が類似するが，画像所見はまったく異なる[4]．

A：単純 CT　　　　B：造影 CT　　　　C：MRI, T2 強調像

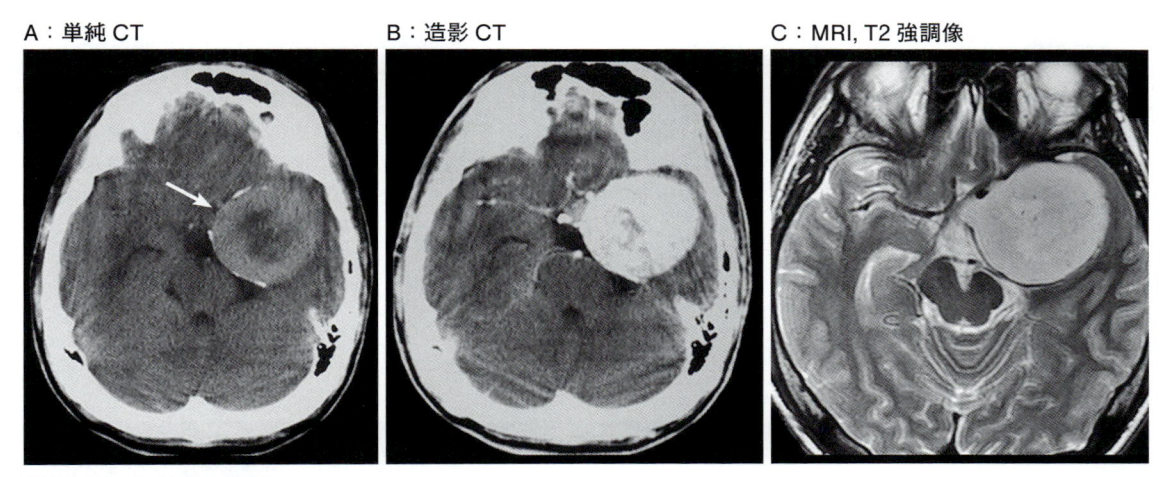

図 13-30　海綿状血管腫
50 歳女性．単純 CT（**A**）では，左海綿静脈洞内に高吸収，中心部に低吸収を伴う腫瘤がみられる（→）．壁に石灰化が認められる．造影 CT（**B**）では著しい造影効果を示す．T2 強調像（**C**）では強い高信号を示す点が髄膜腫との鑑別点である．

8）胚細胞腫瘍　germ cell tumor

　ほとんどが**胚腫**（germinoma）である．胚腫の 80％は松果体部（→ p.207），20％が鞍上部に発生し，同時に認めることもある．好発年齢は 10〜30 歳，90％が男性．単純 CT では**等吸収**，造影 CT で**強い造影効果**を示す（図 13-31）．

9）脳動脈瘤　cerebral aneurysm

　腫瘍ではないが，大きな内頸動脈瘤，前交通動脈瘤は，傍鞍部の**高吸収性腫瘤**として認められるため，脳腫瘍，特に髄膜腫との鑑別が必要になる．しばしば壁に石灰化を伴うこと，造影 CT で他の動脈と同程度の**強い造影効果**を示すことが参考になる（図 13-32）．CTA，MRA で確認する．

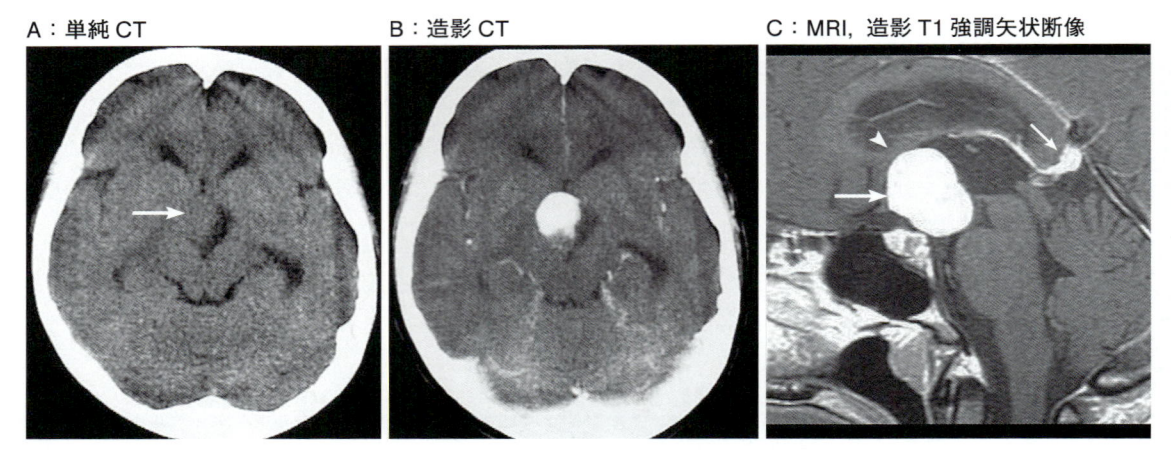

図 13-31　胚腫

20 歳男性．単純 CT（**A**）では，鞍上槽内に低吸収の腫瘤がみられる（→）．水頭症による軽度の脳室拡大がみられる．造影 CT（**B**）では腫瘤は強い造影効果を示す．造影 T1 強調矢状断像（**C**）では，腫瘍は強い造影効果を示し（大矢印），Monro 孔（➤）を狭窄させて水頭症の原因となっている．松果体部にも造影効果を示す小病変がある（小矢印）．

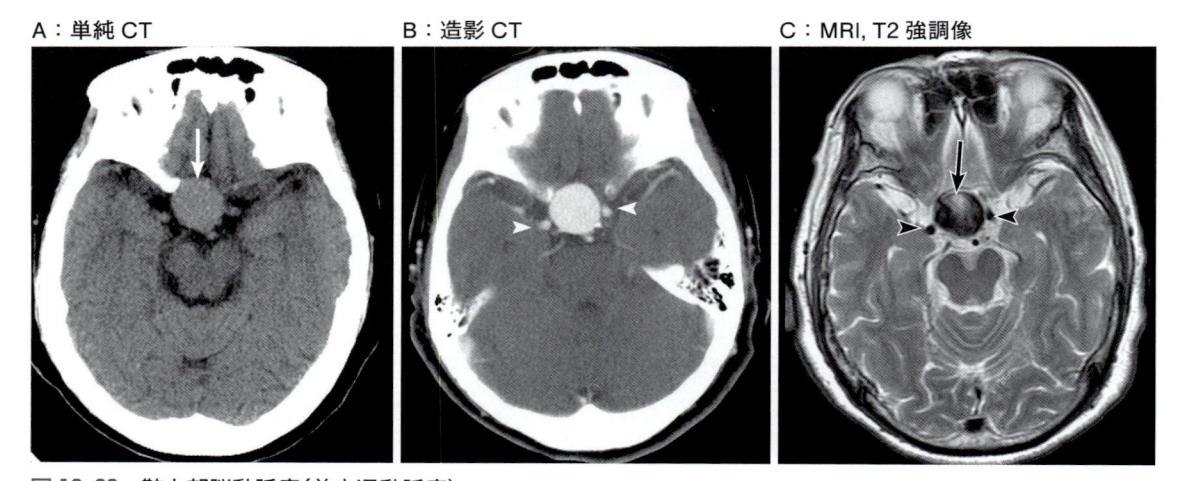

図 13-32　鞍上部脳動脈瘤（前交通動脈瘤）

69 歳女性．単純 CT（**A**）では，鞍上槽内にやや高吸収の丸い腫瘤がみられる（→）．造影 CT（**B**）では周囲の正常血管と同じ強い造影効果を示す．正常内頸動脈（➤）．T2 強調像（**C**）では内腔はフローボイドによる無信号を示す（→）．

d. 脳室内腫瘍

脳室内腫瘍の鑑別を表 13-5 に示す.

表 13-5　脳室内腫瘍の鑑別

	好発年齢	好発部位	CT 所見	石灰化	造影効果
髄膜腫	40〜60 歳	側脳室三角部	高吸収	20%	均一, 強い
上衣腫	小児	第 4 脳室	低〜やや高吸収	25〜50%	均一〜不均一 (囊胞変性)
	成人	側脳室, 第 3 脳室			
上衣下腫	40〜50 歳	側脳室, 第 4 脳室	やや低吸収	まれ	なし
中枢性神経細胞腫	20〜40 歳	側脳室体部	やや高吸収	50%	不均一
脈絡叢乳頭腫	小児	側脳室三角部	やや高吸収	25%	均一, 強い
	成人	第 4 脳室			
上衣下巨細胞性星細胞腫	10〜30 歳 (結節性硬化症に合併)	側脳室前角 (Monro 孔周辺)	等〜やや高吸収	結節性硬化症の石灰化過誤腫に接する	均一
コロイド囊胞	20〜40 歳	第 3 脳室	やや高吸収	まれ	なし
脊索腫様膠腫	30〜60 歳	第 3 脳室	等〜やや高吸収	まれ	均一
上衣囊胞・脈絡叢囊胞	特になし	側脳室	低吸収	なし	なし

1) 髄膜腫　meningioma

　囊胞性疾患以外の脳室内腫瘍としては, 最も頻度が高い. 大部分が**側脳室三角部**に発生する (→ p.182). 好発年齢 40〜60 歳. 他の部位の髄膜腫と同じく, やや高吸収で約半数に粗大な石灰化を伴い, 強い均一な造影効果を示す (**図 13-33**).

2) 上衣腫　ependymoma

　あらゆる年齢に発生するが, 特に小児, 若年者 (0〜15 歳) の第 4 脳室に好発し, 脳室内から Magendie 孔, Luschka 孔を介して**脳室外に細長く連続する進展** (plastic ependymoma) は典型的である. テント上病変 (脳室内あるいは脳室周囲脳実質内) は成人に多い. 等吸収〜やや高吸収を示し, 囊胞, 石灰化を伴うことも多く, その場合は造影効果も不均一である (**図 13-34**). 基本的に Grade II だが, 約 1/3 が Grade III (退形成性上衣腫) である.

13

腫瘍

A：単純 CT　　　　　B：造影 CT　　　　　C：MRI，造影 T1 強調冠状断像

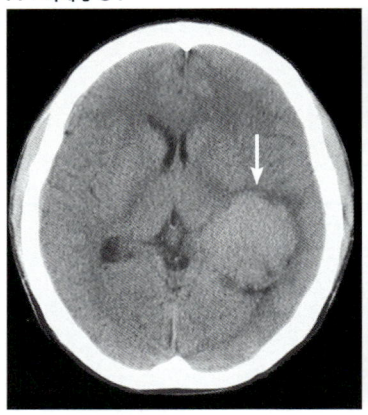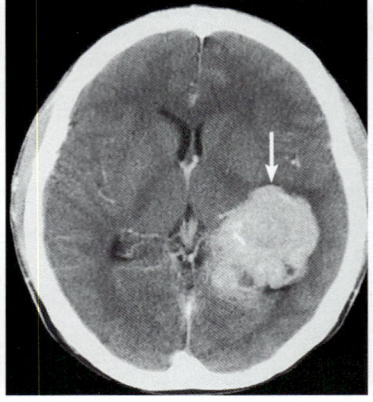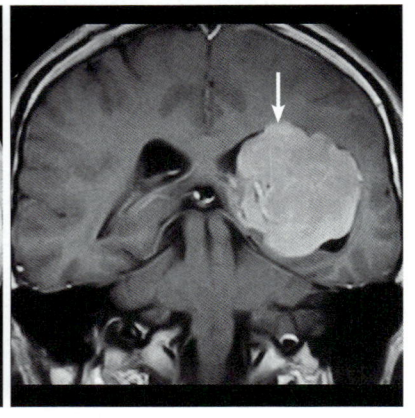

図 13-33　髄膜腫

50 歳女性．単純 CT（**A**）では，左側脳室三角部にやや高吸収の腫瘤がみられる（→）．造影 CT（**B**）では，腫瘍は強い造影効果を示す（→）．造影 T1 強調冠状断像（**C**）では側脳室内の腫瘤が認められる（→）．

A：単純 CT　　　　　B：MRI，造影 T1 強調矢状断像

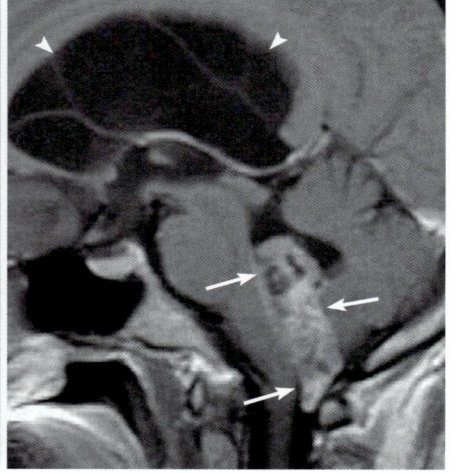

図 13-34　上衣腫

17 歳男性．単純 CT（**A**）では，第 4 脳室に石灰化を伴う腫瘍がみられ（→），水頭症により側脳室下角がやや拡大している（➤）．造影 T1 強調矢状断像（**B**）では，第 4 脳室から Magendie 孔を介して脳室外に連続する造影効果を示す分葉状腫瘍が認められる（→）．側脳室の拡大（➤）．

> **memo　どっちつかずの上衣腫**
>
> 　脳腫瘍の鑑別診断の第一歩は，その局在が脳実質外／脳実質内のいずれかを読み取ることである．ほとんどの場合 MRI をよく見れば鑑別は容易であるが，時に判断に迷うことがある．「実質内か実質外かよくわからないものは上衣腫」と教わったことがあるが，確かに上衣腫はどっちつかずの所見を呈することがあるので，脳腫瘍だけでなく脊髄腫瘍についても当てはまる適切な表現と思う．

3）上衣下腫　subependymoma

　脳室壁直下の上衣下グリア層から発生する上衣腫の亜型（Grade Ⅰ）．側脳室壁に数 mm 大の等吸収〜やや低吸収，T2 強調像で高信号の充実性あるいは輪状結節として偶発的に認められることが多い[5]（図 13-35）．原則として造影効果は示さない．まれに大きくなって水頭症の原因となる．

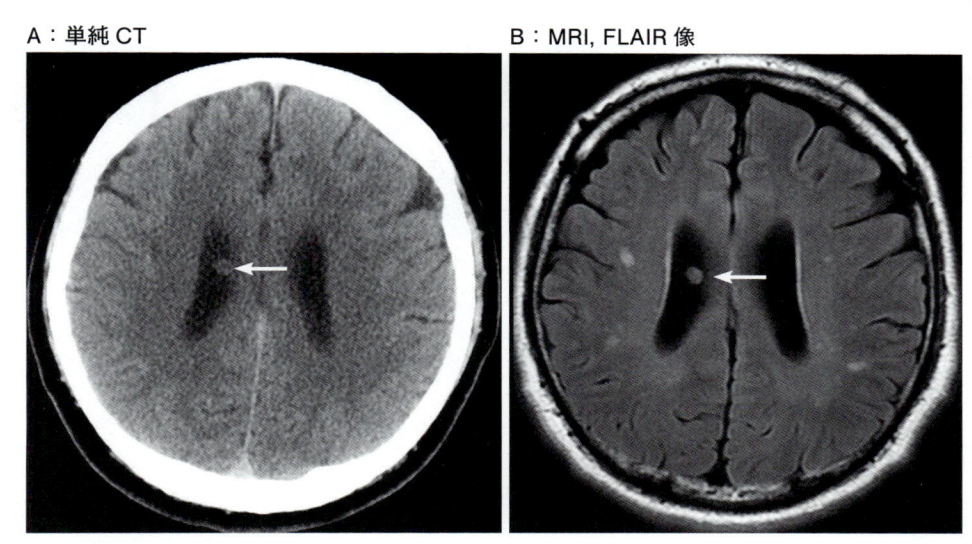

A：単純 CT　　　　　**B：MRI, FLAIR 像**

図 13-35　上衣下腫
47 歳男性．単純 CT（**A**）では，右側脳室壁に接して，やや低吸収の結節がみられる（→）．FLAIR（**B**）では，脳実質よりやや高信号を示す（→）．

4）中枢性神経細胞腫　central neurocytoma

　ニューロンとグリアに分化する前の細胞から発生する腫瘍（Grade Ⅱ）．大部分が側脳室前部，Monro 孔周囲に発生する．好発年齢は 20〜40 歳．やや高吸収で半数に粗大な**石灰化**を伴い，**不均一な造影効果**を示す．水頭症を伴うことが多い（図 13-36）．

5）脈絡叢乳頭腫　choroid plexus papilloma

　小児では**側脳室（特に三角部）**，成人では**第 4 脳室**の脈絡叢に好発する（→ p.218，Grade Ⅰ〜Ⅱ）．20％は悪性（脈絡叢乳頭癌，Grade Ⅲ）である．10 歳以下が大部分を占めるが，成人を含め幅広い年齢に発生する．充実性，分葉状の腫瘍で，CT では**等吸収〜やや高吸収**，25％に石灰化を見る．**強い造影効果**を示し，カリフラワー状の構造を反映する**細かい凹凸**は特徴的である（図 13-37）．

　脳脊髄液を産生して水頭症の原因となりうることが有名だが，実際にはまれである（→ 3 章 p.30）．脈絡叢は血流が豊富なため，全身の悪性腫瘍が転移することがあり，特に高齢者の場合は鑑別を要する（腎細胞癌が最多）．

13

腫瘍

A：単純 CT　　　　　　　　　B：MRI，造影 T1 強調冠状断像

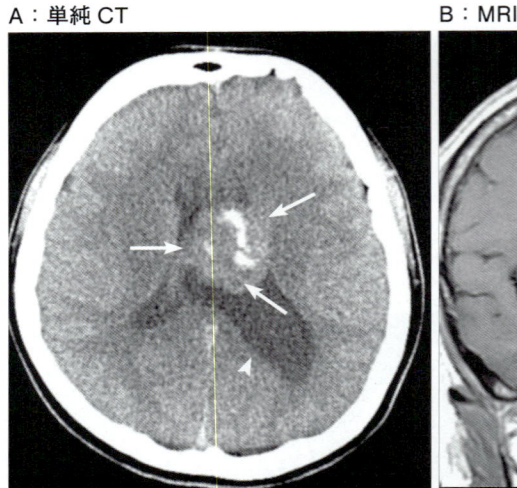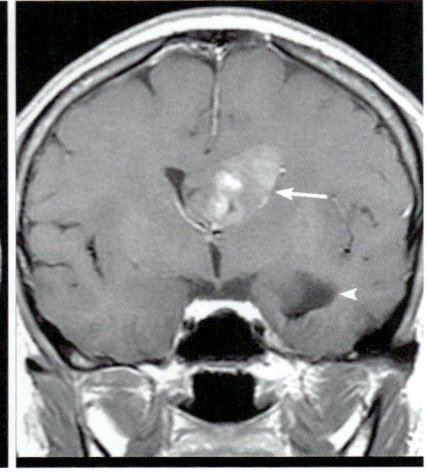

図 13-36　中枢性神経細胞腫
35 歳男性．単純 CT（**A**）では，左側脳室内にやや高吸収，粗大な石灰化を伴う腫瘍がみられる（→）．側脳室の後部は拡大している（➤）．造影 T1 強調冠状断像（**B**）では，側脳室内の腫瘍は不均一な造影効果を示す（→）．同側側脳室下角の拡大（➤）．

A：単純 CT　　　　B：造影 CT　　　　C：MRI，造影 T1 強調矢状断像

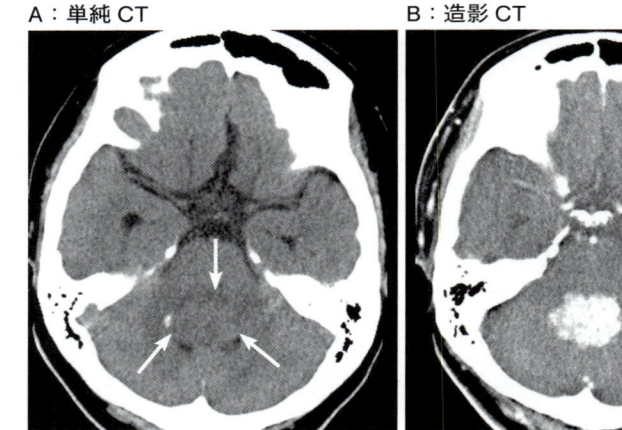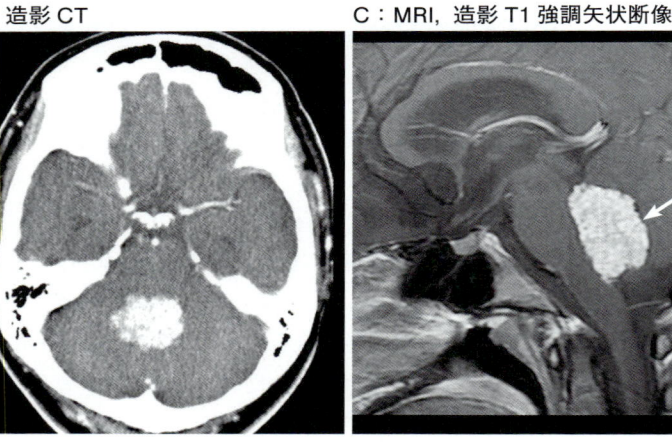

図 13-37　脈絡叢乳頭腫
22 歳男性．単純 CT（**A**）では，第 4 脳室内に等吸収の腫瘤がみられる（→）．造影 CT（**B**）では強い造影効果を示し，輪郭にはカリフラワー状の細かい凹凸がある．造影 T1 強調矢状断像（**C**）では，分葉状で強い造影効果を示す腫瘍が第 4 脳室に充満している（→）．この症例では水頭症は認められない．

6）上衣下巨細胞性星細胞腫　subependymal giant cell astrocytoma

　　結節性硬化症（→ p.225）において，Monro 孔周辺から発生する（図 13-38）．背景に結節性硬化症による脳室石灰化があれば容易に診断できる．

A：単純 CT　　　　B：MRI，造影 T1 強調像　　　C：造影 T1 強調冠状断像

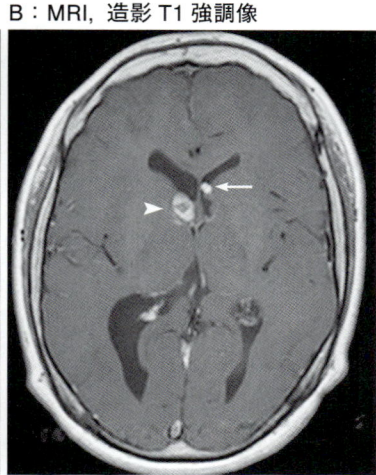
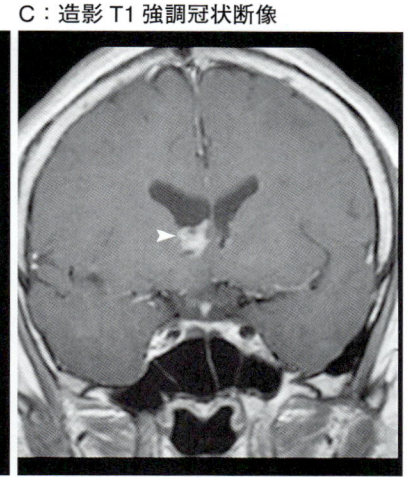

図 13-38　上衣下巨細胞性星細胞腫
9 歳男児．結節性硬化症．単純 CT（**A**）では，側脳室前角壁に石灰化（過誤腫）があり（大矢印），右 Monro 孔には等吸収の結節が認められる（➤）．造影 T1 強調像（**B, C**）では，右 Monro 孔の病変は造影効果を示し（➤），腫瘍化と考えられる．左前角の小さな造影効果も腫瘍と思われる（小矢印）．

7）コロイド嚢胞　colloid cyst

　第 3 脳室の前上部，正中，Monro 孔の位置に発生する嚢胞性腫瘍（→ 5 章 p.49）．好発年齢は 20〜40 歳．内容は粘稠な液体で，低吸収〜高吸収までさまざまな濃度を示し，閉塞性水頭症の原因となる（図 13-39）．体位変換や咳で腫瘍が移動して誘発される一過性水頭症による頭痛は有名だが，実際にはまれである．

A：単純 CT　　　　　　B：MRI，造影 T1 強調冠状断像

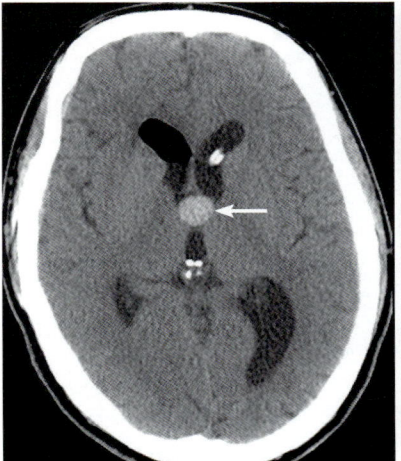
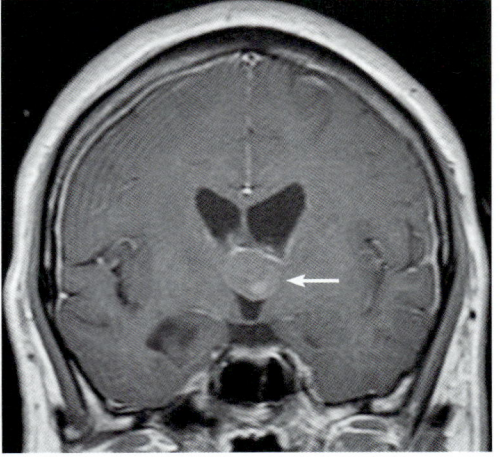

図 13-39　コロイド嚢胞
28 歳男性．単純 CT（**A**）では，第 3 脳室の前部，Monro 孔の位置に高吸収の丸い腫瘤が認められる（→）．閉塞性水頭症に対するシャント術後（前角に気脳症）．造影 T1 強調像（**B**）では第 3 脳室の前部にほぼ等信号の嚢胞があり，薄壁に軽度の造影効果がみられる（→）．

13
腫瘍

8) 脊索腫様膠腫　chordoid glioma

　成人(30〜60歳)の**第3脳室**に発生する．脊索腫に類似の組織像を示すが上衣由来と考えられる．CTでは等〜やや高吸収，均一な造影効果を示す(**図13-40**)．鑑別診断として第3脳室に発生する頭蓋咽頭腫があげられるがいずれもまれである．

9) 脳室内囊胞性疾患

　脳室内病変として最も多いのは，上衣囊胞，脈絡叢囊胞など囊胞性疾患であるが，これについては別章に詳述した(→5章 p.47)．

A：単純 CT　　　　　　　B：造影 CT

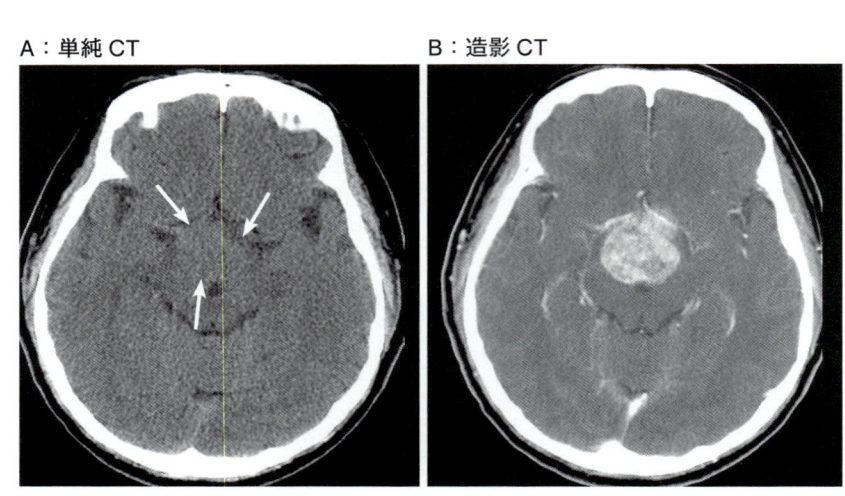

C：MRI，造影 T1 強調矢状断像

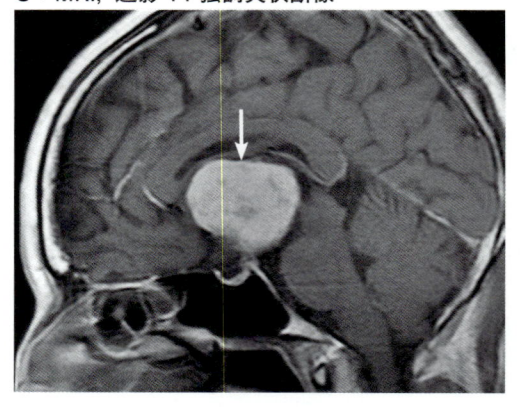

図13-40　脊索腫様膠腫
48歳男性．単純CT(**A**)では，鞍上槽に等吸収の充実性腫瘤がみられる(→)．造影CT(**B**)では不均一な強い造影効果を示す．造影T1強調像(**C**)では，腫瘍は第3脳室内に位置し，強い造影効果を示す(→)．

e. 松果体部腫瘍　pineal region tumor

松果体およびその周辺には多彩な腫瘍が発生する（表 13-6）．これを**松果体部腫瘍**と総称するが，このうち松果体そのものから発生するのは松果体細胞腫，松果体芽腫である．

表 13-6　松果体部腫瘍の鑑別

	好発年齢	CT 所見			その他
		濃度	石灰化	造影効果	
松果体細胞腫	30～50 歳	等吸収	しばしば	均一	成人では最多
松果体芽腫	小児，若年者	等吸収～やや高吸収	松果体細胞腫より少ない	強い，不均一	
胚細胞腫瘍					
奇形腫	小児～20 歳	高吸収（石灰化）＋低吸収（脂肪）	非常に多い	不均一	胚腫に次いで多い
胚腫	10～30 歳	等～やや高吸収	まれ	強い	小児，若年者では最多
胎児性癌		不均一（出血，壊死）	少ない	強い	AFP, hCG ↑
卵黄嚢腫瘍					AFP ↑
絨毛癌					hCG ↑
神経膠腫	20～50 歳	低～等吸収，軽度の造影効果	30％	＋	
転移性腫瘍	50 歳～	低～高吸収，不整な造影効果	まれ	不均一，輪状	
類表皮嚢胞	先天性	低吸収	なし（松果体の石灰化を圧排）	なし	拡散強調画像で高信号
松果体嚢胞	先天性	低吸収	なし（松果体の石灰化を圧排）	なし	

13
腫瘍

1）松果体細胞腫　pineocytoma

　松果体細胞から発生する腫瘍で，全体としてはまれな腫瘍だが日本人には多く，30〜50歳台に好発する（Grade Ⅰ）．成人に充実性松果体部腫瘍を見たら松果体細胞腫の可能性が高い．**ほぼ等吸収で均一な造影効果を示す**（図13-41）．**石灰化**を伴う場合は，腫瘍内部に石灰化を見る胚腫と異なり，腫瘍の辺縁部に石灰化巣が散在する傾向がある．正常松果体は高率に石灰化するが，石灰化とともに径1 cm以上の腫瘤を見る場合は腫瘍の可能性を考える必要がある（→4章 p.34）．しばしば中脳水道の圧排による閉塞性水頭症を伴う．

　松果体細胞腫の悪性版としては，**中間分化型松果体実質細胞腫 Grade Ⅱ〜Ⅲ**），および**松果体芽腫（Grade Ⅳ）**があり，いずれも松果体腫に比べて小児を含む若年に発症し，造影前後ともに不均一，不整形で，播種を伴うこともある．

A：単純 CT　　　　　　　　B：造影 CT

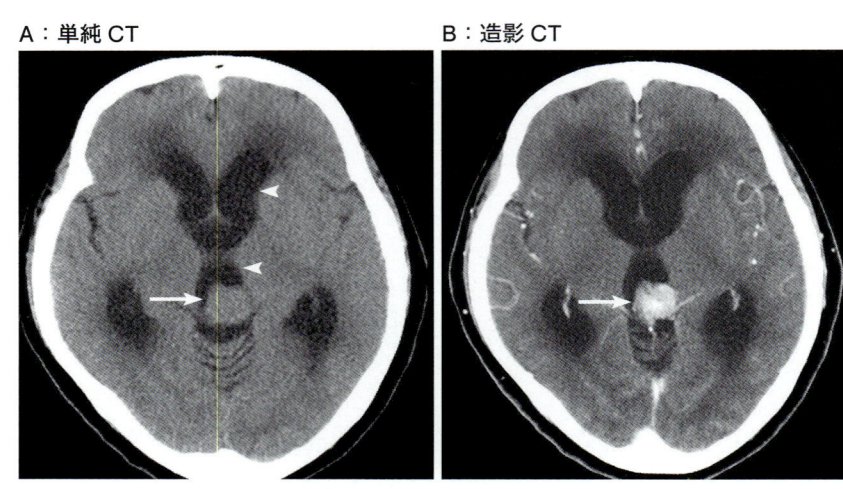

C：MRI，造影 T1 強調矢状断像

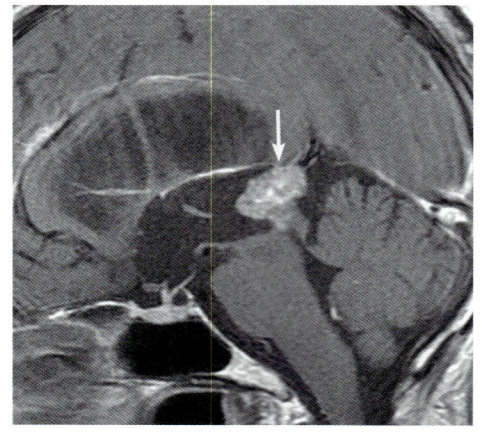

図 13-41　松果体細胞腫
64歳女性．単純CT（**A**）では，松果体部に等吸収の充実性腫瘍がみられる（→）．第3脳室，側脳室に水頭症による拡大を見る（▶）．造影CT（**B**），造影T1強調矢状断像（**C**）では強い造影効果を示す（→）．

2) 胚細胞腫瘍　germ cell tumors

　遺残原始胚細胞由来の腫瘍で，松果体部腫瘍の約半数を占める．表13-6のように分類され，胚腫（germinoma）が最も多く，**強い造影効果**を示す（図13-42）．胚腫自体の石灰化はまれだが，松果体の生理的石灰化を内部に巻込むことがある．同時に鞍上部にも発生することがある（→ p.189）．成熟奇形腫は全身他部位のものと同じく，石灰化や脂肪を含むことから診断は容易だが，それ以外の非胚腫性腫瘍は，いずれも出血や石灰化を伴い不整で，強い不均一な造影効果を示し，画像による鑑別は難しい．

A：単純CT　　　　　　　　　　B：造影CT

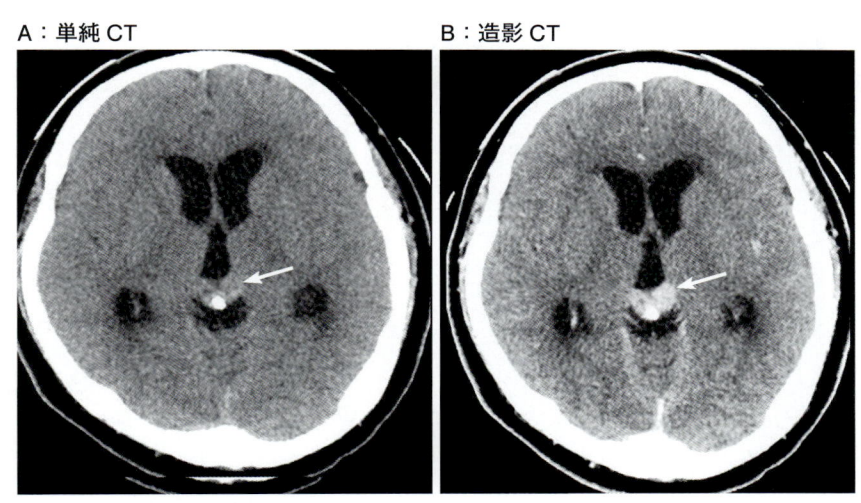

C：MRI，造影T1強調矢状断像

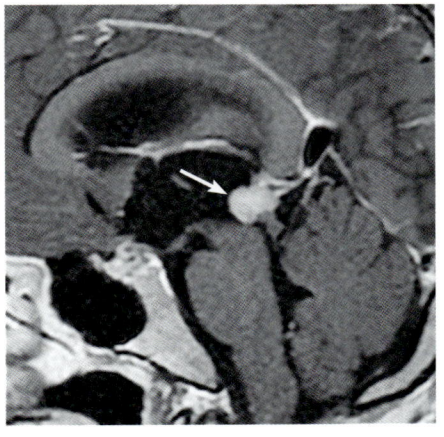

図13-42　胚腫
26歳男性．単純CT（**A**）では，松果体部に高吸収の腫瘍がみられる（→）．石灰化は松果体の生理的石灰化の一部．第3脳室，側脳室に水頭症による軽度の拡大を見る．造影CT（**B**），造影T1強調矢状断像（**C**）では，腫瘍は強い造影効果を示す（→）．

3) 松果体嚢胞　pineal cyst

　松果体部に発生する神経上皮嚢胞（→5章 p.48）で，脳脊髄液に等しい丸い低吸収として認められるが，やや濃度が高い場合もある（図 13-43）．1〜2 cm のものが多い．嚢胞に圧排された正常松果体のために，壁の一部が厚くみえたり，石灰化しているようにみえることがある．大部分は偶発所見であるが，まれに水頭症の原因となることがある．2 cm 以上のもの，明らかな充実成分を伴う場合は，変性した腫瘍（松果体細胞腫など）の可能性がある．

A：単純 CT　　　　　　　　　　　B：MRI，造影 T1 強調矢状断像

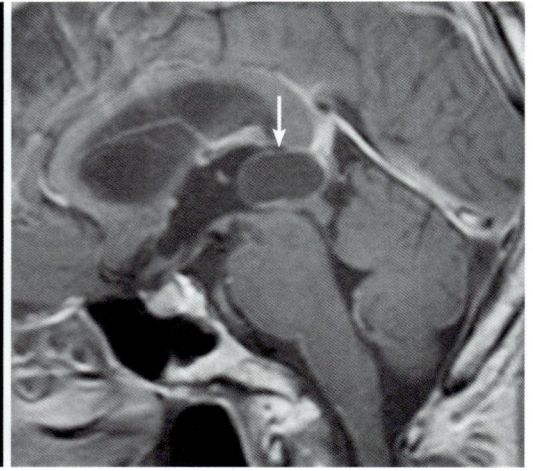

図 13-43　松果体嚢胞
45 歳女性．単純 CT（**A**）では，松果体部に輪郭明瞭，脳脊髄液よりやや高濃度の低吸収性腫瘤がみられる（→）．水頭症による側脳室拡大がある．造影 T1 強調矢状断像（**B**）では壁は薄く均一で，造影効果はない（→）．

f. 後頭蓋窩腫瘍

　一般に後頭蓋窩の脳実質内腫瘍(表13-7, 8)は，転移を除けば小児に多く，小児の脳腫瘍の半数以上が後頭蓋窩に発生する．

表13-7　小脳腫瘍の鑑別

	好発年齢	局在	CT所見		
			濃度	石灰化	造影効果
毛様細胞性星細胞腫	小児に多い(〜20歳)	小脳半球	囊胞＋壁在結節(80%)充実性(20%)	20%	充実性部分に強い造影効果
髄芽腫	5〜15歳	小脳虫部＞半球	等吸収〜やや高吸収	10%以下	不均一
血管芽腫	孤発例(30%)30〜60歳 VHL合併例(70%)20〜40歳	小脳半球	囊胞＋壁在結節(60%)充実性(40%)	まれ	充実性部分に強い造影効果
脈絡叢乳頭腫	30歳〜(小児はテント上に多い)	第4脳室から小脳橋角槽	やや高吸収	25%	均一，強い

表13-8　小脳橋角部・頸静脈孔腫瘍の鑑別

	好発年齢	濃度	石灰化	造影効果	T2強調像	その他
神経鞘腫	30〜50歳	低吸収	まれ	均一〜不均一(囊胞変性)	高信号	前庭神経鞘腫では内耳道拡大，下位脳神経鞘腫では頸静脈孔拡大
髄膜腫	40〜60歳	等〜やや高吸収	20%	強い，均一	やや低〜等信号	内耳道に進展しても拡張は少ない，
脈絡叢乳頭腫	30歳〜(小児はテント上に多い)	やや高吸収	25%	均一，強い	高信号	第4脳室外側陥凹に連続
類表皮囊胞	10〜60歳	低吸収(脳脊髄液と等吸収)	25%	なし	高信号	拡散強調画像で高信号
グロームス腫瘍	50〜70歳	やや高吸収	まれ	均一，強い	高信号	多血管性，MRIでフローボイド

13
腫瘍

1）毛様細胞性星細胞腫　pilocytic astrocytoma：PA

　後頭蓋窩の星細胞系腫瘍は髄芽腫と並んで多く（30%），小脳では毛様細胞性星細胞腫（PA）が大部分（90%）を占める．CT，MRIでは小脳半球に**嚢胞と壁在結節**を認め，壁在結節に強い造影効果を示す（図13-44）．この所見は成人の血管芽腫（→ p.213）に類似しているが，好発年齢が異なることから鑑別が問題となることは少ない．血管芽腫と同じく，嚢胞を伴わない充実性腫瘍も認められる．必要な場合はCTAあるいはMRAを追加すると，星細胞腫の**壁在結節は乏血管性**，血管芽腫の壁在結節は富血管性であることから容易に区別できる．PA以外の星細胞系腫瘍は，後頭蓋窩には少ない．

A：単純 CT　　　　　　　　　　B：造影 CT

C：MRI，造影 T1 強調冠状断像

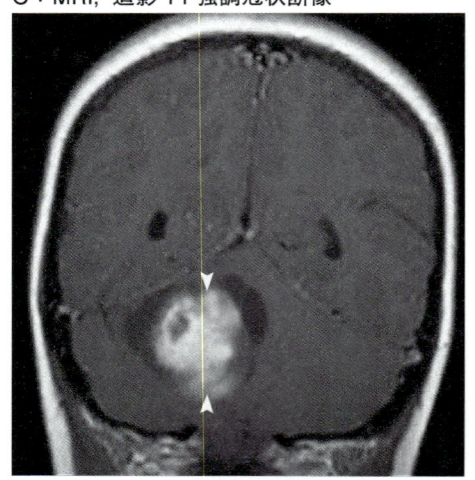

図 13-44　毛様細胞性星細胞腫
8歳男児．単純CT（**A**）では，右小脳半球に嚢胞性の腫瘤がみられ（→），その後壁にやや低吸収，充実性の壁在結節がある（➤）．造影CT（**B**）では，壁在結節に造影効果が認められる．造影T1強調像（**C**）では壁在結節は強い造影効果を示す（➤，造影CTは早期相のため造影効果が弱い）．（Case courtesy of A. Prof Frank Gaillard, rID 8474, Radiopaedia.org）

2) 脳幹膠腫　brain stem glioma

　脳幹の原発性腫瘍としては，小児，若年者の橋に発生する星細胞腫瘍が大部分を占め，脳幹膠腫と総称される．**びまん性星細胞腫**が多いが，退形成性膠腫，膠芽腫も認められる．WHO2016 分類で新たに導入された diffuse midline glioma（Grade IV）は，従来の脳幹膠腫のうち悪性度の高いものに相当すると考えられる．CT では低吸収〜等吸収で**橋全体がびまん性腫大**し，造影効果は組織型によって異なるが軽度の場合が多い（図 13-45）．比較的早期に神経症状が出現するため，髄芽腫と異なり初診時には水頭症を伴うことが少ない．中脳に発生する腫瘍（tectal glioma）は大部分が中脳蓋に発生し，このため早期から中脳水道狭窄による水頭症を伴う．毛様細胞性星細胞腫が多い．成人の脳幹膠腫は低頻度であるが，高悪性度のものが多い．

A：単純 CT

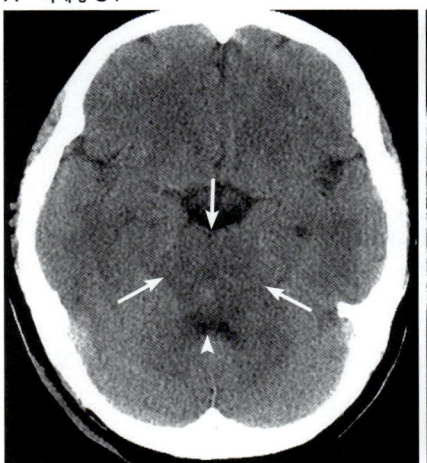

B：MRI, T2 強調像

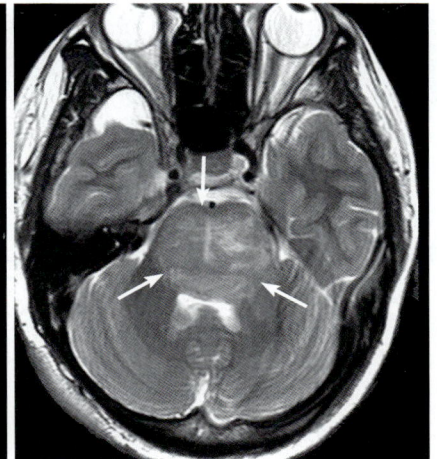

C：造影 T1 強調矢状断像

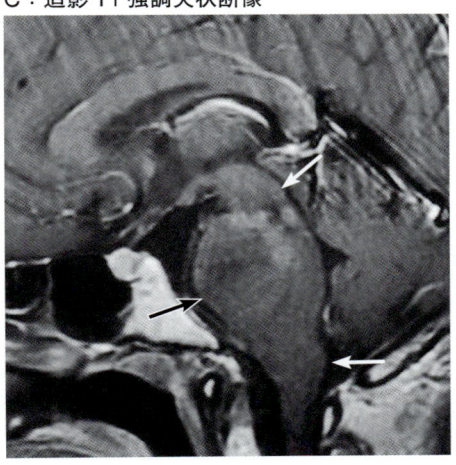

図 13-45　脳幹膠腫

18 歳女性．単純 CT（**A**）では，橋が全体に腫大，びまん性低吸収を示す（→）．第 4 脳室の変形は軽度で（▸），水頭症の合併はない．T2 強調像（**B**）では，橋は不均一な高信号を示して腫大している（→）．造影 T1 強調矢状断像（**C**）では中脳，橋，延髄にわたって脳幹は全体に腫大し，中脳，橋上部に不均一な造影効果が認められる（→）．

13

腫瘍

3）髄芽腫　medulloblastoma

　高悪性度の胎児性腫瘍の代表（Grade IV）．小児の小脳腫瘍としては最も多く，**10歳以下**に好発し（75％），90％以上が**小脳虫部**に発生する．年長児〜若年成人では，小脳半球の発生率が増加する．CTでは**等吸収〜やや高吸収**，境界明瞭な腫瘤で，造影効果の性状，程度は多彩である（図13-46）．石灰化は10％程度と少ない．第4脳室を圧排して水頭症を伴うことが多い．

A：単純CT　　　　　　B：造影CT　　　　　　C：MRI，造影T1強調矢状断像

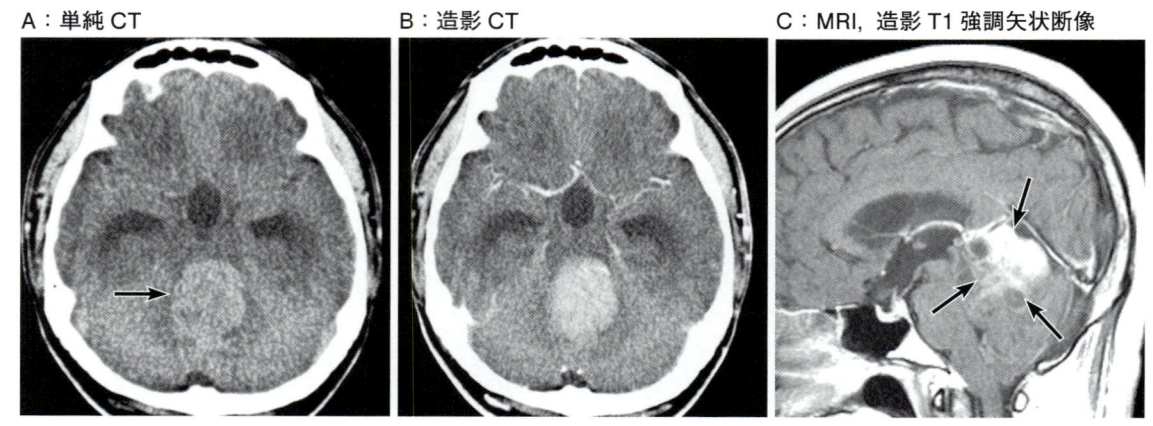

図13-46　髄芽腫
15歳男性．単純CT（**A**）では，後頭蓋窩正中にやや高吸収の腫瘤がみられる（→）．第3脳室，側脳室が，閉塞性水頭症により強く拡大している．造影CT（**B**）では，腫瘍は均一な造影効果を示す．造影T1強調矢状断像（**C**）では，腫瘍は第4脳室を拡大させ，充満している（→）．

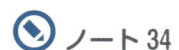 **ノート34**

胎児性腫瘍　embryonal tumors

　最新のWHO2016分類では，「supratentorial medulloblastoma」ともいうべき従来のPNET（原始神経外胚葉性腫瘍 primitive neuroectodermal tumor）が上衣芽腫とともに削除され，これにほぼ代わるものとしてETMR（embryonal tumor with multilayered rosettes）が新たに導入された．この結果，胎児性腫瘍は，髄芽腫，ETMR，AT/RT（atypical teratoid/rhabdoid tumor），その他に大別されることになった（→表13-1 p.171）．小児に髄芽腫とは異なる悪性腫瘍像を見たときは，特にテント上であればETMR，AT/RTである可能性が大きいが，いずれも強い造影効果を伴う不整な充実性腫瘤の像を呈し，画像による鑑別は難しい．

4) 血管芽腫　hemangioblastoma

　成人（30〜60 歳）の**小脳半球**に好発する富血管性腫瘍．由来細胞不詳（Grade Ⅰ）．成人の小脳腫瘍としては転移に次いで多い．3/4 は孤発例，1/4 は **von Hippel-Lindau 病**の部分症である（→ p.225）．CT，MRI では 3/4 の例で**嚢胞と壁在結節**の形をとり，壁在結節に一致して強い造影効果が認められる（**図 13-47**）．成人の小脳半球にこの所見を見ればほぼ確実に診断できるが，同様の所見が小児にみられる場合は小脳星細胞腫を考える（→ p.210）．1/4 は嚢胞を伴わない充実性，あるいは充実性腫瘍の中に小嚢胞を伴い，充実性部分に強い造影効果を示す．嚢胞性のものと異なり，強い浮腫を伴うことが多い．

A：単純 CT

B：造影 CT

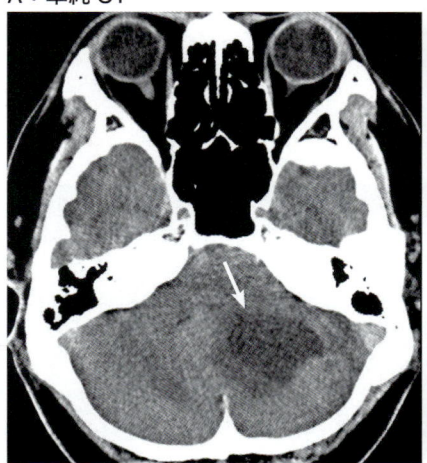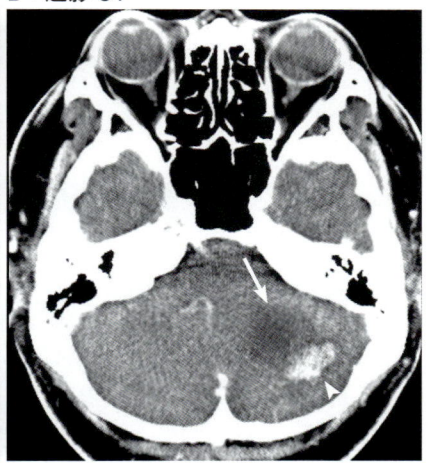

C：MRI，造影 T1 強調矢状断像

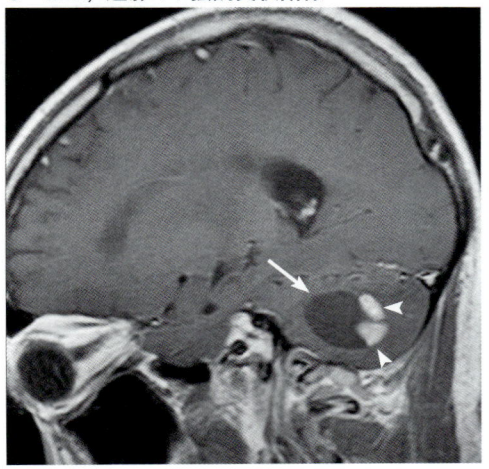

図 13-47　血管芽腫
47 歳男性．単純 CT（**A**）では，左小脳半球に低吸収の嚢胞性腫瘤がみられる（→）．造影 CT（**B**）では，嚢胞の後壁に，強い造影効果を示す壁在結節がみられる（▶）．造影 T1 強調矢状断像（**C**）では，小脳半球の嚢胞（→）と壁在結節（▶）が認められる．

13
腫瘍

5) 神経鞘腫　schwannoma

　脳神経の髄鞘から発生する（Grade Ⅰ）．頭蓋内神経鞘腫の95％は前庭神経（Ⅷ）に発生し，次いで三叉神経（Ⅴ），下位脳神経（Ⅸ～Ⅻ），顔面神経（Ⅶ）に多い．好発年齢は30～50歳．CTでは**低吸収**で，石灰化はまれである．強い**造影効果**を示し，小さなものは均一であるが，ある程度の大きさになると変性による大小の**囊胞**を伴って不均一となることが多い．腫瘍全体が囊胞状になることもあるが，薄壁あるいはその一部に造影効果を見る．MRIのT2強調像で強い高信号を示す．以下，部位別の特徴を示す．

① 前庭神経鞘腫　vestibular schwannoma

　大部分は内耳道内から発生し，増大すると小脳橋角槽に突出して，全体に**オタマジャクシ型**（tadpole sign）になる（図13-48）．原則として**内耳道拡大**を伴うが，内耳道内に限局する小病変では拡大しない場合がある．両側性，多発性の場合は，神経線維腫症2型を疑うが（→ p.225），神経線維腫症がなくとも多発することがある．

A：単純 CT

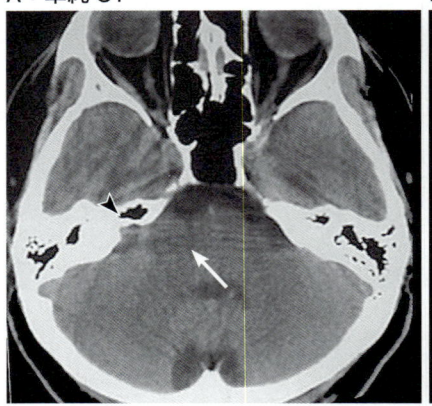

B：造影 CT

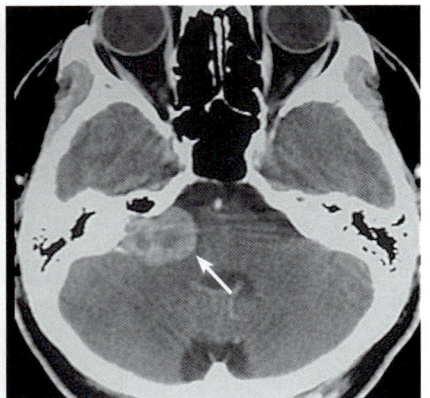

C：MRI，造影 T1 強調冠状断像

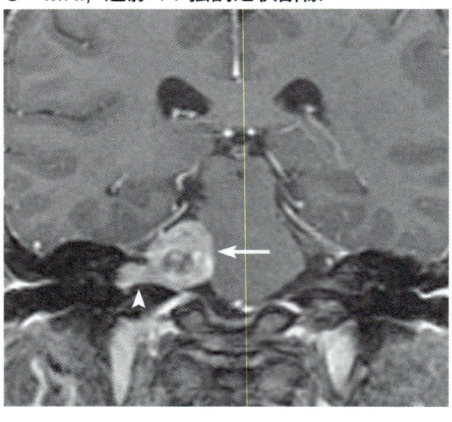

図 13-48　前庭神経鞘腫
40歳男性．右感音性難聴．単純CT（**A**）では，拡大した右内耳道（➤）に接して，右小脳橋角部に等～やや低吸収を示す病変がみられる（→）．造影CT（**B**）では不均一な造影効果を示す（→）．造影T1強調冠状断像（**C**）では，内耳道（➤）から小脳橋角槽に連続するオタマジャクシ型の腫瘍が認められる（→）．

② 三叉神経鞘腫　trigeminal schwannoma

三叉神経脳槽部〜Meckel 洞から発生し，その走向に沿って前後に細長く，中頭蓋窩まで連続して認められることもある（→ p.196）．Meckel 洞は正常では脳脊髄液に等しい低吸収で造影効果を示さないが，ここに造影効果がある場合は三叉神経鞘腫を疑う（図 13-49）．

A：造影 CT

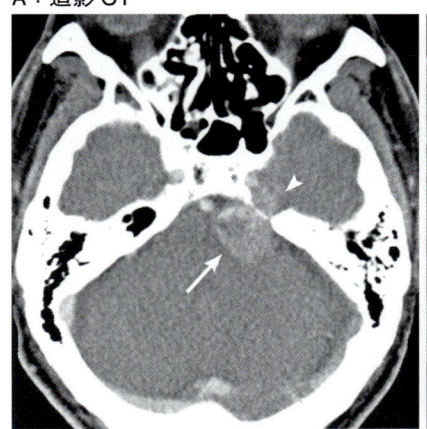

B：MRI，造影 T1 強調像

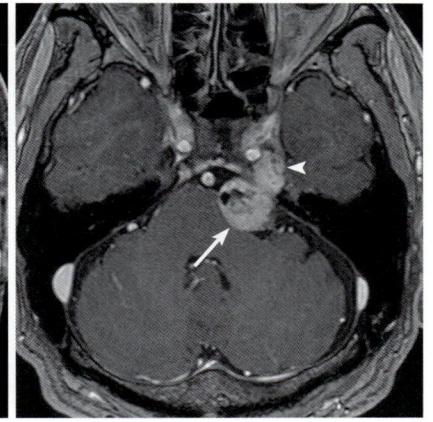

C：造影 T1 強調冠状断像

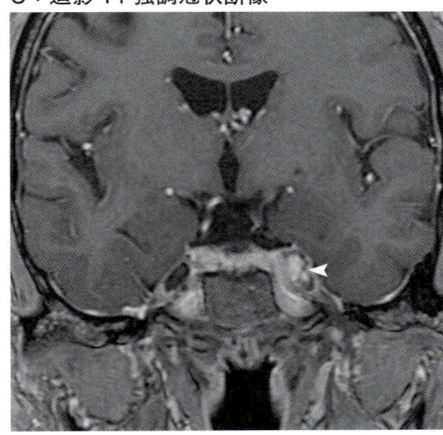

図 13-49　三叉神経鞘腫
50 歳女性．造影 CT（**A**）では，左小脳橋角槽から Meckel 洞に連続する不均一な造影効果を示す腫瘍が認められる（→）．左 Meckel 洞は拡大し，錐体尖に変形を見る（➤）．造影 T1 強調像（**B, C**）では，Meckel 洞内の腫瘍が認められる（➤）．

🔖 ノート 35

Meckel 洞　Meckel's cave

　三叉神経節（Gasserian ganglion）が位置する，テント切痕の下，錐体尖の前外側に接するくも膜下腔（橋前槽）が突出した部分（図 13-50）．錐体尖の前縁には正常でも軽度の陥凹（三叉神経圧痕）があるが，腫瘍による erosion で拡大する．ここから分岐する下顎神経（V_3）は，Meckel 洞の真下にある卵円孔に入り，上顎神経（V_2），眼神経（V_1）は前方の海綿静脈洞に進入後，それぞれ棘孔，上眼窩裂から頭蓋を出る．

13
腫瘍

A：造影 CT

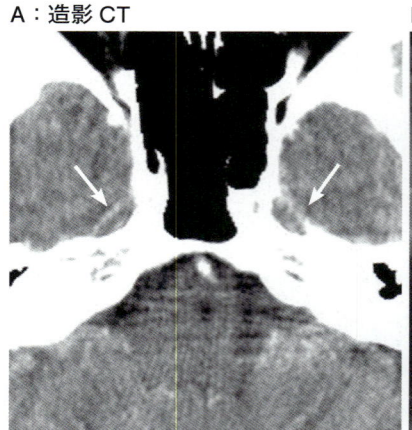

B：MRI, T2 強調像

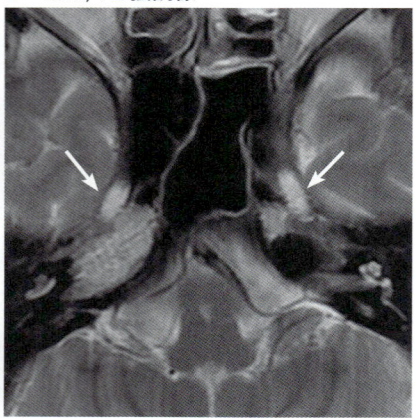

C：T2 強調冠状断像

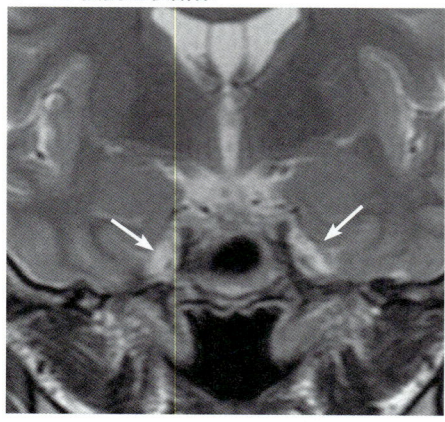

図 13-50　正常 Meckel 洞
Meckel 洞は錐体尖の前縁，海綿静脈洞の背側に位置し，左右対称，CT, MRI で
は脳脊髄液の濃度を示す（→）．Meckel 洞の非対称，造影効果は，神経鞘腫を示
唆する所見である．

③ 顔面神経鞘腫　facial schwannoma

　その長い走向のどこからでも発生するが，膝神経節に発生してダンベル状に**内耳道から小
脳橋角槽**に連続したり，背側に伸びて**鼓室から顔面神経管**に連続する細長い腫瘤を作るもの，
あるいは大錐体神経から発生して**錐体骨前面から中頭蓋窩**に膨隆する腫瘤をつくるものがあ
る（図 13-51）．

④ 下位脳神経の神経鞘腫　schwannoma of the lower cranial nerves

　下位脳神経の神経鞘腫の大部分は舌咽神経（Ⅸ）から発生するが，画像上は迷走神経（Ⅹ），
副神経（Ⅺ）の腫瘍と区別できず，いずれも**頸静脈孔の拡大**を見る（→表 13-8，図 13-52）．舌
下神経（Ⅻ）由来の腫瘍は，**舌下神経管の拡大**とともに同側の舌萎縮を見ることが多い．

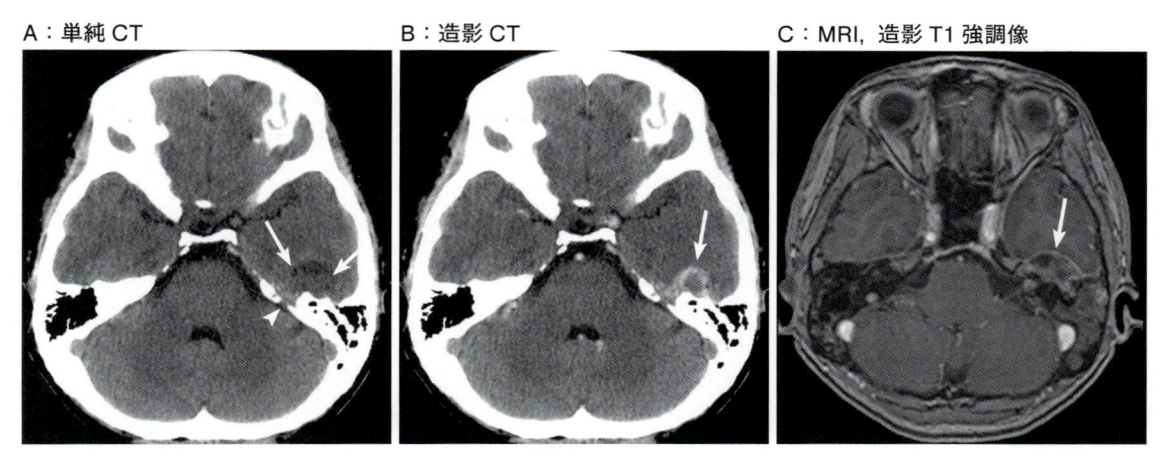

図 13-51　顔面神経鞘腫

54 歳女性．左顔面神経麻痺．単純 CT（**A**）では，左中頭蓋窩後縁の低吸収性病変がみられる（→）．錐体骨が破壊されている（➤）．造影 CT（**B**），造影 T1 強調像（**C**）では，病変は不均一な造影効果を示す（→）．

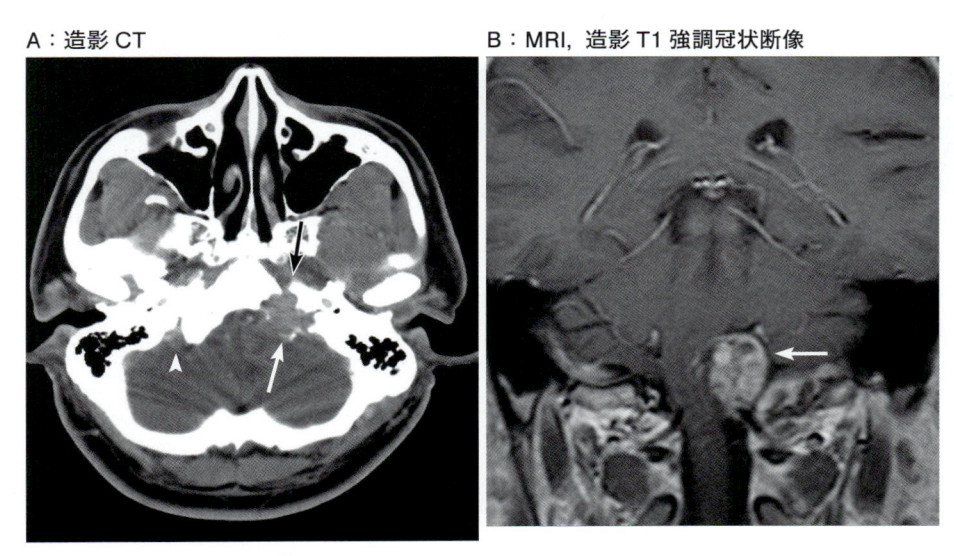

図 13-52　頸静脈孔神経鞘腫

49 歳男性．造影 CT（**A**）では，左頸静脈孔を破壊する造影効果を示す腫瘍がみられる（→）．対側の内頸静脈（➤）．造影 T1 強調像（**B**）では，囊胞変性を伴う不均一な造影効果を示す充実性腫瘍が認められる（→）．

13

腫瘍

6）髄膜腫

　後頭蓋窩の髄膜腫は，**小脳橋角部**に最も多く（30％），このほか小脳テント，斜台などに好発する（→ p.183，図 13-13 参照）．他の部位の髄膜腫と同じく，**やや高吸収**，しばしば**石灰化**を伴い，均一な造影効果を示し，骨に接する場合にみられる**過骨症**（hyperostosis）はほぼ特異的である（→ p.182，図 13-53）．

　鑑別診断：小脳橋角部髄膜腫は内耳道内に進入することもあり，**前庭神経鞘腫**との鑑別を要する（→表 13-8）．

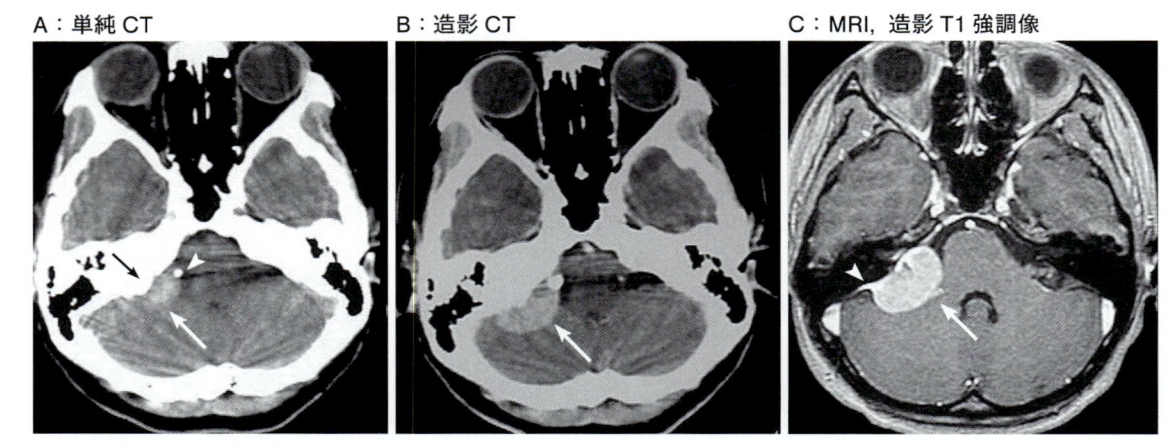

A：単純 CT　　　　　　B：造影 CT　　　　　　C：MRI，造影 T1 強調像

図 13-53　小脳橋角部髄膜腫
50 歳女性．単純 CT（**A**）では，右小脳橋角部にやや高吸収の病変がみられる（大矢印）．粗大な石灰化を伴い（▶），錐体骨に限局性の肥厚（hyperostosis）が認められる（小矢印）．造影 CT（**B**）では均一な強い造影効果を示す（→）．造影 T1 強調像（**C**）では，均一な造影効果（→）の後縁に dural tail が認められる（▶）．

7）脈絡叢乳頭腫　choroid plexus papilloma

　成人では第 4 脳室の脈絡叢に好発する（→ p.201）．第 4 脳室から Luschka 孔に連続する脈絡叢の走向に沿って，**第 4 脳室内，第 4 脳室外側陥凹，小脳橋角槽**に発生する．充実性，カリフラワー状の腫瘍で，**表面に細かい凹凸**を示し，**強い造影効果**を示す（図 13-54）．

A：単純 CT

B：造影 CT

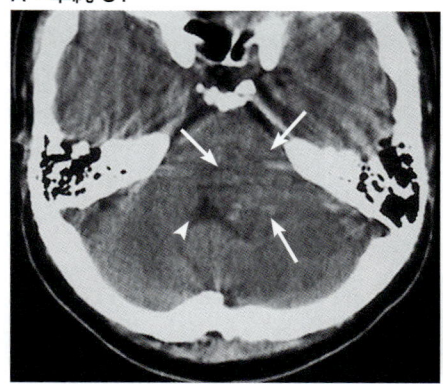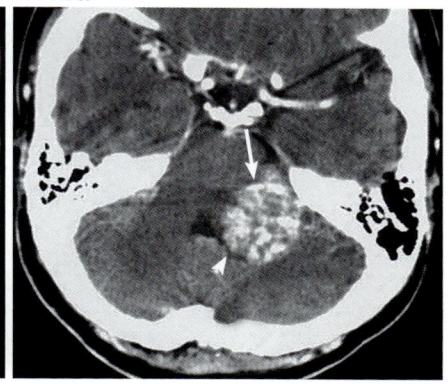

C：MRI，造影 T1 強調冠状断像

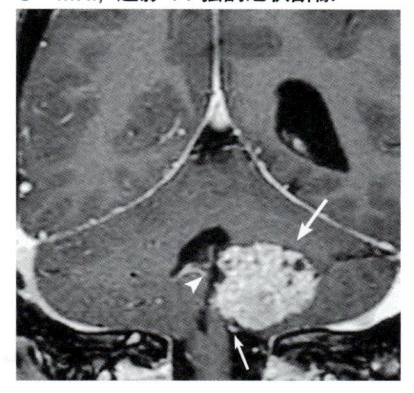

図 13-54　脈絡叢乳頭腫

25 歳男性．単純 CT（**A**）では，左小脳橋角槽に等吸収，内部に石灰化による高吸収が散在する腫瘤があり（大矢印），第 4 脳室が圧排されている（➤）．造影 CT（**B**），造影 T1 強調冠状断像（**C**）では，カリフラワー状の強い造影効果を示す腫瘤が，第 4 脳室外側陥凹（➤）から Luschka 孔（小矢印）に充満している．

8）グロームス腫瘍　glomus tumor

　傍神経節腫（paraganglioma）と同義．副交感神経系の糸球体組織に由来する．大部分は頸静脈小体に発生し（glomus jugulare tumor），**頸静脈孔腫瘍**として認められるが，鼓室に発生したり（glomus tympanicum tumor），両者が連続することもある．高度の富血管性腫瘍で，**強い造影効果を示す**（図 13-55）．

　鑑別診断：好発部位は**神経鞘腫**に一致するが，等吸収～やや高吸収を示し，造影効果が強いこと，囊胞成分に乏しいこと，しばしば骨破壊を伴うことが鑑別点となる．

13

腫瘍

A：単純 CT　　　　　　　B：造影 CT

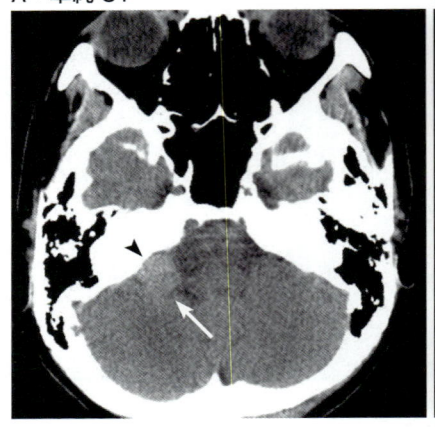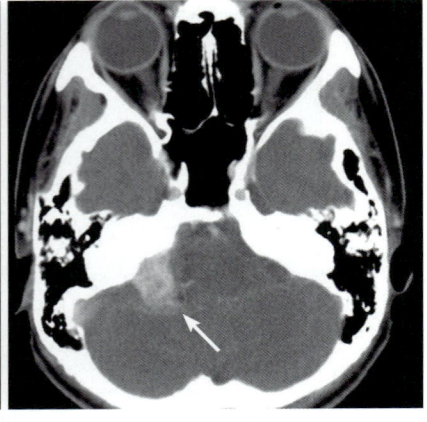

C：造影 CT 冠状断像

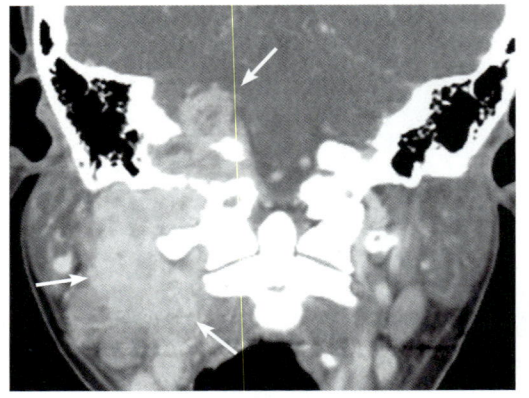

図 13-55　グロームス腫瘍
70歳女性. 単純 CT(**A**)では, 右小脳橋角槽下部にやや高吸収の腫瘤がみられる
(→). 錐体骨の陥凹を伴っている(▶). 造影 CT(**B, C**)では, 強い造影効果を呈し,
頭蓋底を破壊して副咽頭腔に連続している(→).

9) 類表皮嚢胞　epidermoid cyst

　　胎生期皮膚上皮の遺残から発生する(→5章 p.53). 頭蓋内では小脳橋角槽に最も多く, 脳
脊髄液にほぼ等しい低吸収を示すが(**図 13-56**), まれに等〜高吸収(dense epidermoid)の場
合がある(**図 13-57**).

　鑑別診断: くも膜嚢胞との鑑別を要するが, 類表皮嚢胞は MRI の拡散強調画像で強い高
信号を示すのが特徴的である.

A：単純 CT　　　　　　　B：MRI，拡散強調画像

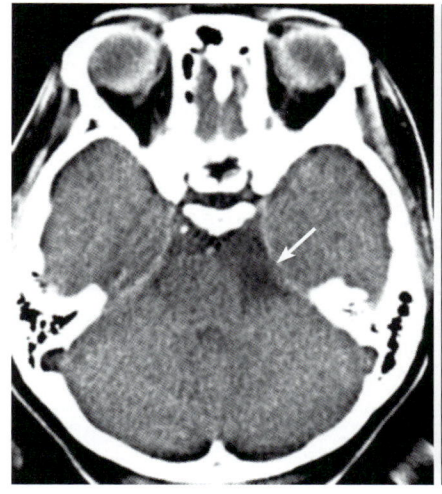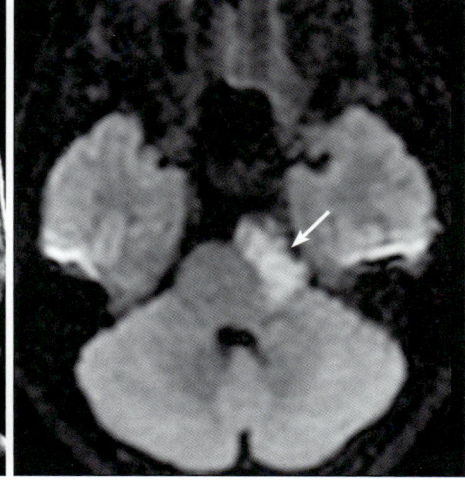

図 13-56　類表皮嚢胞
23 歳女性．単純 CT（**A**）では，左小脳橋角槽に脳脊髄液と同程度の低吸収病変がみられる（→）．脳幹が圧排されている．拡散強調画像（**B**）では，病変は高信号を呈し（→），類表皮嚢胞と診断できる．

A：単純 CT　　　　　　　B：MRI，拡散強調画像

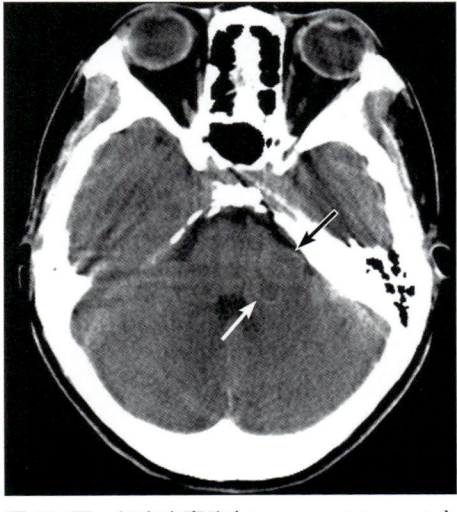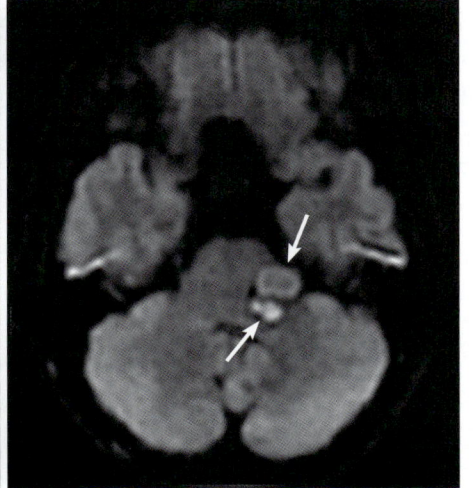

図 13-57　類表皮嚢胞（dense epidermoid）
31 歳女性．単純 CT（**A**）では，左小脳橋角槽に脳実質とほぼ等吸収の病変がみられる（→）．拡散強調画像（**B**）では，病変は高信号を呈し（→），類表皮嚢胞と診断できる．

13

腫瘍

g.　神経皮膚症候群　neurocutaneous syndrome

おもに外胚葉系器官である神経系と皮膚に先天異常を伴う遺伝性疾患群だが，中胚葉由来の骨，血管，内胚葉由来の臓器にも病変を見るものが多い（表 13-9）．皮膚科的には母斑症（phakomatosis）として捉えられる．

表 13-9　おもな神経皮膚症候群

	神経病変	皮膚病変	その他
神経線維腫症 1 型（von Recklinghausen病）	視神経膠腫，毛様細胞性星細胞腫 皮下，末梢神経の神経線維腫	café-au-lait 斑	蝶形骨・後頭骨の低形成 脊柱側弯，四肢偽関節
神経線維腫症 2 型	両側前庭神経鞘腫，その他の脳神経神経鞘腫	café-au-lait 斑（低頻度）	髄膜腫，上衣腫
結節性硬化症（Bourneville-Pringle病）	上衣下過誤腫（側脳室壁の石灰化） 皮質結節（皮質下の石灰化） 巨細胞性星細胞腫	顔面脂腺腫，葉状白斑	腎過誤腫（血管筋脂肪腫） 肺過誤腫，心臓横紋筋腫
von Hippel-Lindau 病	血管芽腫（小脳，脊髄に多発） 網膜血管腫		腎細胞癌，腎囊胞，膵囊胞
Sturge-Weber 病	軟膜血管腫（脳表の造影効果，石灰化）	顔面血管腫（V_1 領域）	
血管拡張性運動失調症（Louis-Bar 症候群）	小脳萎縮 大脳多発毛細血管拡張症	顔面，結膜の毛細血管拡張症	
神経皮膚黒色症	軟膜，脳実質のメラノーシス，黒色腫	体幹の巨大色素性母斑	

1）神経線維腫症 1 型（von Recklinghausen 病）　neurofibromatosis type 1：NF1

皮膚症状は多発 café-au-lait 斑が特徴的だが，頭蓋，神経系の病変としては以下のようなものがあげられる．

大脳基底核・小脳の多発 T2 延長病変：大脳基底核（特に淡蒼球）および小脳，脳幹に T2 強調像で高信号を示す病変．CT では同定できない．病理学的には髄鞘の空胞化とされる．2〜7 歳に認められ，その後は次第に減少，消失する．

視神経膠腫（optic glioma）：視路（球後視神経から視放線）に発生する毛様細胞性膠腫（図 13-58）．日本人には少なく合併は約 1％であるが，視神経膠腫の約 75％が神経線維腫症の部分症である．視路以外の神経膠腫も発生する．

蔓状神経線維腫（plexiform neurofibroma）：頭頸部皮下に多発する軟部腫瘤（図 13-59）．

頭蓋欠損：蝶形骨大翼（＋眼球突出），後頭骨の低形成はまれだが，本症に特徴的である（図 13-60, 61）．

その他の頭蓋内病変：脳底主幹動脈の狭窄・閉塞，脳動脈瘤などを伴うことがある．神経線維腫症 2 型と異なり，神経鞘腫，髄膜腫の頻度は低い．

A：単純 CT　　　　　　　　　　　　B：MRI, 造影 T1 強調矢状断像

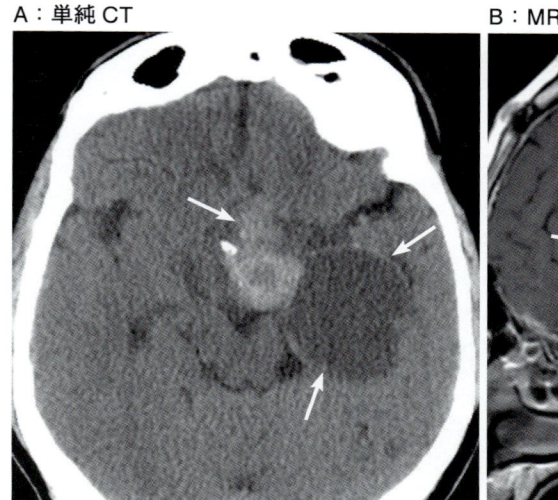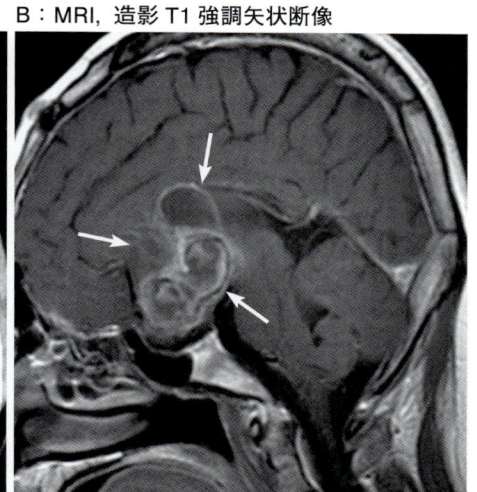

図 13-58　視神経膠腫

4 歳男児．単純 CT（**A**）では，鞍上部に嚢胞と粗大な石灰化を伴う高吸収の充実性部分からなる腫瘤がみられる（→）．水頭症に対して脳室シャント術後．造影 T1 強調矢状断像（**B**）では，視交叉から視索に沿う不均一な造影効果を示す腫瘍が認められる（→）．

A：単純 CT　　　　　B：単純 CT　　　　　C：MRI, 造影 T1 強調冠状断像

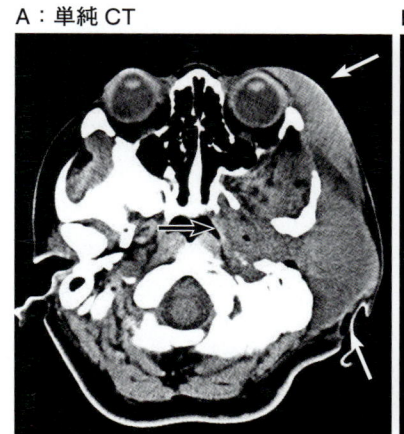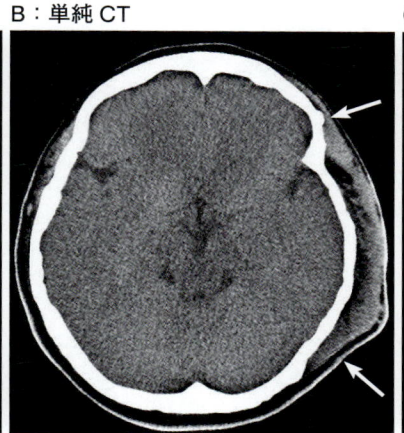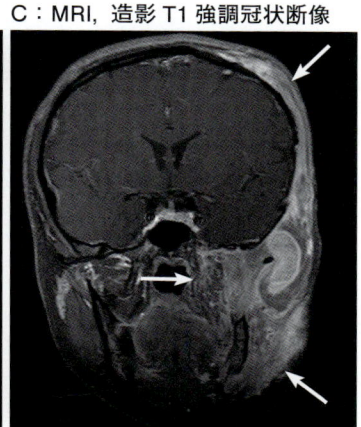

図 13-59　蔓状神経線維腫

24 歳男性．単純 CT（**A, B**）では，頭皮下から頸部（側頭下窩，副咽頭腔）に及ぶ広範，びまん性の軟部腫瘤がみられる（→）．造影 T1 強調冠状断像（**C**）では，病変は不均一な強い造影効果を示す（→）．

13
腫
瘍

A：単純 CT

B：頭蓋単純 X 線写真側面像

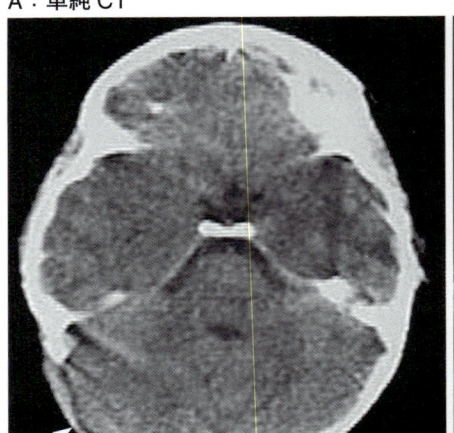
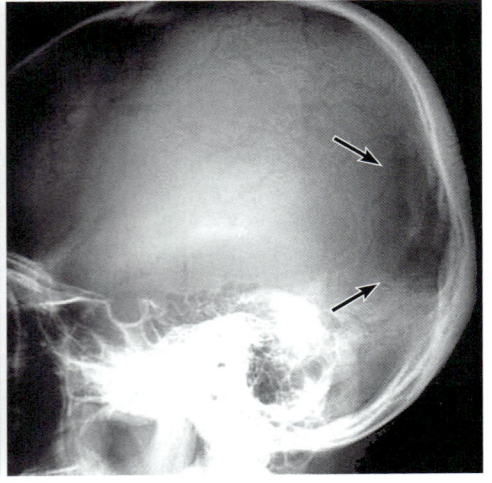

図 13-60　後頭骨の低形成
18 歳女性．単純 CT（**A**）では，右後頭骨の一部が欠損している（→）．頭蓋 X 線写真（**B**）では，後頭骨欠損部が透亮像として認められる（→）．

A：単純 CT

B：MRI, T2 強調像

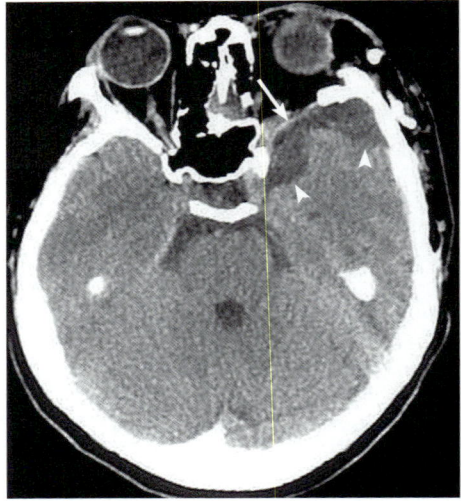
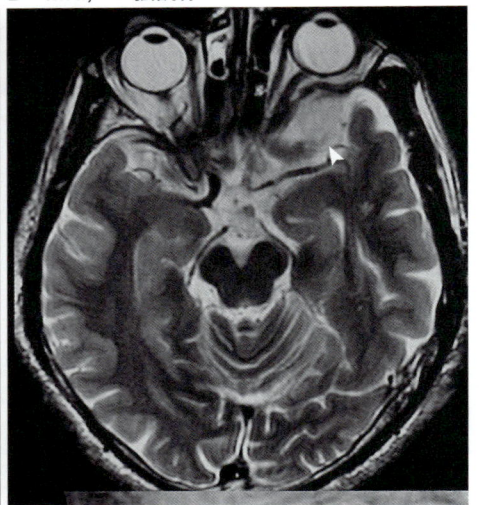

図 13-61　蝶形骨の低形成
22 歳男性．単純 CT（**A**）では，左眼窩後壁（蝶形骨大翼）が欠損し（→），中頭蓋窩前縁のくも膜下腔が拡大している（►）．T2 強調像（**B**）では，くも膜下腔の拡大（►），頭蓋内圧による眼球突出が認められる．

2）神経線維腫症 2 型　neurofibromatosis type 2：NF2

両側前庭神経鞘腫はほぼ全例に認められ，他の脳神経の神経鞘腫，髄膜腫も多発する（図13-62）．脳実質内腫瘍としては上衣腫が多い．

A：造影 CT

B：MRI, 造影 T1 強調像

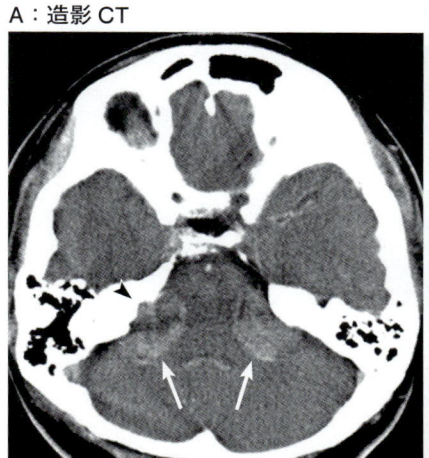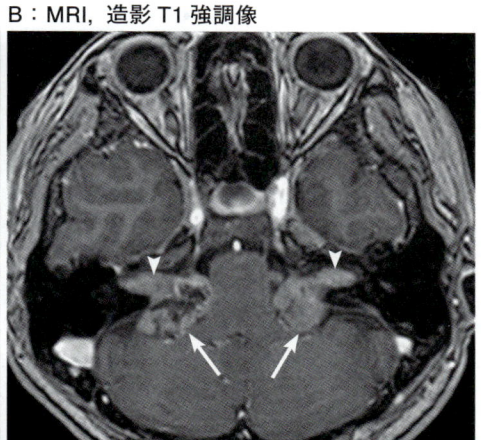

図 13-62　神経線維腫症 2 型
45 歳男性．造影 CT（**A**）では，両側小脳橋角部に，不均一な造影効果を示す腫瘍がみられる（→）．右内耳道の拡大がある（➤）．造影 T1 強調像（**B**）では，両側内耳道（➤）から小脳橋角槽に，嚢胞変性を伴い不均一な造影効果を示すオタマジャクシ型の腫瘍が認められる（→）．

3）結節性硬化症（Bourneville-Pringle 病）　tuberous sclerosis

過誤腫が上衣下結節（subependymal nodule），皮質結節（cortical tuber）として認められる．上衣下結節は，**側脳室壁の多発石灰化**として認められ，ほぼ特異的である（→ 4 章 p.36, 図 13-63）．10～20％の例で，Monro 孔近傍の上衣下結節が腫瘍化して**巨細胞性星細胞腫**が発生する（→ p.202）．石灰化周囲に造影効果を示す軟部病変が増大する場合にはこれを疑う．皮質結節の石灰化は上衣下結節に比べると少なく，CT では不明瞭な場合も多いが，T2強調像では淡い高信号として認められる．

鑑別診断：側脳室壁に石灰化を見る疾患に**TORCH 症候群**があるが（→ 14 章 p.242），年齢，症状ともに異なるので問題となることはない．

4）von Hippel-Lindau 病

小脳に**血管芽腫**を見る．血管芽腫の約 1/4 が本疾患の部分症で，孤発性に比べて多発することが多く，しばしば小脳のみならず大脳，脊髄にも発生する．個々の病変は孤発性のものと同様，強い造影効果を示す壁在結節を伴う嚢胞，あるいは充実性結節として認められる（→ p.213，図 13-64）．

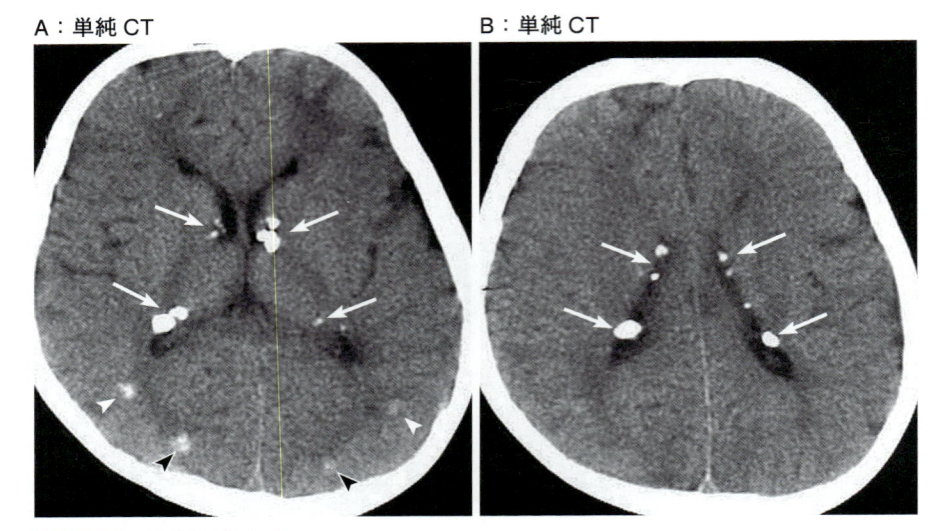

A：単純 CT　　　　　B：単純 CT

図 13-63　結節性硬化症
25 歳女性．単純 CT（**A, B**）では，両側側脳室壁に石灰化（上衣下結節）が多発している
（→）．両側後頭葉の皮質下にも淡い石灰化（皮質結節）が認められる（▸）．

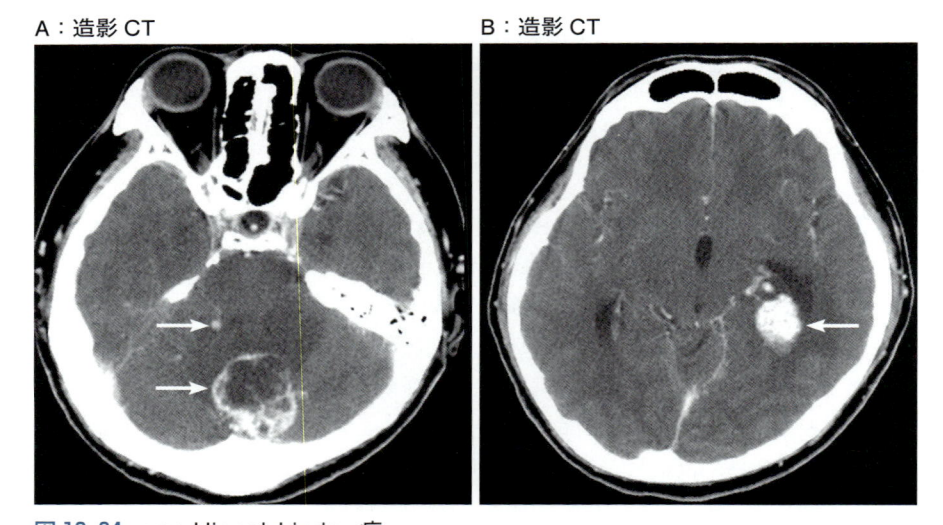

A：造影 CT　　　　　B：造影 CT

図 13-64　von Hippel-Lindau 病
25 歳男性．造影 CT（**A, B**）では，小脳，左後頭葉に強い造影効果を示す嚢胞性あるいは
充実性の腫瘍が多発している（→）．von Hippel-Lindau 病に伴う血管芽腫はしばしば
テント上下，脊髄に多発する．

5）Sturge-Weber 病

　顔面血管腫（port-wine stain）と同側の後頭葉から頭頂葉に**軟膜血管腫**（pial angioma）が認められる．初期には病変に一致して，CT，MRI で脳表の限局性造影効果が認められる．進行すると病変部の限局性萎縮，および**脳回に沿う石灰化**が出現する．この石灰化はかなり特徴的で，X 線写真の時代から "tram-track sign" として知られたものである．皮質静脈の還流障害に伴い，深部静脈の拡張，側脳室脈絡叢の腫大が認められることが多い（図 13-65）．

A：単純 CT　　　　　　　　　　B：単純 CT

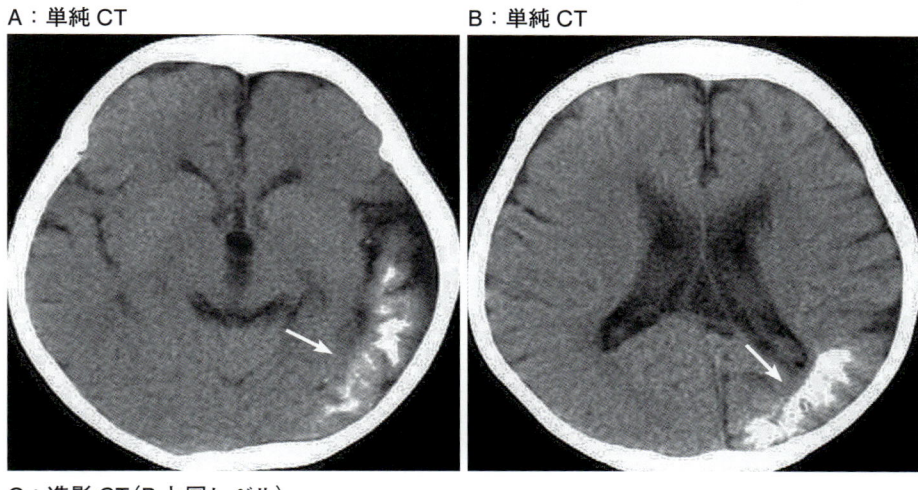

C：造影 CT（B と同レベル）

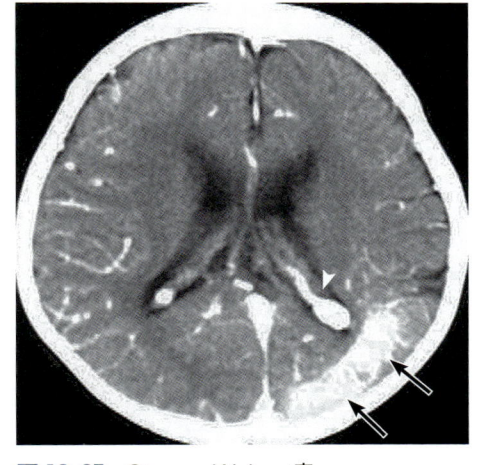

図 13-65　Sturge-Weber 病
20 歳男性．単純 CT（**A, B**）では，左後頭から側頭葉の皮質に脳回に沿う強い石灰化，限局性萎縮がみられる（→）．造影 CT（**C**）では，石灰化の周囲に造影効果が認められる（→）．脈絡叢の腫大がある（▶）．

文献

1) Louis DN, Perry A, Reifenberger G, et al：The 2016 World Health Organization classification of tumors of the central nervous system：a summary. Acta Neuropathol 2016；131：803-820.
2) 新田雅之，小森隆司：WHO2016脳腫瘍病理分類の概要と課題．脳外誌 2017；26：782-791.
3) Parizel PM, Carpentier K, Van Marck V, et al：Pneumosinus dilatans in anterior skull base meningiomas. Neuroradiology 2013；55：307-311.
4) Gonzalez LF, Lekovic GP, Eschbacher J, et al：Are cavernous sinus hemangiomas and cavernous malformations different entities? Neurosurg Focus 2006 15；21：e6.
5) Kuya K, Shinohara Y, Yoshioka H, et al：A case of intracranial subependymoma：histo-pathological confirmation of ring-shaped lateral ventricular nodule. Magn Reson Med Sci 2018；17：105-106.

14

先天異常

a. 脳発生異常

1）神経細胞遊走異常　neuronal migration disorders

　胎齢 8〜16 週に起こる神経芽細胞の脳室周囲から脳表への移動，配列が障害され，正常皮質の層構造が形成されない状態で，形態的には**脳回形成異常**となる．

　滑脳症（lissencephaly）（無脳回症 agyria，厚脳回症 pachygria）：最も高度な異常で，脳回がほとんど形成されないか粗大な脳回が形成されるにとどまる．無脳回症では特徴的な **8の字型の大脳半球**が認められ（図 14-1），厚脳回症では粗大，不規則な脳回が認められる（図 14-2）．福山型先天性筋ジストロフィーでは小脳の微小囊胞形成，Walker-Warburg 症候群では小脳・脳幹低形成を伴う．

　裂脳症（schizencephaly）：大脳皮質の限局性脳回形成異常が側脳室壁に連続する（図 14-3）．大部分で多小脳回を伴う．裂隙に明らかな脳脊髄液が存在する open lip type，閉鎖している closed lip type に分類されるが基本的には同じ病態である．

　多小脳回（polymicrogyria）：不規則，小さな脳回を形成するもので，両側 Sylvius 裂周囲の bilateral perisylvian polymicrogyria（BPP）の形が多い（図 14-4）．裂脳症に高率に合併する．

　片側巨脳症（hemimegalencephaly）：一側大脳半球の肥大と脳回形成異常（厚脳回症，多小脳回が多い）を合併する（図 14-5）．神経線維腫症，結節性硬化症など神経皮膚症候群に合併するものが多い．

　異所性灰白質（heterotopic gray matter）：最も軽症な形で，側脳室周囲白質に，島状に取り残された灰白質と等吸収の組織が認められ，脳室壁の輪郭が凹凸不整を呈する（図 14-6）．

　鑑別診断：病型分類は参考文献に譲る[1,2]．非対称性の異所性灰白質は腫瘍に類似することがあるが，正常灰白質と等吸収である点が鑑別点となる．

A：単純 CT

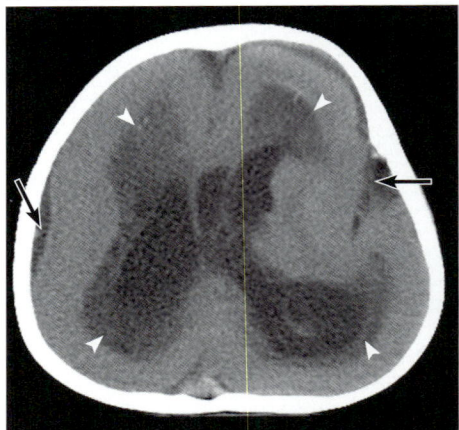

B：MRI, FLAIR 像

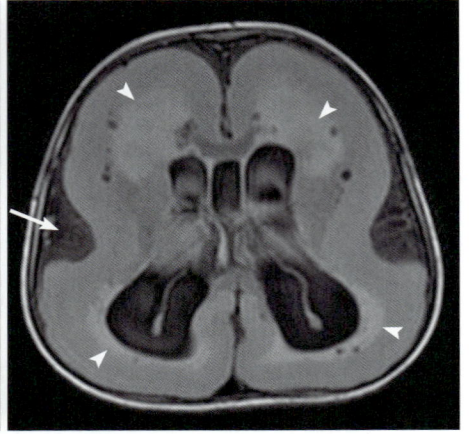

C：FLAIR 冠状断像

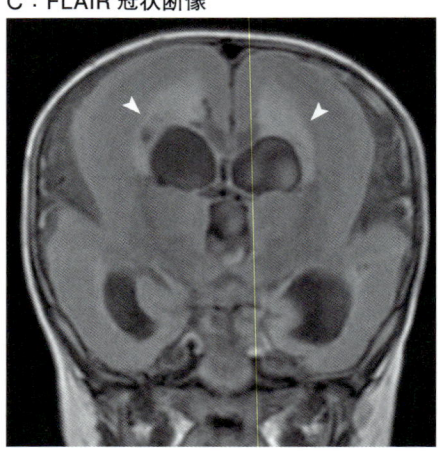

図14-1 無脳回症

6か月女児．単純 CT（**A**）では大脳半球の脳回形成がなく，Sylvius 裂がほとんど形成されないため（→），全体が 8 の字型をしている．厚い均一な厚さの皮質が相対的に高吸収，側脳室周囲の白質が低吸収に認められる（➤）．FLAIR（**B, C**）では，Sylvius 裂に相当するわずかな陥凹が認められるのみで（→），厚い灰白質が低信号，白質が相対的な高信号（➤）として認められる．

A：単純 CT

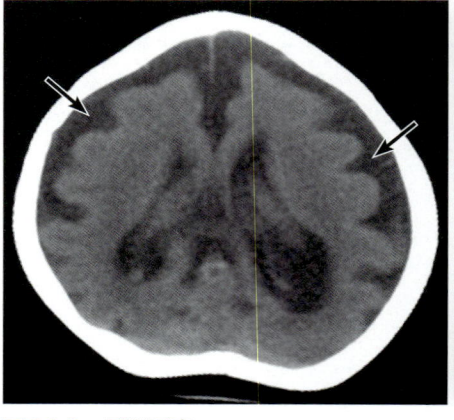

B：MRI, T2 強調像

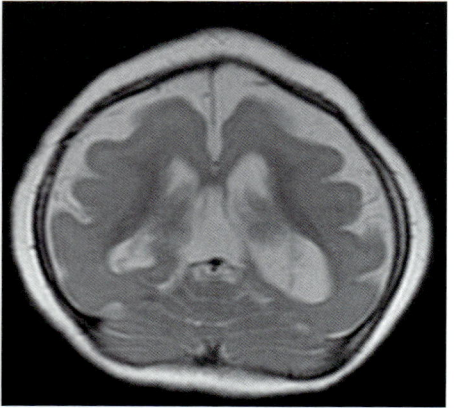

図14-2 厚脳回症

1か月男児．単純 CT（**A**）では，粗大な脳回が少数認められる（→）．T2 強調像（**B**）では，白質の低形成，相対的な皮質の肥厚が認められる．

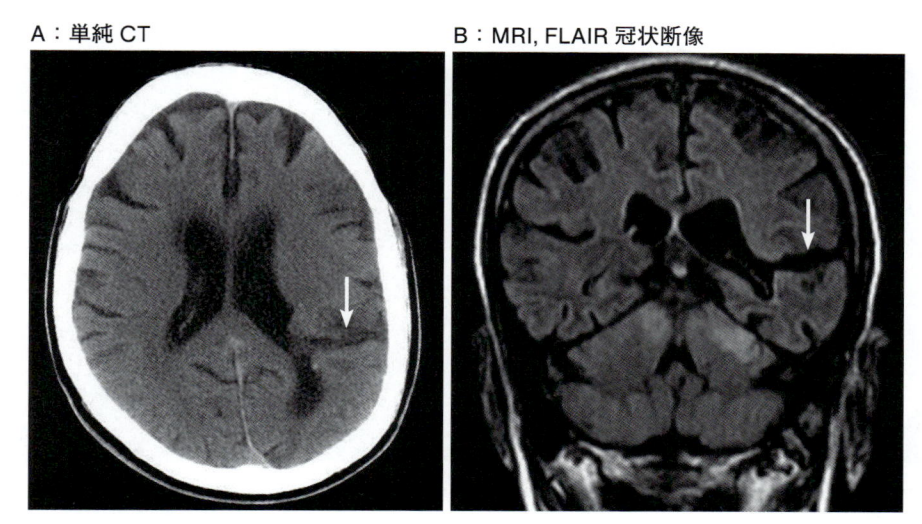

図 14-3　裂脳症

75 歳男性．単純 CT（**A**）では，左頭頂葉後部に，脳表から側脳室壁に連続する裂隙が
みられる（→）．FLAIR 冠状断像（**B**）では，脳表くも膜下腔から側脳室壁に脳脊髄液の
低信号が連続している open lip type である．（Case courtesy of Dr Hani Salam, rID
13782, Radiopaedia.org）

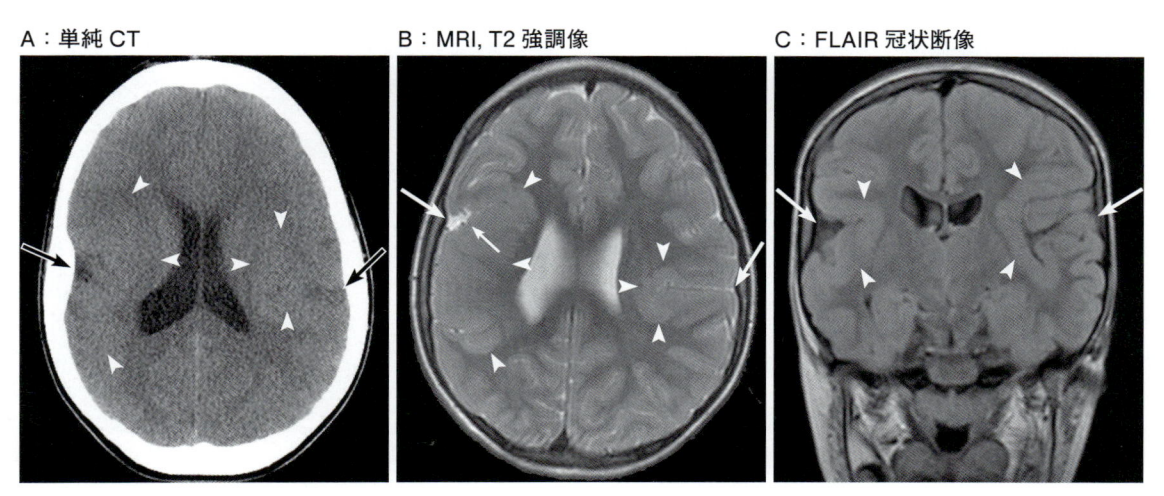

図 14-4　多小脳回（BPP）

41 歳女性．単純 CT（**A**）では，浅い両側 Sylvius 裂が高位にあり（→），その周囲の皮質が肥厚している（➤）．T2
強調像（**B**）では Sylvius 裂の形成異常（大矢印），その周囲の皮質の肥厚があり（➤），脳表には細かい脳回（多小
脳回）が認められる（小矢印）．FLAIR 冠状断像（**C**）では両側 Sylvius 裂は浅く（→），皮質の肥厚がある（➤）．

14

先天異常

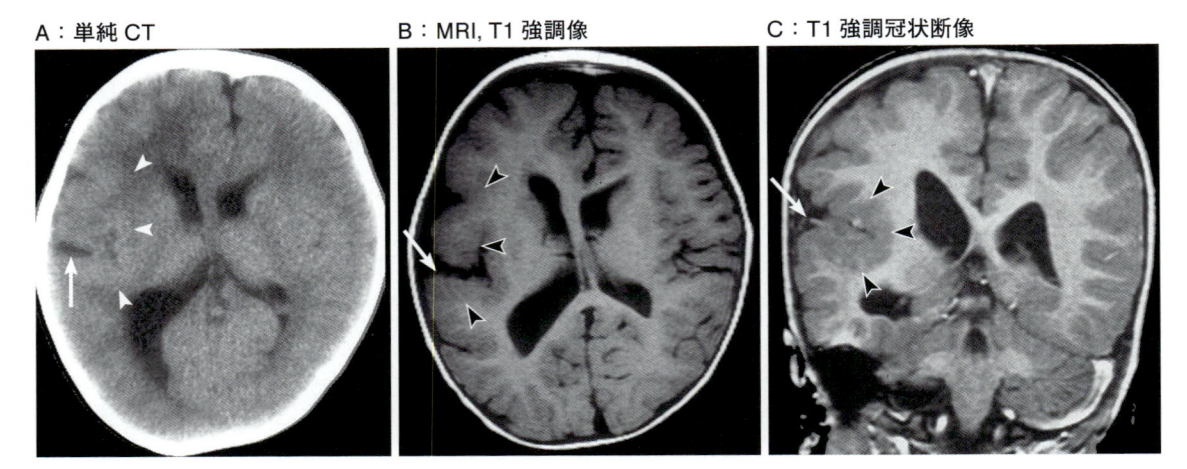

A：単純 CT　　　B：MRI, T1 強調像　　　C：T1 強調冠状断像

図 14-5　片側巨脳症

15 歳男性．単純 CT（**A**）では，右大脳半球の腫大があり，浅い右 Sylvius 裂（→）周囲の皮質が肥厚している（➤）．
T1 強調像（**B, C**）では右大脳半球の腫大，右 Sylvius 裂の形成異常（→），多小脳回が認められる（➤）．

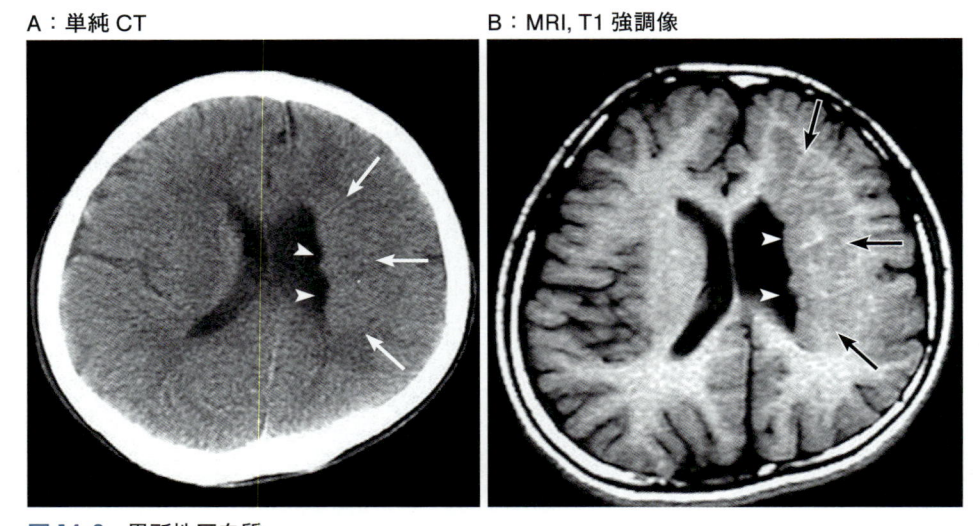

A：単純 CT　　　　　　　B：MRI, T1 強調像

図 14-6　異所性灰白質

30 歳男性．単純 CT（**A**）では，左側脳室周囲白質内に皮質と等吸収，白質に比して高吸収の
病変があり（→），側脳室壁には不整な細かい凹凸が認められる（➤）．T1 強調像（**B**）では，左
側脳室周囲白質に灰白質と等輝度の組織があり（→），側脳室壁に細かい凹凸を作っている（➤）．

2) 脳梁形成不全　callosal dysgenesis

　脳梁は胎生 6〜15 週にかけて前方から後方に向けて形成され，その後さらに全体の容積が増加する．このため障害の時期に応じて，完全欠損，前部だけが形成される部分欠損，全長にわたって菲薄化する低形成などが認められる．完全欠損あるいは部分欠損では，**側脳室間距離が開大**し，側脳室の間に**第 3 脳室が挙上**する（図 14-7）．部分欠損では脳梁膨大部が同定できず，完全欠損では膝部もみえない．側脳室後角の拡大（colpocephaly，→ 3 章 p.31）を認めることが多い．

鑑別診断：特徴的な所見から診断は容易であるが，MRI の矢状断により範囲，程度を確認できる．**脂肪腫を伴う**ことがあるが，これは脂肪腫の存在により脳梁の背側への形成が障害されるため（obstructive hypoplasia）と考えられる．

A：単純 CT　　　　　　　　　　B：単純 CT

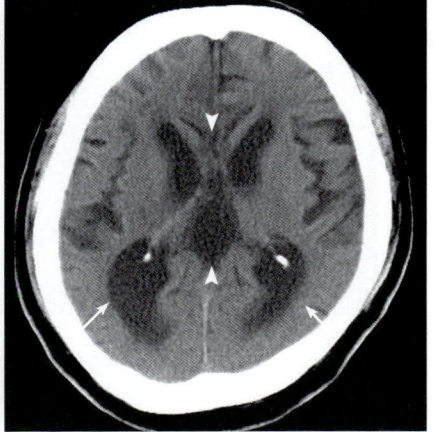

C：MRI, T2 強調矢状断像

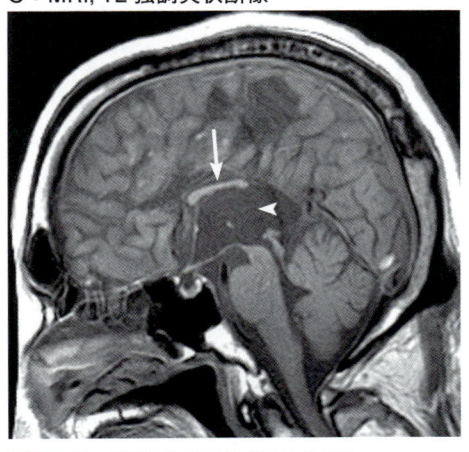

図 14-7　脳梁形成不全（完全欠損）
50 歳男性．単純 CT（**A, B**）では側脳室間距離が開大し，その間に挙上した第 3 脳室が認められる（大矢印）．脳梁膝部，膨大部は同定できない（➤）．側脳室後角の拡大（colpocephaly）が認められる（小矢印）．T2 強調矢状断像（**C**）では，脳梁は全長にわたり認められない．挙上した脳弓（→）と第 3 脳室（➤）．

14
先天異常

3) 全前脳胞症　holoprosencephaly

　大脳半球の分離異常である．高度な順に，完全に非分離の alobar 型から，semilobar 型，前頭葉の一部のみ非分離の lobar 型に分類される．lobar 型は臨床的にも軽症でこのなかでは最も多いが，CT，MRI では，**左右の大脳半球の一部が連続しており大脳縦裂を欠く**（図14-8）．透明中隔は欠損，側脳室前角は融合し，脳梁は低形成の場合が多い．semilobar 型では側脳室体部も融合して単脳室（monoventricle）となり，semilobar，alobar 型では背側にdorsal cyst とよぶ嚢胞を伴うことが多い．

A：単純 CT

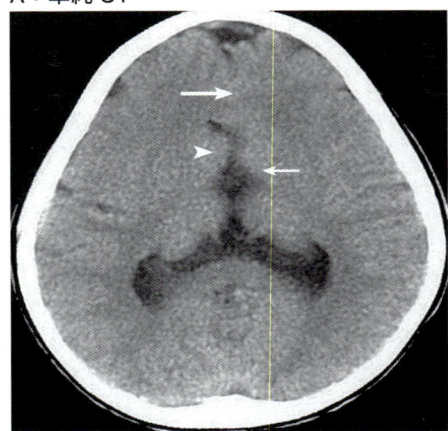

B：単純 CT

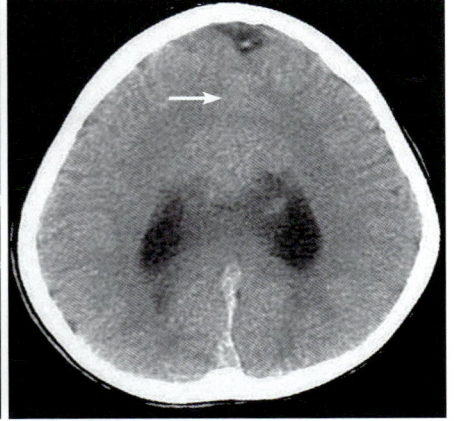

C：MRI, T1 強調冠状断像

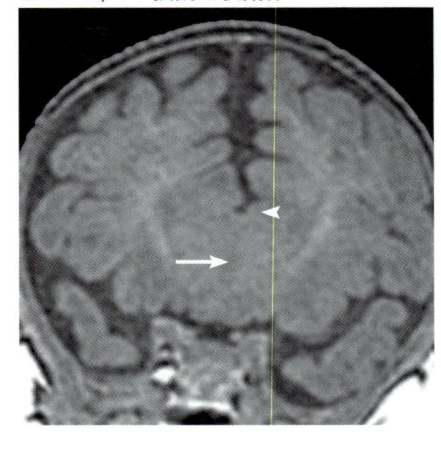

図 14-8　全前脳胞症（lobar 型）
10 歳男児．単純 CT（**A, B**）では前頭葉が融合し，大脳縦裂は認められない（大矢印）．融合した側脳室前角（➤）と第 3 脳室が広く交通する（小矢印）．T1 強調冠状断像（**C**）では前頭葉底部が融合し（→），脳梁は欠損している（➤）．

---

memo　自覚症状が少ない脳梁欠損

　脳奇形の多くは，その程度に応じた，しばしば重篤な神経症状があるものだが，脳梁欠損については自覚症状がなく通常の生活を送れる例も少なくない．しかし，それでも脳波や高次機能検査には何らかの異常を見ることが多い．いつだったか，頭痛精査のためにMRI を撮像した患者さんにたまたま脳梁完全欠損が見つかった．カルテを確認したところ神経学的には無症状であったが，職業欄に「警察官」とありちょっと心配になった．

4）透明中隔欠損　agenesis of the septum pellucidum

　全前脳胞症の最軽症型と考えられ，透明中隔は欠損するが，大脳半球は正常に分割され，脳梁も形成される（図14-9）．視神経，視床下部，下垂体の低形成を伴う場合があり，透明中隔視神経異形成症（septo-optic dysplasia）といわれる．

A：単純CT

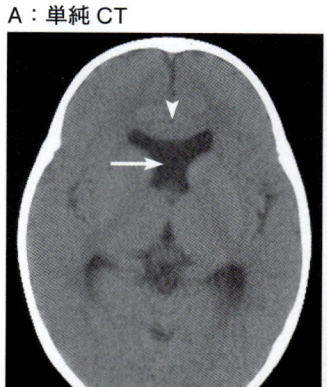

B：単純CT

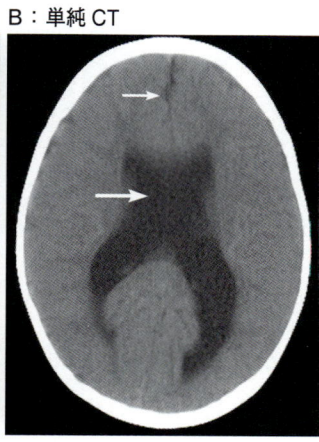

C：MRI, T1強調冠状断像

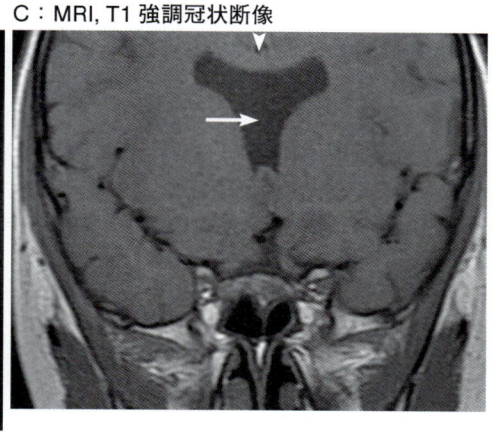

図14-9　透明中隔欠損
6歳女児．単純CT（**A, B**）では，側脳室間の透明中隔が欠損している（大矢印）．T1強調冠状断像（**C**）でも透明中隔が欠損している（→）．全前脳胞症と異なり，脳梁は正常に認められ（▶），大脳縦裂も形成されている（小矢印）．

5）脳瘤　cephalocele

　頭蓋内容が頭蓋欠損部から脱出する状態が脳瘤（cephalocele）で，その内容によって髄膜瘤（meningocele），髄膜脳瘤（meningoencephalocele）などとよばれる．**後頭部正中**に好発するが，このほか頭頂部，前頭部，まれに頭蓋底などにも発生する（→5章 p.52）．CT，MRIでは，頭蓋欠損部から脱出した頭蓋内容（脳脊髄液，髄膜，脳）が認められる．脳梁欠損，Dandy-Walker症候群，水頭症などの合併も多い．

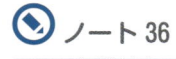 **ノート36**

> **閉鎖型脳瘤　atretic cephalocele**
>
> 　脱出内容と頭蓋内に交通がなく，小さな脱出内容が頭皮下に限局する状態を閉鎖型脳瘤という．頭頂部に多い．視診上は皮下正中の軽度の膨隆だけなので，診断には画像診断が重要となる．Galen大静脈から脳瘤に向けて走る異常な静脈（falcine sinus 鎌静脈洞）をしばしば伴い，その場合は本来のGalen大静脈から直静脈洞の低形成を見ることが多い（図14-10）．

14

先天異常

A：単純 CT　　　　　　　　B：頭蓋 3D-CT　　　　　　　C：MRA

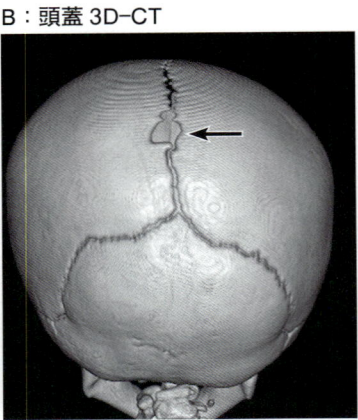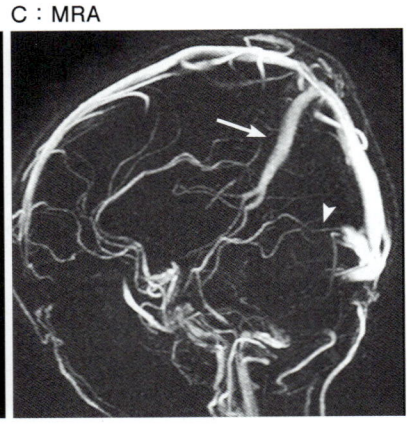

図 14-10　閉鎖型脳瘤

6 か月男児．単純 CT（**A**）では，頭頂部正中の頭蓋菲薄部に一致して皮下に小さな軟部組織が認められる（→）．頭蓋 3D-CT（**B**）では，頭頂部正中の骨欠損がみられる（→）．MR 血管撮影（MRA，**C**）では，病変部に向けて上行する異常静脈（falcine sinus）があり（→），Galen 大静脈から直静脈洞は低形成である（▶）．

b. 胎内・周産期低酸素性脳症

1）孔脳症　porencephaly

　孔脳症は，胎生後期の脳血管障害，感染症，外傷などさまざまな原因によって脳組織が破壊され，脳実質内に空洞が形成される状態である．CT では輪郭明瞭な**脳脊髄液と等濃度の囊胞状病変**として認められ，しばしば脳室，くも膜下腔と連続する．MRI でも均一な囊胞構造として認められるが，FLAIR では通常の陳旧性病変にみられる病変を縁取る高信号（グリオーシス）を欠くことが多い．

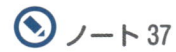 ノート37

2 種類の孔脳症

　孔脳症（porencephaly）という名称は，脳実質内に脳脊髄液で満たされた空洞が存在する状態の総称であるが，似て非なる 2 つの病態について用いられる．

　developmental porencephaly：胎生早期の発生異常によるもので，神経細胞遊走障害のひとつである．裂脳症（schizencephaly）と同義である（→ p.229）．

　encephaloclastic porencephaly：胎生後期（概ね 26 週以降）にほぼ完成された脳組織が循環障害により破壊されるもので，その背景には脳血管障害，感染症，外傷などが想定される（→ 5 章 p.46）．この時期はまだ反応性グリオーシスが起こらないために脳実質内に単純な構造の空洞を形成する（図 14-11）．胎齢 30〜32 週以後になるとグリオーシスが起こるため，複雑な隔壁構造を伴う多囊胞性脳軟化症（multicystic encephalomalacia）の形をとる（図 14-14）．本書では前者は裂脳症とし，孔脳症は後者の意味に用いる．

A：単純 CT　　　　　　　　　　B：MRI, FLAIR 像

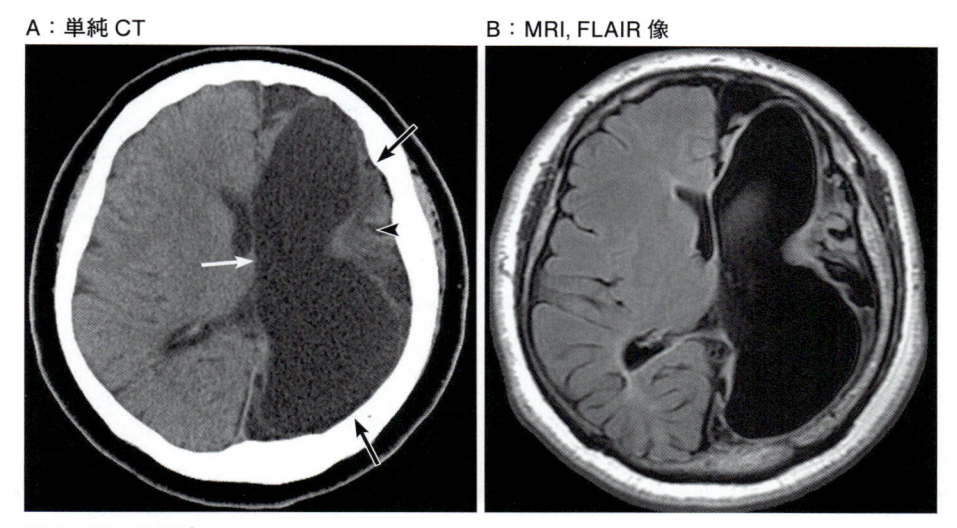

図 14-11　孔脳症
18 歳男性．単純 CT（**A**）では，左大脳半球には大部分を占める大きな空洞があり，側脳室と連続している（→）．脳表に萎縮した皮質が認められる（➤）．FLAIR（**B**）では，洞の周囲にグリオーシスを反映する高信号は認められない．

2) 水無脳症　hydranencephaly

　孔脳症の極型といえる状態で，大脳のほとんど全体が破壊されて軟化する．CT では，テント上の構造がほとんど均一な脳脊髄液に近い低吸収となり，菲薄化した脳実質と拡大した脳室の境界は不明瞭となる（図 14-12）．視床，脳幹，小脳は概ね保たれるが，萎縮していることが多い．

A：単純 CT　　　　　　　　　　B：単純 CT（A より尾側レベル）

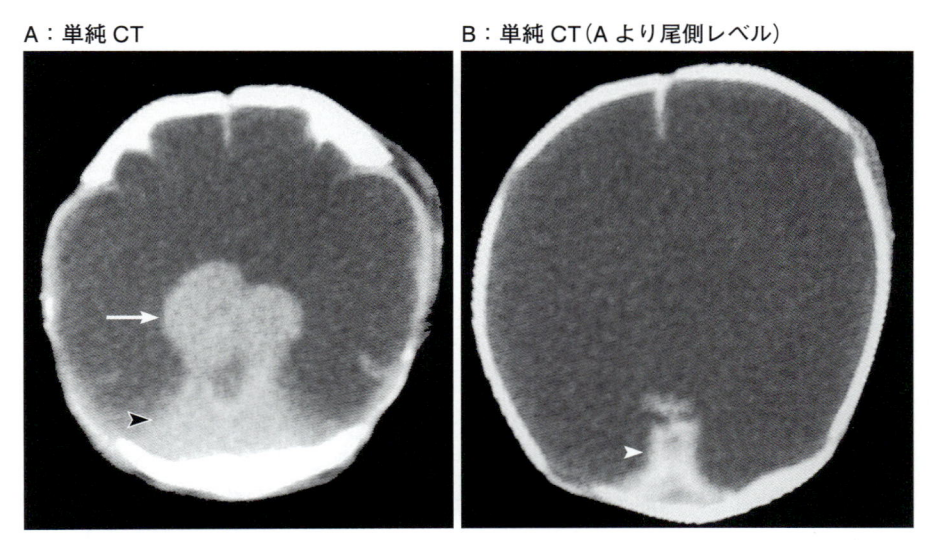

図 14-12　水無脳症
新生児，女児．単純 CT（**A, B**）では，大脳半球がすべて脳脊髄液に等しい低吸収となっている．視床（→），小脳から脳幹（➤）は保たれている．

3) 脳室周囲白質軟化症　periventricular leukomalacia：PVL

　妊娠 30 週以前の**早期産児**における周産期低酸素性虚血性脳症では，脳室周囲白質が病変の主座となる（→ 8 章 p.94）．CT では**側脳室周囲に低吸収**が認められ，萎縮の進行とともに**白質が菲薄化，脳室が拡大**する．側脳室周囲白質が菲薄化する結果，脳溝が脳室壁のすぐ近傍まで接近して認められるようになる（図 14-13）．

　鑑別診断：水頭症による脳室拡大との鑑別診断が必要であるが（→ 3 章 p.26），水頭症の丸みをおびた脳室拡大と異なり，角張った不整形の拡大がみられること，脳室壁の波状変形（wavy configuration），側脳室周囲白質の菲薄化が鑑別点となる．

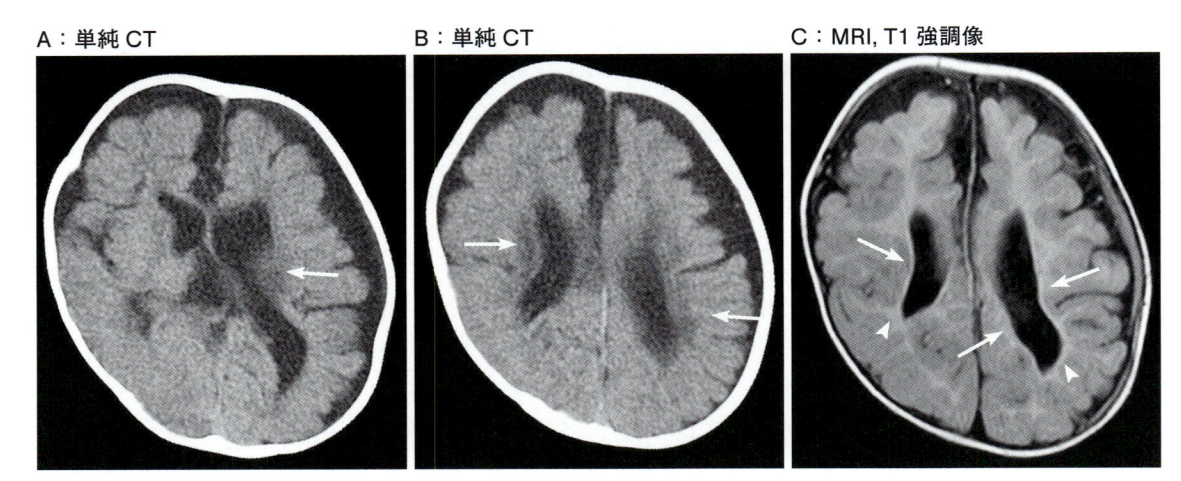

A：単純 CT　　**B：単純 CT**　　**C：MRI, T1 強調像**

図 14-13　脳室周囲白質軟化症
6 か月男児．単純 CT（**A, B**）では，側脳室周囲白質の低吸収が認められ（→），側脳室の不整な拡大が認められる．T1 強調像（**C**）では脳室壁には波状の変形があり（→），後角は角張っており（▶），白質が著しく菲薄化して脳溝が側脳室壁近傍に接近して認められる．

4) 多嚢胞性白質軟化症　multicystic leukomalacia

　胎齢 32 週以降〜満期産児の重篤な周産期低酸素性脳症では，大脳半球皮質から皮質下に広範な梗塞が発生し，反応性グリオーシスをきたして多嚢胞性の脳軟化状態となる．CT では皮質下に**複雑な隔壁構造を伴う多房性の空洞**が認められる（図 14-14）．

瘢痕脳回　ulegyria

　胎齢 32 週以降，**満期産児の比較的軽度の虚血性変化**では，広範な軟化巣とならず，境界領域に限局する梗塞を形成するが，1 歳以下では成人と異なり境界領域が皮質直下に位置する．このため特に脳回基部が萎縮して細くなる**マッシュルーム状**と表現される細長い脳回を見るようになる（図 14-15）．これを**瘢痕脳回**という．

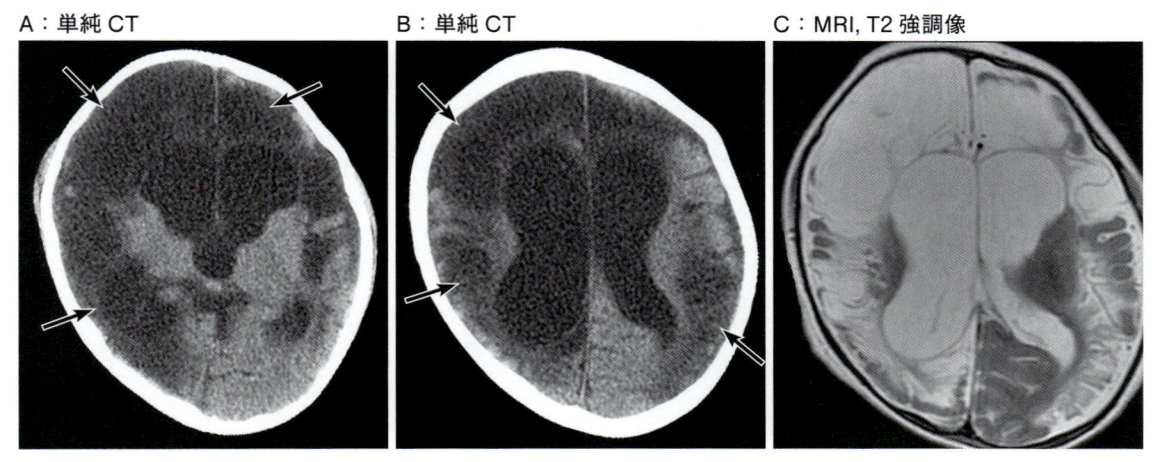

図 14-14　多囊胞性白質軟化症

1 歳女児．単純 CT（**A, B**）では，両側大脳半球は，隔壁構造を伴う大小の囊胞で置換され（→），萎縮が著しい．T2 強調像（**C**）では，病変部は脳脊髄液に等しい高信号を呈し，脳実質はほとんど失われている．

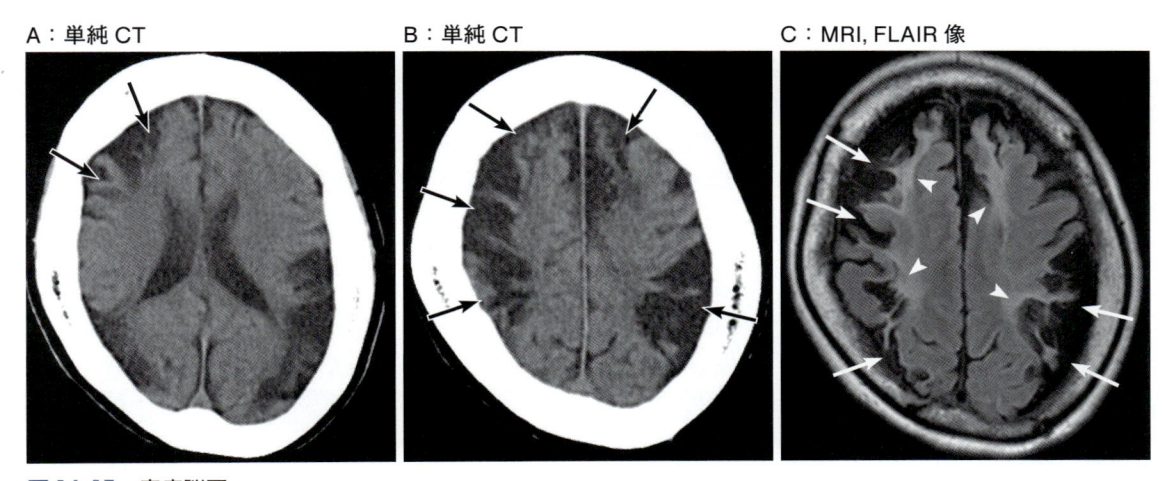

図 14-15　瘢痕脳回

30 歳男性．単純 CT（**A, B**）では，両側大脳半球に陳旧性梗塞が多発している．皮質下白質に限局する強い萎縮があり，細長い脳回（瘢痕回，→）が認められる．FLAIR（**C**）では，脳回直下の皮質化白質に高信号があり（➤），細長い脳回が認められる（→）．

5）大脳基底核・視床壊死　necrosis of the basal ganglia/thalamus

　　胎齢 32 週以降，**満期産児の高度虚血**では，大脳基底核，視床など深部灰白質に選択的な梗塞をきたすことがある．CT では，対称性の低吸収として認められる（図 14-16）．

単純 CT

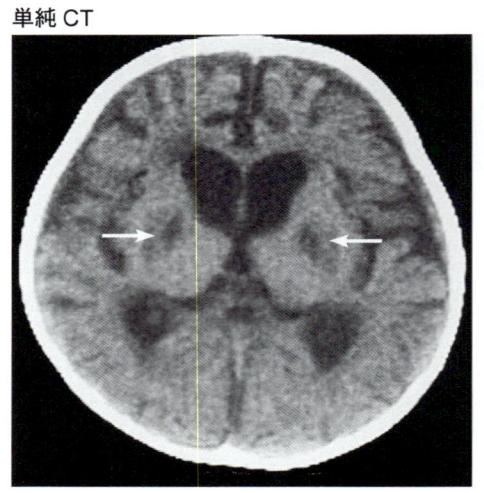

図 14-16　大脳基底核壊死
3 か月女児．両側淡蒼球に対称性の低吸収が認められる（→）．大脳皮質にもびまん性の萎縮がある．

6）上衣下出血　subependymal hemorrhage

　早期産児の比較的軽度の虚血後の再灌流により，上衣下にこの時期にはまだ残存している胚芽細胞層（germinal matrix）の脆弱血管から出血する状態．CT では**側脳室周囲に高吸収**が点在し，大きな出血では脳室内血腫，これによる水頭症を伴うこともある（図 14-17）．次第に不明瞭になるが，T2 強調像ではヘモシデリン沈着が低信号として残存する．

A：単純 CT　　　　　　B：単純 CT　　　　　　C：MRI, T2 強調像（2 か月後）

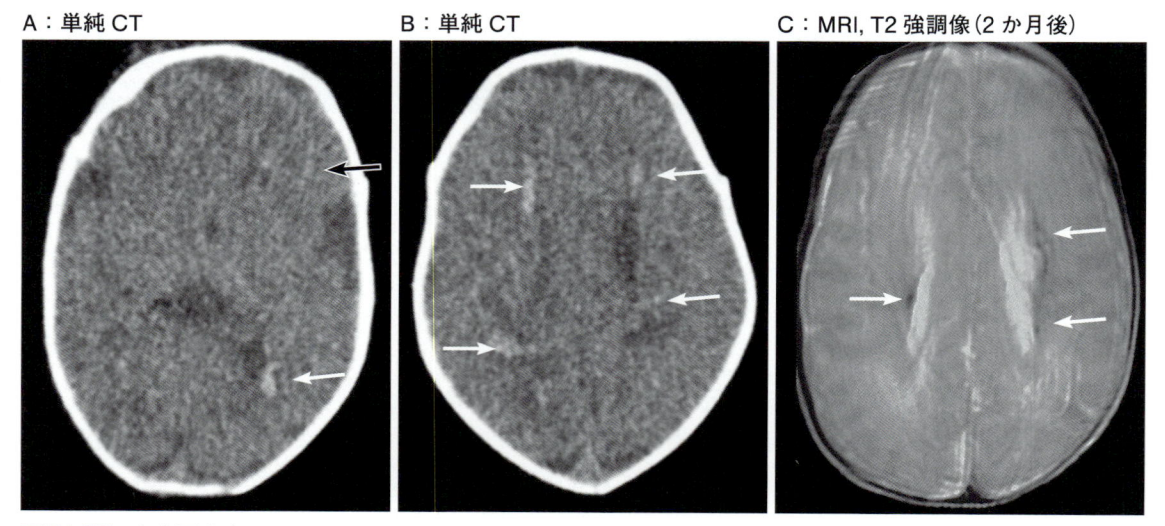

図 14-17　上衣下出血
新生児．単純 CT（**A, B**）では，側脳室周囲に高吸収の出血巣が多発している（→）．2 か月後の T2 強調像（**C**）では，陳旧性出血巣が低信号として認められる（→）．

c.　その他の先天異常

1）TORCH 症候群

　胎生期あるいは分娩時に感染する先天感染症は TORCH 症候群と総称され〔TORCH：Toxoplasma, others(Syphilis など)，Rubella, cytomegalovirus, Herpes simplex〕，なかでもサイトメガロウイルス(CMV)感染症が最も多い．CT，MRI 所見は多彩であるが，脳内，側脳室壁の**多発石灰化**(→4 章 p.34)，脳実質の形成異常が認められる点ではほぼ共通しており，特に CMV 感染症では**神経遊走異常症**の合併が特徴的で，無脳回症，厚脳回症，裂脳症などを見ることが多い(図 14-18)．

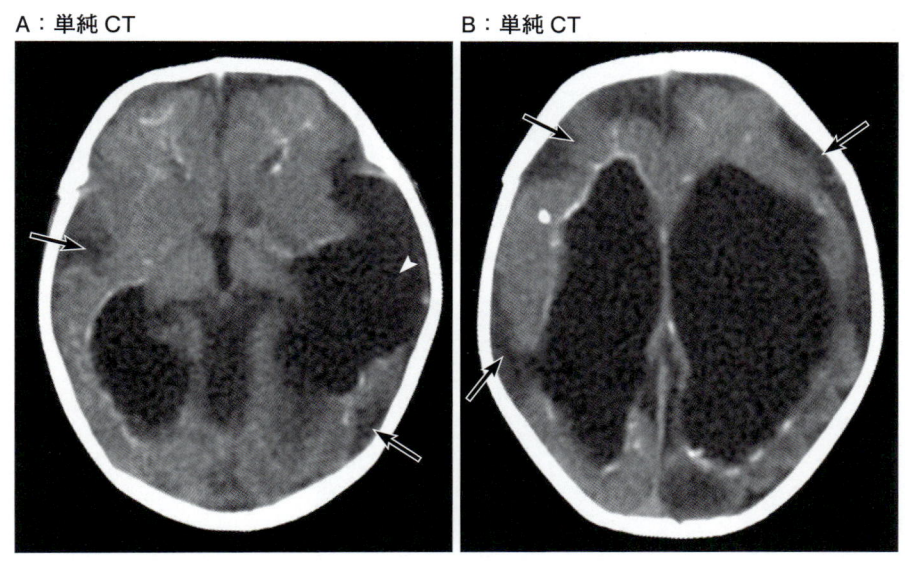

A：単純 CT　　　　　　B：単純 CT

図 14-18　先天性サイトメガロウイルス感染症
6 か月男児．側脳室壁に石灰化が多発している．脳回は全体に粗く厚脳回症の状態で(→)，左側には裂脳症がある(➤)．

2）Dandy-Walker 奇形

　小脳虫部下部の低形成，静脈洞交会の高位を伴う大きな**後頭蓋窩嚢胞**（Dandy-Walker 嚢胞）を見る（→5章 p.44）（図 14-19）．しばしば脳梁低形成，水頭症などテント上の異常を伴い，臨床的にも精神発達遅滞などをみる．

A：単純 CT　　　　B：単純 CT

C：MRI, T2 強調矢状断像

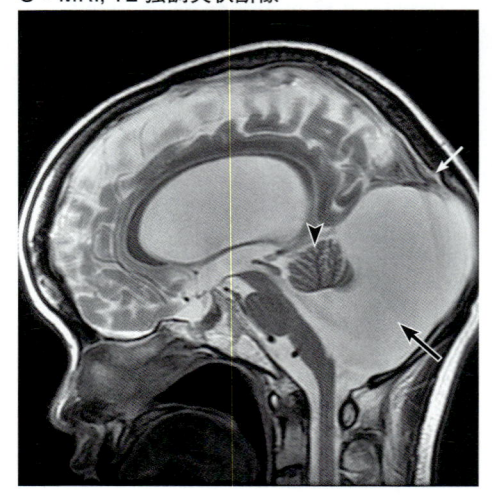

図 14-19　Dandy-Walker 奇形
2 歳男児．単純 CT（**A, B**）では，小脳半球の背側に第 4 脳室と交通する大きな嚢胞があり（大矢印），小脳虫部は欠損している．水頭症による第 3 脳室，側脳室の拡大がある．T2 強調矢状断像（**C**）では，小脳虫部は上部のみ形成されており（▶），静脈洞交会は挙上して高位に位置する（小矢印）．

3）Galen 大静脈瘤　aneurysmal dilatation of the vein of Galen

　脈絡叢内に動静脈瘻があり，Galen 大静脈が瘤状に拡張する．いくつかの病型があるが[3]，いずれの場合も新生児期早期より高流量性の**非心原性心不全**がみられ，続いて**水頭症，頭位拡大**が出現する．CT では瘤状に拡張した Galen 大静脈から直静脈洞が高吸収に認められる（図 14-20）．

A：造影 CT　　　　　　　　　　B：造影 CT 矢状断再構成像

図 14-20　Galen 大静脈瘤
1 歳男児．造影 CT で，瘤状に拡張した Galen 大静脈が（→），拡張した直静脈洞から静脈洞交会に連続している（▶）．水頭症による脳室拡大が認められる．（Case courtesy of Dr Mostafa Mahmoud El Feky, rID 54394, Radiopaedia.org）

文献

1）Spalice A, Parisi P, Nicita F, et al：Neuronal migration disorders：clinical, neuroradiologic and genetics aspects. Acta Paediatr 2009；98：421-433.
2）Verrotti A, Spalice A, Ursitti F, et al：New trends in neuronal migration disorders. Eur J Paediatr Neurol 2010；14：1-12.
3）Alvarez H, Garcia Monaco R, Rodesch G, et al：Vein of galen aneurysmal malformations. Neuroimaging Clin N Am 2007；17：189-206.

14

先天異常

D.

各論 3
[（付）頭頸部]

　頭蓋，頭蓋内病変を目的として頭部 CT を撮影すると，下部の断面に頭頸部領域の病変を偶発的に発見することが少なくない．そのような場合の便宜を考え，本章では頭頸部領域の代表的な病変の CT 所見について付記する．

D1. 眼窩

表 D1　眼窩病変の鑑別診断

所見	疾患	特徴
外眼筋の腫脹	甲状腺眼症（図 D1-1）	内直筋，下直筋に好発．甲状腺機能は正常の場合もある
		外眼筋は腫脹せず球後脂肪組織の増生だけの場合もある
	リンパ腫	不整形の腫脹が多い
	特発性眼窩炎症＊（図 D1-6）	原因不明．IgG4 関連疾患の可能性あり
球後腫瘍	血管腫（図 D1-2），神経鞘腫	筋円錐内の腫瘤．血管腫が最多．神経鞘腫は細長い場合が多い
	視神経鞘髄膜腫（図 D1-3）	視神経の紡錘状腫脹，造影 CT で内部に正常視神経がみえる
	リンパ腫，転移性腫瘍	不整形腫瘤の場合が多い
視神経の腫大	視神経鞘髄膜腫（図 D1-3）	中高年，視神経の紡錘状腫脹，造影 CT で内部に正常視神経がみえる
	視神経膠腫（図 D1-4）	小児，特に神経線維腫症 1 型に多い．視神経の紡錘状腫脹
	球後視神経炎（図 D1-5）	視神経炎のびまん性腫脹．多発性硬化症も疑う
球後脂肪組織の濃度上昇	特発性眼窩炎症＊（図 D1-6）	原因不明．IgG4 関連疾患の可能性あり
	眼窩蜂窩織炎	腫脹，発赤，疼痛を伴う
血管拡張	眼窩静脈瘤（図 D1-7）	頭低位，Valsalva 法で増大．強い造影効果．リンパ管腫が共存することがある
	内頸動脈海綿静脈洞瘻（図 D1-8）	上眼静脈から海綿静脈洞の拡張，眼球突出，結膜充血
涙腺の腫脹	良性腫瘍（多形性腺腫）（図 D1-9）	片側性腫大．多形性腺腫・腺癌は石灰化を伴うことがある
	悪性腫瘍（多形性腺癌，腺様嚢胞腺癌）	輪郭不明瞭，骨破壊がある場合は悪性を疑う

	Sjögren 症候群, Mikulicz 病	両側性腫大. 唾液腺腫脹を伴うことがある
	特発性眼窩炎症*	原因不明. IgG4 関連疾患の可能性あり
涙囊・鼻涙管の腫脹	涙囊炎・鼻涙管炎（図 D1-10）	涙点周囲（眼窩内側）の腫脹，鼻涙管の拡張
眼球内腫瘤	網膜芽細胞腫（図 D1-11）	小児．高率に石灰化．両側性のこともある
	転移性腫瘍	まれだが成人の眼球腫瘍としては最多
	メラノーマ（図 D1-12）	成人の原発性腫瘍としては最多
	骨腫，ドルーゼン (Drusen)（図 D1-13）	成人，眼球壁の小石灰化
	コロボーマ（図 D1-14）	視神経乳頭部の漏斗状拡張（先天性低形成）
小眼球	第一次硝子体過形成遺残（図 D1-15）	一次硝子体の吸収異常による遺残．硝子体の濃度上昇．縦走する索状構造（Cloquet 管）を見ることあり
	眼球癆（図 D1-16）	硝子体出血後など陳旧性病変，高度の石灰化

＊特発性眼窩炎症：原因不明の非特異的な非肉芽腫性炎症性病変の総称．眼窩炎性偽腫瘍ともいう．IgG4 関連疾患の場合もある．急性ないし亜急性に発症，疼痛を訴え副腎皮質ステロイドが奏効する．筋炎型（外眼筋の腫脹），球後型（球後脂肪組織の濃度上昇），涙腺型（両側涙腺の腫脹），視神経周囲炎型（視神経の腫脹）などに分類され，複数の型が共存することもある．

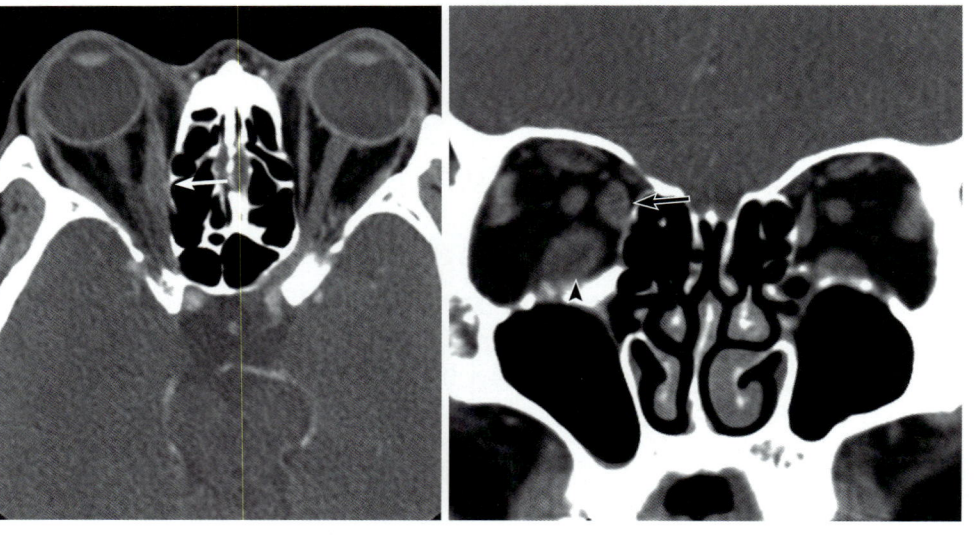

A：造影 CT　　　　**B：造影 CT 冠状断再構成像**

図 D1-1　甲状腺眼症　dysthyroid orbitopathy
40 歳女性．Basedow 病．右内直筋（→），下直筋（▶）の肥厚がみられる．

(付)
頭頸部

単純 CT

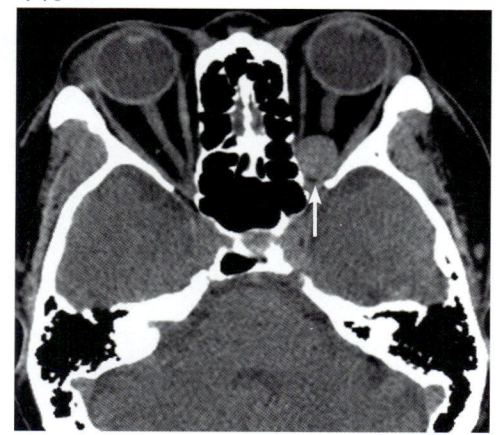

図 D1-2　眼窩血管腫 orbital hemangioma
42 歳女性．筋円錐内に円形の充実性腫瘤がみられる（→）．鑑別診断として神経鞘腫があげられるが，神経鞘腫は細長い場合が多い．

A：造影 CT

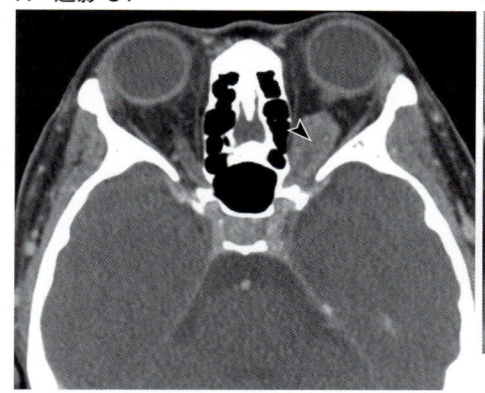

B：造影 CT 冠状断再構成像

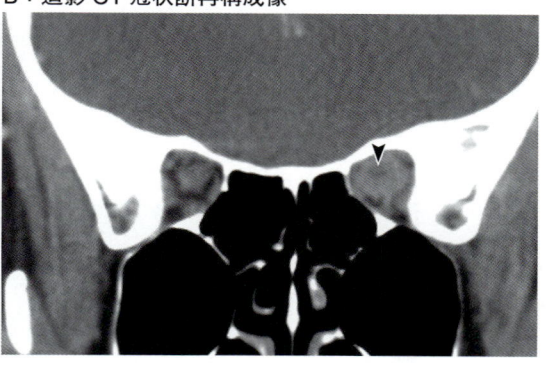

図 D1-3　視神経鞘髄膜腫 optic nerve sheath meningioma
44 歳女性．左視神経に均一な造影効果を示す紡錘状の腫瘤がみられる．内部を走る視神経が低吸収に認められる（➤）．

造影 CT

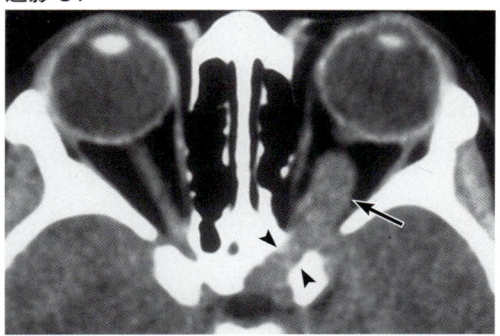

図 D1-4　視神経膠腫 optic glioma
3 歳男児．神経線維腫症．左球後視神経が腫大し（→），拡大した視神経管（➤）から頭蓋内に連続している．

造影 CT

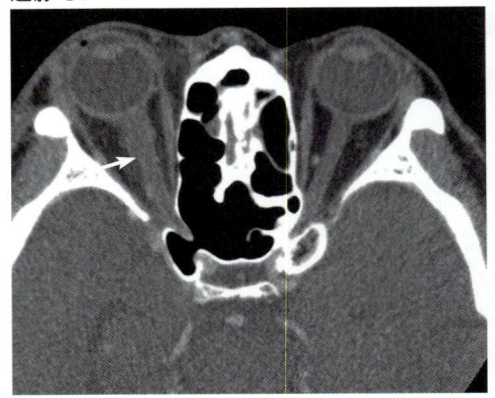

図 D1-5　球後視神経炎　retrobulbar optic neuritis
65 歳男性．多発性硬化症．右視神経の腫大がみられる（→）．周囲の球後脂肪組織に浮腫による濃度上昇が認められる．

造影 CT

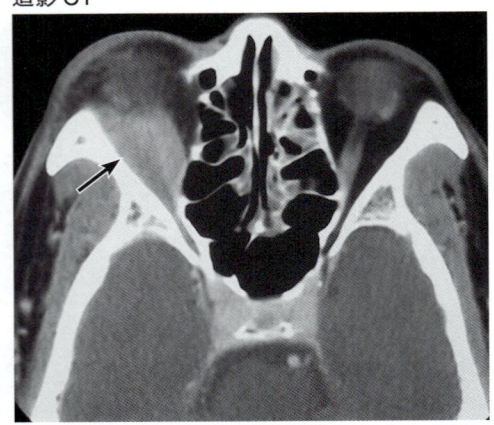

図 D1-6　特発性眼窩炎症　idiopathic orbital inflammation
47 歳女性．右球後にびまん性の軟部陰影がみられる（→）．ステロイド投与により速やかに消退した．

A：造影 CT

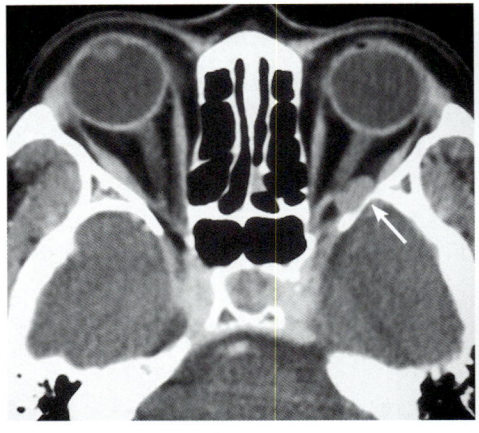

B：造影 CT 冠状断再構成像（頭低位）

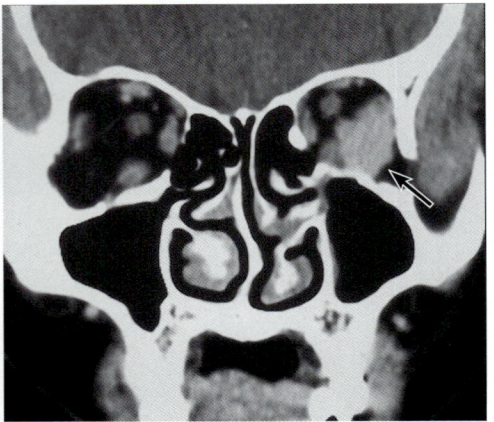

図 D1-7　眼窩静脈瘤　orbital varix
30 歳女性．造影 CT（**A**）では，左眼窩尖に拡張した血管がみられる（→）．頭低位による冠状断 CT（**B**）では，頭位の変化による重力の影響で病変が増大している（→）．この所見は静脈瘤に特徴的である．

造影 CT

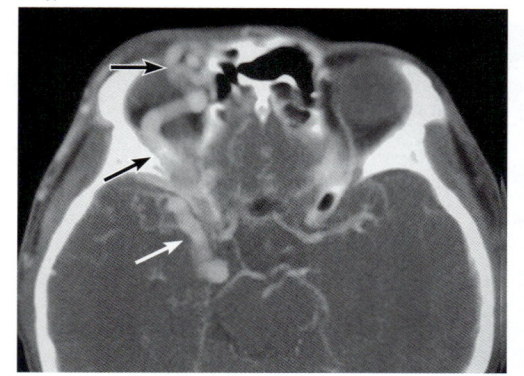

図 D1-8　内頸動脈海綿静脈洞瘻 carotid-cavernous fistula：CCF
46 歳男性．右上眼静脈から海綿静脈洞の著しい拡張が認められる（→）．

造影 CT

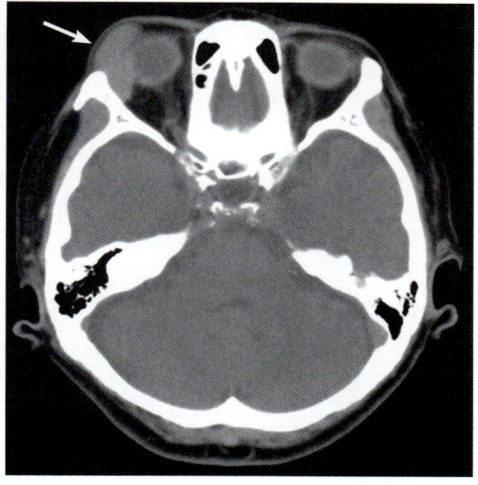

図 D1-9　涙腺多形性腺腫 pleomorphic adenoma of the lacrimal gland
35 歳男性．右涙腺の腫大がみられる（→）．均一な造影効果を示している．

単純 CT

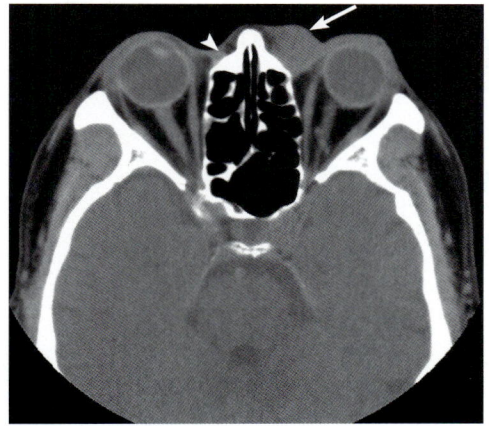

図 D1-10　涙嚢炎 dacryocystitis
32 歳女性．左内眼角，涙嚢の位置に軟部腫瘤陰影を認める（→）．健側の涙嚢（➤）．

造影 CT

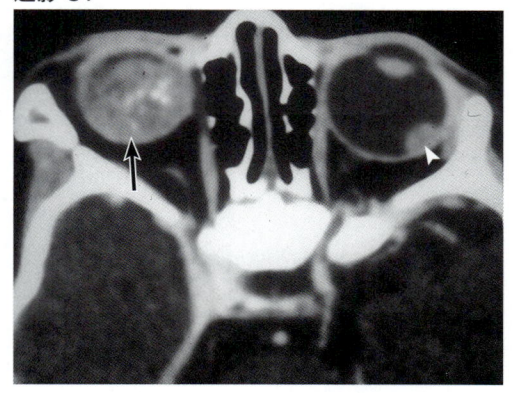

図 D1-11　網膜芽細胞腫 retinoblastoma
0 歳男児．右眼球内には，石灰化を伴う造影効果を示す腫瘤が充満している（→）．左眼球にも小病変が認められる（➤）．

造影 CT

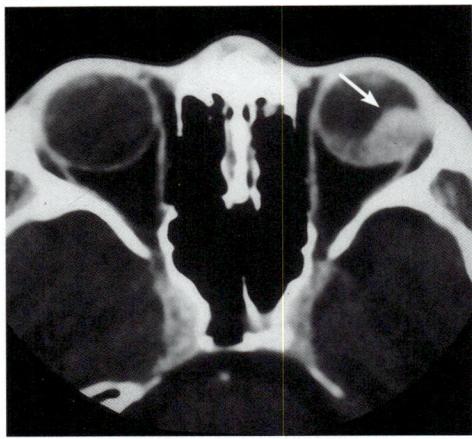

図 D1-12　眼球メラノーマ　ocular melanoma
50 歳男性．左眼球に強い造影効果を示す腫瘤がみられる(→)．鑑別診断として転移性腫瘍があげられる．

単純 CT

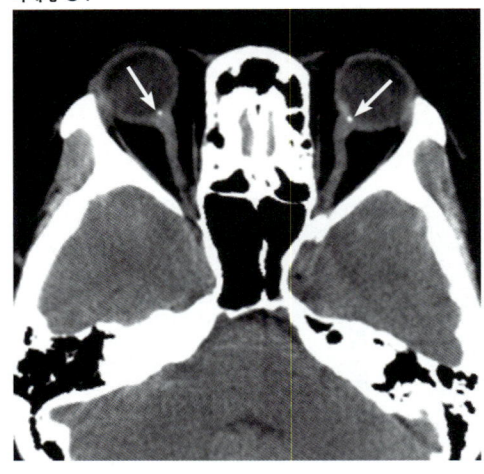

図 D1-13　ドルーゼン　drusen
30 歳女性．両側視神経乳頭部に，小さな高吸収がみられる(→)．

単純 CT

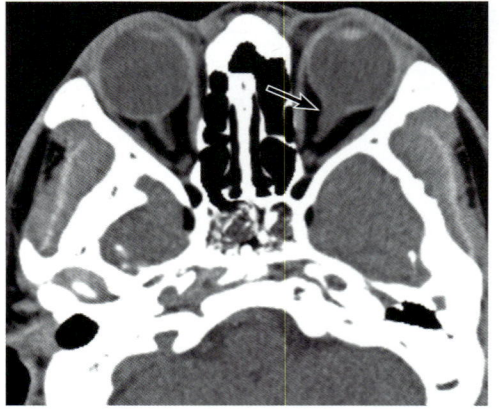

図 D1-14　コロボーマ　coloboma
3 歳男児．左視神経乳頭部に漏斗状の拡張が認められる(→)．

造影 CT

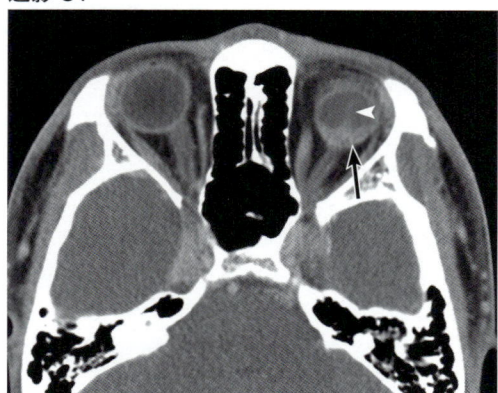

図 D1-15　第一次硝子体過形成遺残　persistent hyperplastic primary vitreous：PHPV

12 歳女児．左小眼球．硝子体後部に高吸収がみられ（→），縦走する索状構造（➤）が認められる．

単純 CT

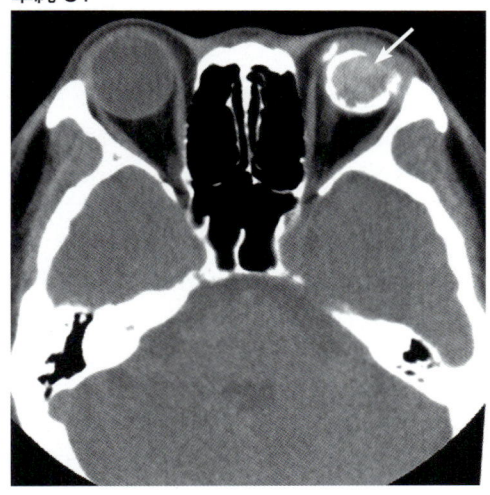

図 D1-16　眼球癆　phthisis bulbi

75 歳男性．左眼球穿通性外傷後．眼球壁の石灰化，硝子体の高吸収，小眼球が認められる（→）．

D2. 鼻腔・副鼻腔

表 D2　鼻腔・副鼻腔疾患の鑑別診断

疾患	特徴
副鼻腔炎	
急性副鼻腔炎 (図 D2-1)	液体貯留，液面形成を見る
慢性副鼻腔炎 (図 D2-2)	低〜等吸収の軟部陰影*．骨壁の肥厚を伴う．同心円状の造影効果が認められる
真菌性副鼻腔炎 (図 D2-3)	高吸収を伴う軟部陰影．明らかな菌球を見ることもある．特に上顎洞，篩骨洞に多い
好酸球性慢性鼻副鼻腔炎 (図 D2-4)	非感染性，アレルギー性炎症．IgE 高値．両側性，篩骨洞病変はほぼ必発．高吸収を伴うことがあり真菌性副鼻腔炎との鑑別を要する
上顎洞鼻腔ポリープ (図 D2-5)	肥厚した上顎洞粘膜が鼻腔に突出，後鼻孔に達することもある(上顎洞後鼻孔ポリープ)
術後性上顎嚢胞 (図 D2-6)	上顎洞炎根治術後，年余を経て残存粘膜が増生して粘液が貯留，低〜等吸収の嚢胞状に膨隆する．頬部皮下に膨隆して疼痛，腫脹，複視などの原因となる
副鼻腔粘液瘤・膿瘤 (図 D2-7)	自然孔閉塞による洞内の粘液貯留．骨壁の膨隆，菲薄化を伴う．前頭洞，篩骨洞に多い．感染すると膿瘤となる
副鼻腔貯留嚢胞 (図 D2-8)	粘膜の粘液腺開口部の閉塞による粘膜下の貯留嚢胞．球形の水に近い濃度の低吸収．上顎洞に多い．無症状，自然消失も多い
非特異的慢性鼻炎	鼻腔粘膜の肥厚．ただし鼻腔粘膜は正常でも左右差があり，経時的にも変化する
アレルギー性鼻副鼻腔炎 (図 D2-9)	ほとんどすべての副鼻腔の粘膜肥厚(汎性副鼻腔炎)，鼻腔粘膜の高度肥厚
副鼻腔癌 (図 D2-10)	不整な軟部陰影，骨壁の破壊
鼻腔腫瘍 (図 D2-11)	血管腫が最多(約半数)，このほか乳頭腫，多形性腺腫，神経鞘腫など．鼻腔内の腫瘤．鼻甲介の変形を伴うことがある．ポリープ状の慢性鼻炎との鑑別が難しいことがある
若年性血管線維腫 (図 D2-12)	鼻腔後上壁から発生する多血管性の良性腫瘍．ほぼ全例が男性，15〜20 歳に好発．上咽頭から鼻腔の強い造影効果を示す腫瘤

*副鼻腔炎における軟部陰影は，外側から内側に向けて肥厚した粘膜下組織，肥厚した粘膜，液体貯留が一体となってみえており，造影 CT ではおもに粘膜が同心円状に造影される．造影効果が不整な場合，腫瘤状の場合は，腫瘍の合併を疑う必要がある．

単純 CT

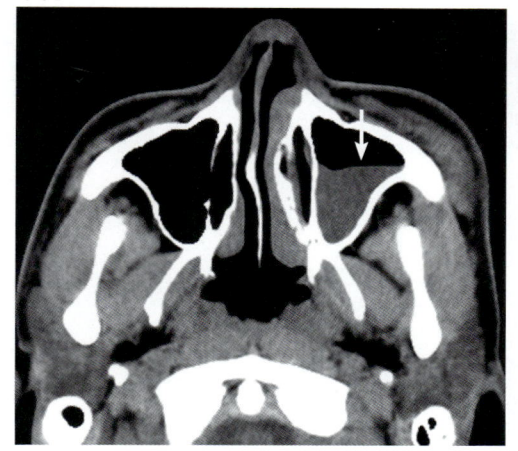

図 D2-1　急性上顎洞炎　acute maxillary sinusitis
20 歳男性．左上顎洞に低吸収の液面形成が認められる（→）．

造影 CT

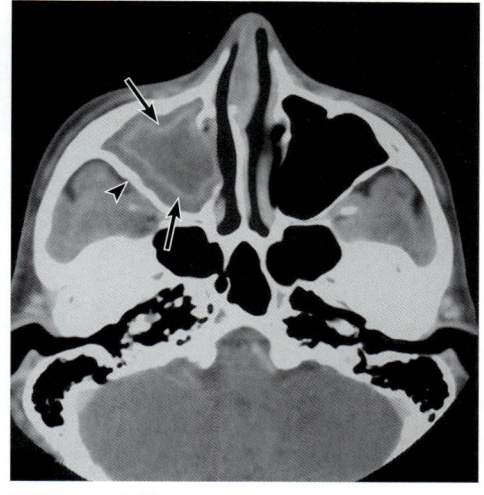

図 D2-2　慢性上顎洞炎　chronic maxillary sinusitis
25 歳男性．右上顎洞に軟部陰影が充満し，肥厚した粘膜が同心円状に造影される（→）．骨壁の肥厚（➤）があることから，慢性炎症があると考えられる．

単純 CT

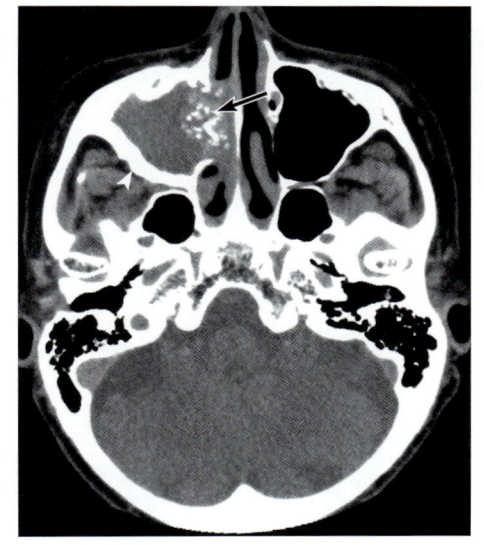

図 D2-3　真菌性副鼻腔炎　mycotic para-nasal sinusitis
38 歳男性．右上顎洞に軟部陰影が充満し，一部に石灰化が認められる（→）．骨壁の肥厚もみられる（➤）．

単純 CT

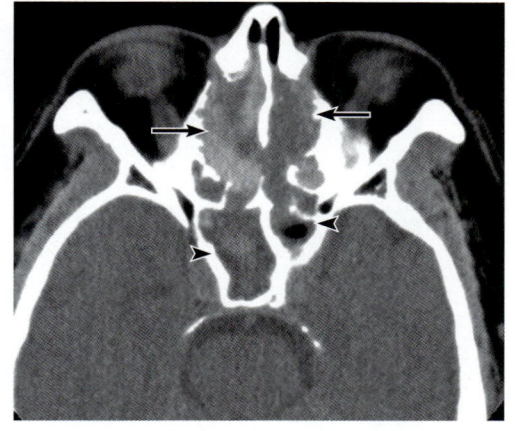

図 D2-4　好酸球性慢性鼻副鼻腔炎　eosinophilic chronic rhinosinusitis
40 歳女性．両側篩骨洞（→），蝶形骨洞（➤）にびまん性の軟部陰影がみられる．高吸収が混在している．

造影 CT

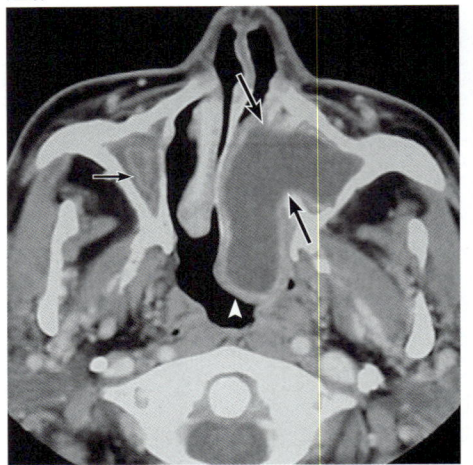

図 D2-5　上顎洞後鼻孔ポリープ antro-choanal polyp
62 歳男性．左上顎洞から拡大した開口部（大矢印）を介して後鼻孔（➤）に及ぶポリープ状の粘膜肥厚が認められる．右上顎洞にも同心円状の造影効果を伴う上顎洞炎が認められる（小矢印）．

単純 CT

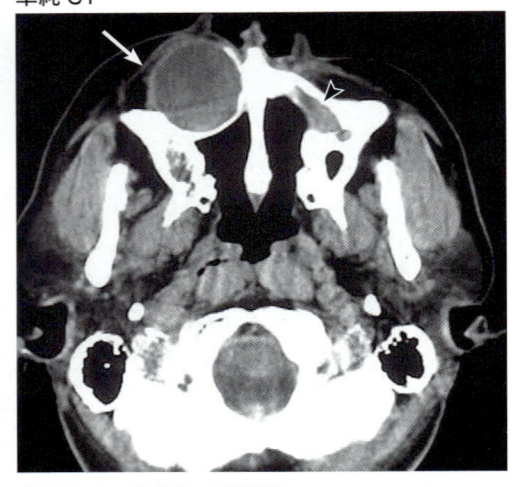

図 D2-6　術後性上顎囊胞 postoperative max-illary cyst
40 歳男性．両側上顎洞根治術 20 年後．術後の右上顎洞に丸い囊胞がみられる．頬部皮下に膨隆している（→）．左上顎洞にも軽度の粘膜肥厚がある（➤）．

造影 CT

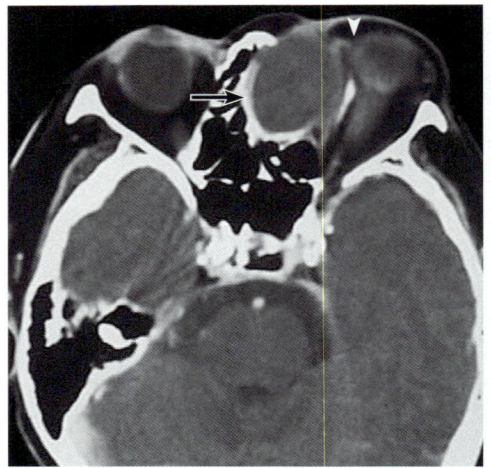

図 D2-7　篩骨洞粘液瘤 ethmoid mucocele
55 歳男性．複視．左篩骨洞に低吸収の囊胞がみられる（→）．菲薄化した骨壁を介して眼窩に膨隆し，眼球を圧排している（➤）．

造影 CT

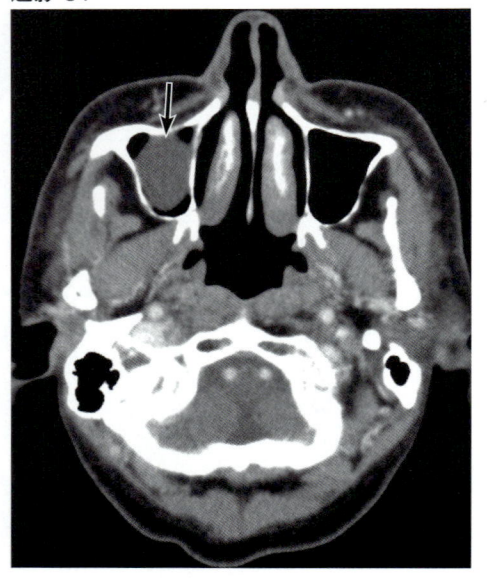

図 D2-8　上顎洞貯留囊胞 retention cyst of the maxillary sinus
30 歳女性．右上顎洞に球形の水に等しい低吸収の囊胞が認められる（→）．

A：単純 CT

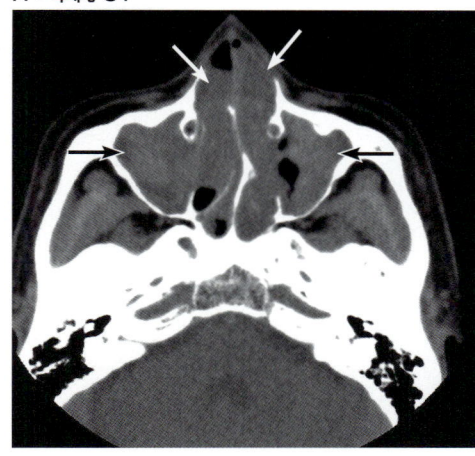

B：単純 CT 冠状断再構成像

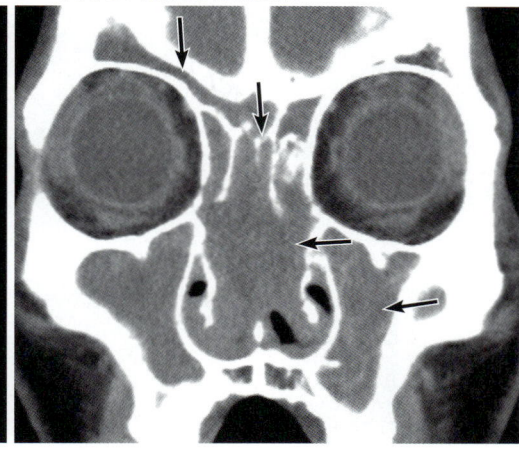

図 D2-9　アレルギー性副鼻腔炎　allergic rhinosinusitis

25 歳男性．鼻腔，すべての副鼻腔（上顎洞，篩骨洞，前頭洞，蝶形骨洞）にびまん性の粘膜肥厚がみられる（→）．

単純 CT

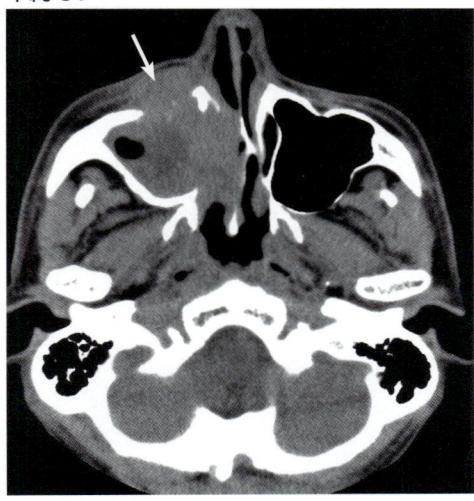

図 D2-10　上顎洞癌　maxillary carcinoma

70 歳男性．右上顎洞の不整な腫瘤が，前壁から内側壁を破壊して頬部に膨隆している（→）．

造影 CT

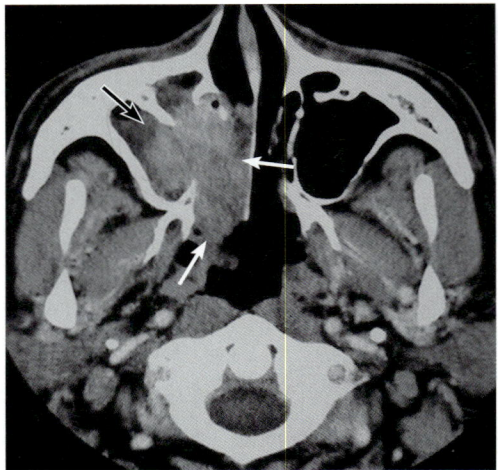

図 D2-11　鼻腔乳頭腫　nasal papilloma
66 歳男性. 右鼻腔から上顎洞に不整な造影効果を示す腫瘤が認められる(→).

A：単純 CT

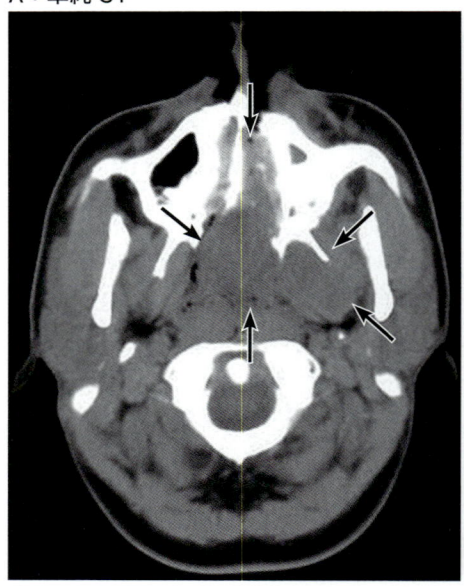

B：造影 CT

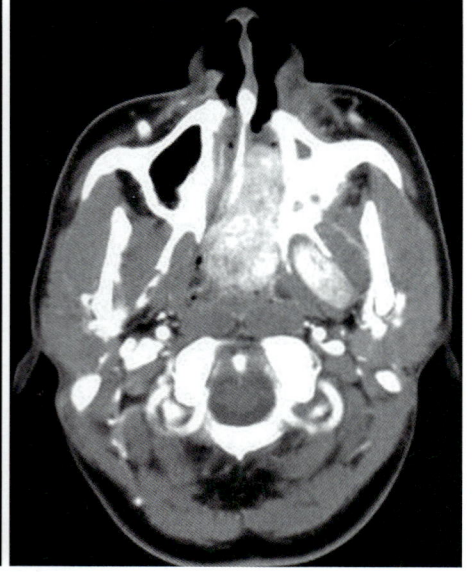

図 D2-12　若年性血管線維腫　juvenile angiofibroma
20 歳男性. 単純 CT(**A**)では, 上咽頭から左鼻腔を占拠し, 副咽頭に及ぶ大きな軟部腫瘤がみられる(→). 造影 CT(**B**)では, 病変は著しい造影効果を示す. (Case courtesy of Dr Aneesh KM, rID 17502, Radiopaedia.org)

D3. 側頭骨

表 D3　側頭骨疾患の鑑別診断

部位	疾患	特徴
外耳	外耳道閉鎖（図 D3-1, 2）	外耳道が形成されない骨性閉鎖，正常外耳道内に軟部組織がある軟性（膜性）閉鎖がある．小耳症を見ることが多い
	外耳道真珠腫（図 D3-3）	後から下壁に好発．壁の変形を伴うことがある．骨破壊がない場合，閉塞性角化症との鑑別は難しい
	耳垢塞栓（図 D3-4）	空気を含む不均一な軟部陰影が多い．骨壁の破壊はない
	外耳道腫瘍（図 D3-5）	小細胞癌，耳垢腺癌など．骨破壊を伴うことが多い．外耳道真珠腫，悪性外耳道炎との鑑別が必要
中耳	滲出性中耳炎（図 D3-6）	鼓室，乳突蜂巣に均一な軟部陰影が充満し含気が消失．背景に慢性中耳炎がなければ骨硬化はない
	慢性中耳炎（図 D3-7）	鼓室，乳突蜂巣に軟部陰影が認められる．骨硬化を伴う
	真珠腫性中耳炎（図 D3-8）	慢性中耳炎の所見に加えて，上鼓室に腫瘤状の軟部陰影，外側壁の骨破壊を伴う（弛緩部型）
内耳	耳硬化症（図 D3-9）	卵円窓型：卵円窓に接する低吸収．蝸牛型：蝸牛を取り巻く脱灰による低吸収（double ring sign）が認められる
	内耳道拡大（図 D3-10）	小脳橋角部腫瘍，特に前庭神経鞘腫を疑う．神経線維腫症1型では，硬膜弛緩症（dural ectasia）による拡大を見ることがある

（付）

頭頸部

単純 CT

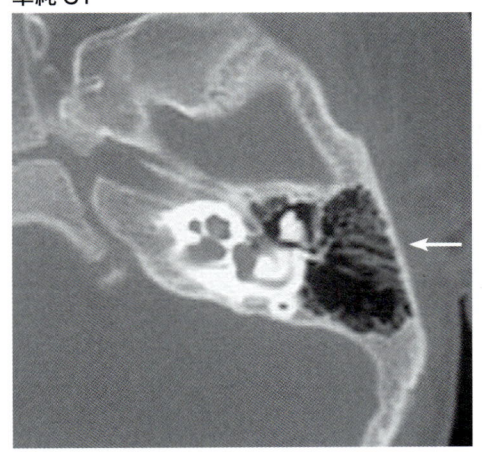

図 D3-1　外耳道骨性閉鎖　bony atresia of the external auditory meatus
2 歳男児．外耳道が形成されず，外耳道のあるべき部位は発達した乳突蜂巣で被われている（→）．

単純 CT

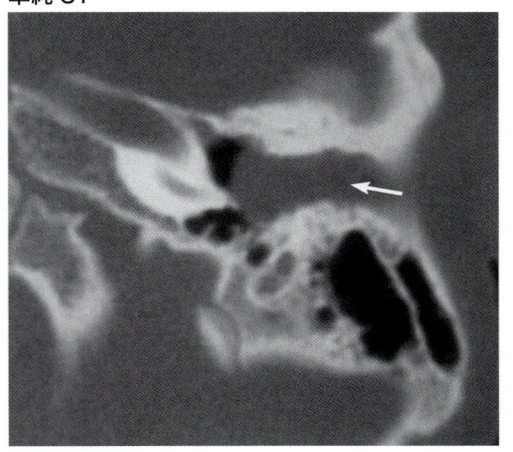

図 D3-2　外耳道軟性閉鎖　soft tissue atresia of the external auditory meatus
5 歳男児．外耳道は正常に形成されているが，厚い軟部組織が充満している（→）．

A：単純 CT

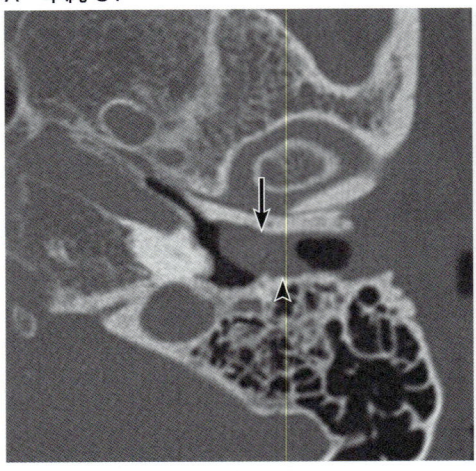

B：単純 CT

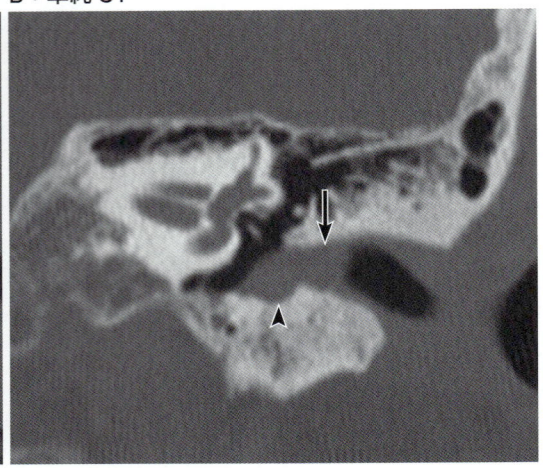

図 D3-3　外耳道真珠腫 cholesteatoma of the external auditory meatus
58 歳男性．左外耳道内に軟部陰影が充満している（→）．後壁，下壁に骨の不整がある（➤）．外耳道癌の鑑別が必要.

単純 CT

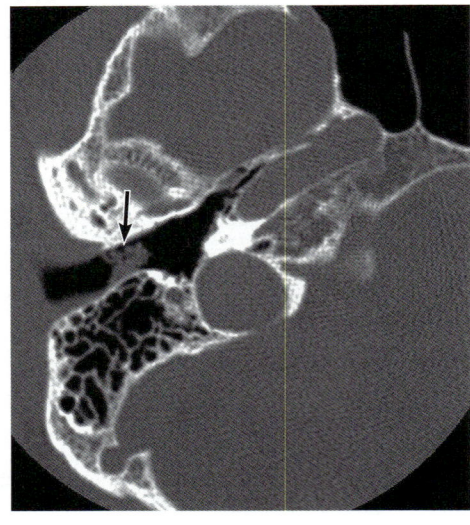

図 D3-4　耳垢塞栓 ceruminous impaction
57 歳男性．右外耳道内に軟部陰影．骨壁の不整はない（→）．空気が混在しており耳垢とわかるが，充満している場合は真珠腫，腫瘍との区別が難しい.

A：単純 CT　　　　　　　　　　　B：単純 CT

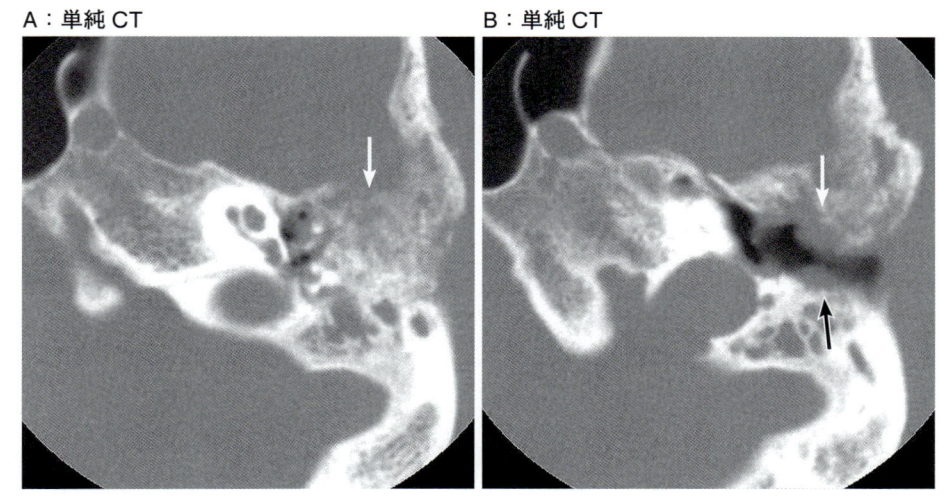

図 D3-5　外耳道癌　carcinoma of the external auditory meatus
57 歳男性．左外耳道壁，錐体骨の不整な破壊を伴う軟部陰影がみられる（→）．

単純 CT

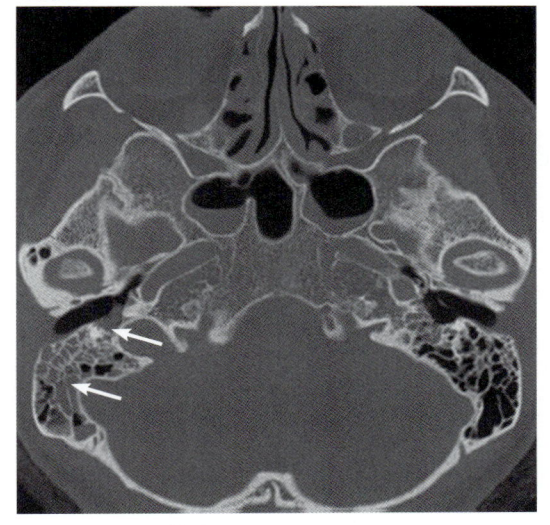

図 D3-6　滲出性中耳炎　exudative otitis media
18 歳女性．右乳突蜂巣，鼓室に均一な軟部陰影が認められる（→）．含気が失われている．骨壁の硬化はない．

単純 CT

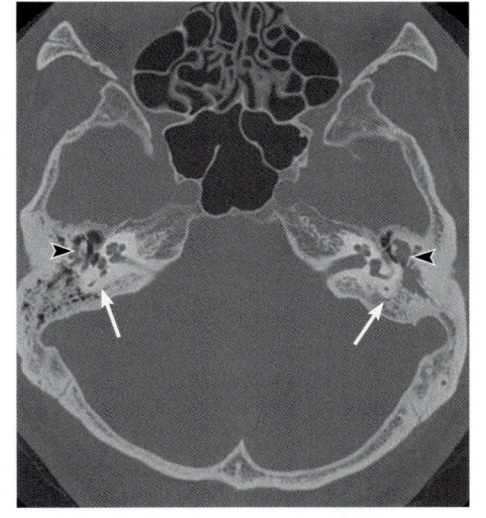

図 D3-7　慢性中耳炎　chronic otitis media
50 歳男性．両側錐体骨の硬化がみられ（→），鼓室から乳突蜂巣の軟部陰影が認められる（▶）．

A：単純 CT　　　　　　　B：単純 CT

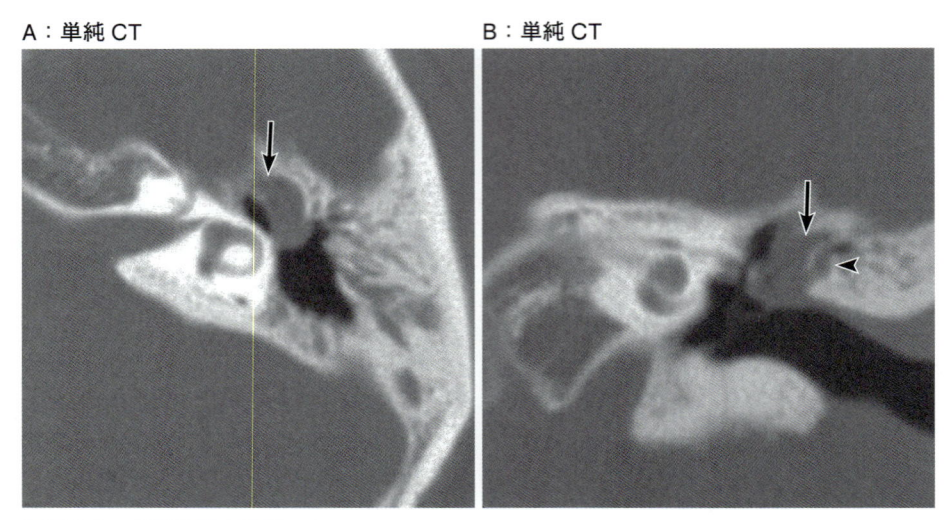

図 D3-8　真珠腫性中耳炎　cholesteatoma
41 歳男性．上鼓室に限局性軟部腫瘤がみられ（→）．外側壁の破壊がある（➤）

単純 CT

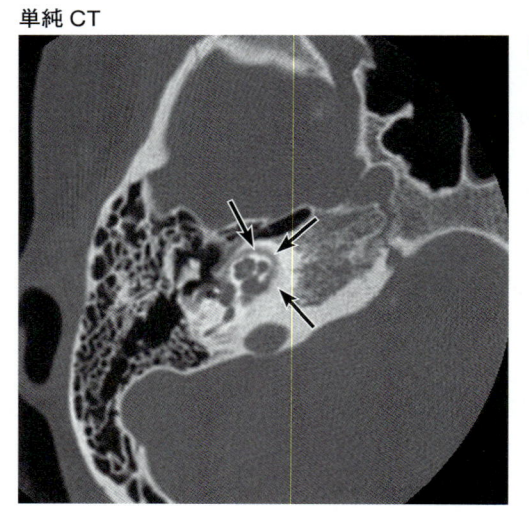

図 D3-9　耳硬化症　ostosclerosis
70 歳男性．蝸牛を取り巻く低吸収（double ring sign）が認められる（→）．

A：単純 CT

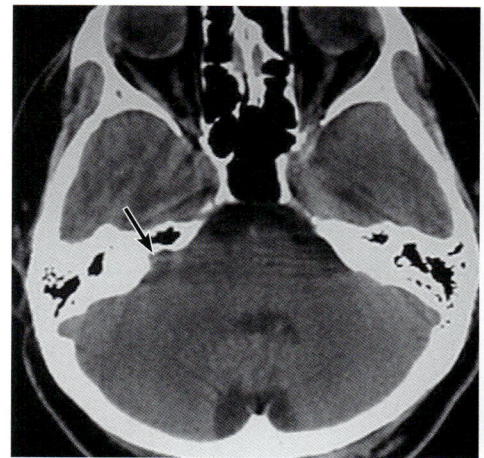

B：MRI, 造影 T1 強調像

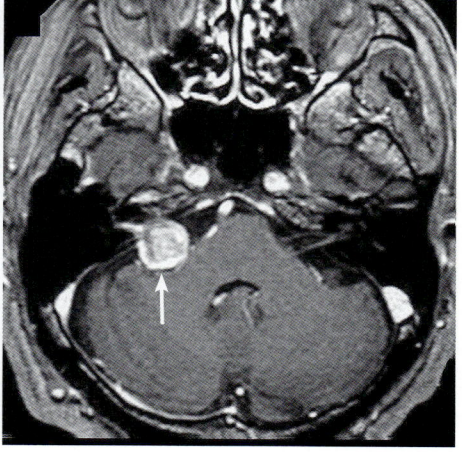

図 D3-10　内耳道拡大

40 歳女性．単純 CT（**A**）では右内耳道の拡大がみられる．腫瘍ははっきりしない（→）．造影T1 強調像（**B**）では，神経鞘腫による拡大であることがわかる（→）

頭頸部（付）

D4. 咽頭・喉頭

表 D4　咽頭・喉頭疾患の鑑別診断

部位	疾患	特徴
上咽頭	上咽頭癌（図 D4-1）	上咽頭後壁の肥厚．Rosenmüller 窩（外側窩）の不明瞭化，非対称
	リンパ腫	上咽頭癌に似るが，Waldeyer 輪，頸部にも病変を見る場合が多い
	Tornwaldt 嚢胞（図 D4-2）	後壁正中，丸い低吸収．1〜2 cm のものが多い
	アデノイド（図 D4-3）	後壁の左右対称の肥大．15 歳以下では正常．成人では HIV 感染症の場合がある
中咽頭・口腔	中咽頭癌（図 D4-4）	口蓋扁桃の腫瘤．両側性の場合はリンパ腫，慢性扁桃炎を考える
	舌癌（図 D4-5）	舌側縁から舌根部に好発
	歯肉癌	下顎，臼後三角部に好発
	扁桃周囲膿瘍（図 D4-6）	化膿性扁桃炎が被膜を越えて膿瘍を形成．腫脹，周囲の低吸収を伴う
	咽後膿瘍（図 D4-7）	咽頭後間隙の腫脹，リンパ節腫大．魚骨によるものでは高吸収を見ることがある
	異所性甲状腺（図 D4-8）	舌根部の高吸収性腫瘤．本来の甲状腺は正常〜低形成
	がま腫（図 D4-9）	下顎骨体部に沿って口腔底に細長く認められる嚢胞
下咽頭	下咽頭癌（図 D4-10）	梨状陥凹癌が最多．梨状陥凹の非対称
喉頭	喉頭癌（図 D4-11）	喉頭の非対称，腫瘤
	喉頭瘤（図 D4-12）	傍喉頭間隙の気腔．液体貯留を見ることもある（喉頭室の一部が粘膜下に憩室状に拡張）
	反回神経麻痺（図 D4-13）	声帯の非対称．固定位置はさまざま．縦隔疾患が原因のことがあるので胸部 CT を追加する

造影 CT

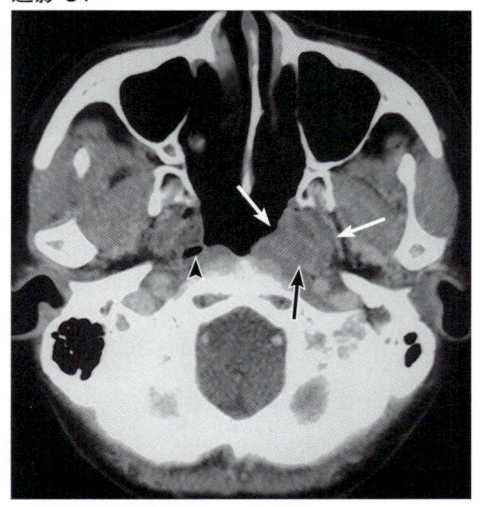

図 D4-1　上咽頭癌　nasopharyngeal carcinoma

44 歳男性．上咽頭の左後上壁に腫瘤がみられる（→）．外側陥凹（Rosenmüller 窩）が消失している．健側の Rosenmüller 窩（➤）．

単純 CT

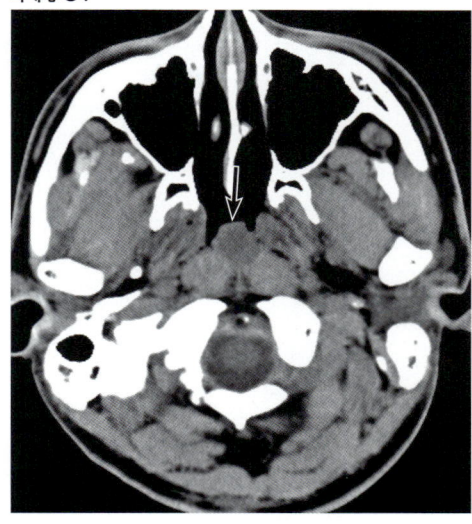

図 D4-2　Tornwaldt 嚢胞

30 歳女性．上咽頭後壁，正中に丸い低吸収の嚢胞がみられる（→）．しばしば偶発所見として認められる．

造影 CT

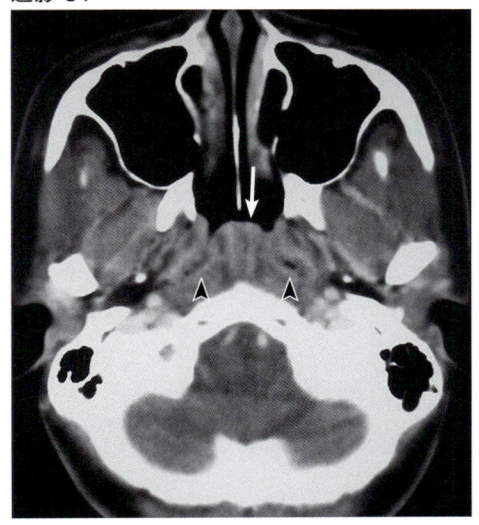

図 D4-3　アデノイド　adenoid

10 歳男児．上咽頭後壁の左右対称の腫大がみられる（→）．この例では Rosenmüller 窩（➤）が保たれているが，不明瞭な場合もある．

造影 CT

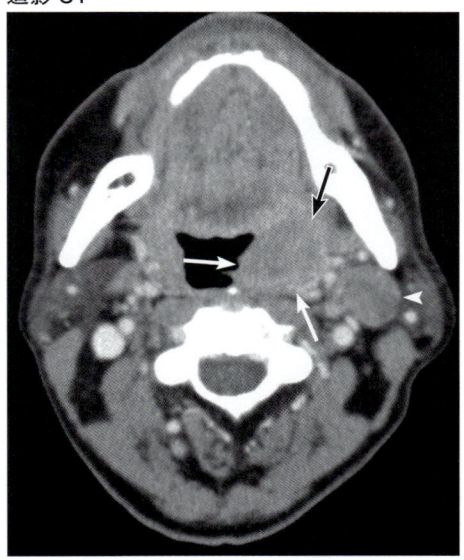

図 D4-4　中咽頭癌　mesopharyngeal carcinoma

70 歳男性．左口蓋扁桃の腫大がみられ（→），深頸リンパ節転移を認める（➤）．

造影 CT

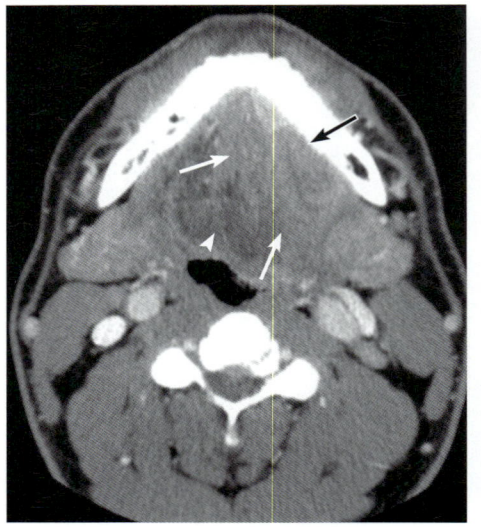

図 D4-5　舌癌　carcinoma of the tongue
66 歳男性．舌側縁の腫瘤がみられる(→)．
舌筋を圧排している(➤)．

造影 CT

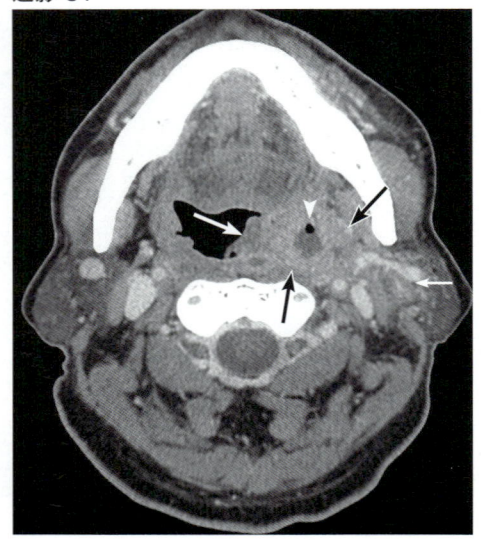

図 D4-6　扁桃周囲膿瘍　peritonsillar abscess
35 歳男性．左口蓋扁桃の腫大(大矢印)．液
体貯留腔，ガス像(➤)を伴い，炎症の波及に
より周囲の副咽頭脂肪組織，耳下腺の濃度も
上昇している(小矢印)．

造影 CT

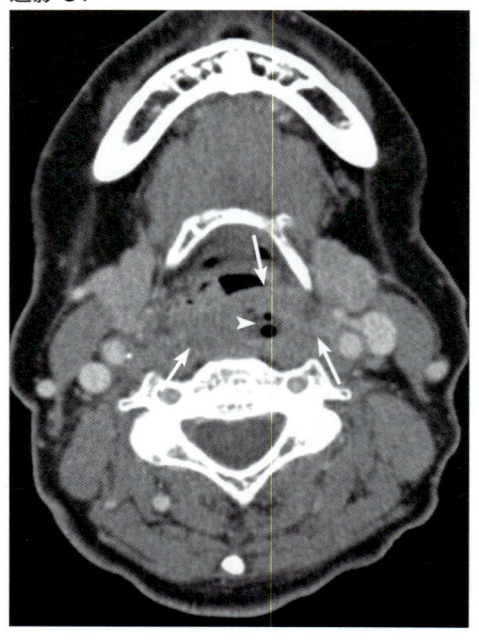

図 D4-7　咽後膿瘍　retropharyngeal abscess
75 歳女性．中咽頭後壁の腫大がみられ(→)，内部
に液体貯留，ガス像が認められる(➤)．魚骨による
膿瘍．

単純 CT

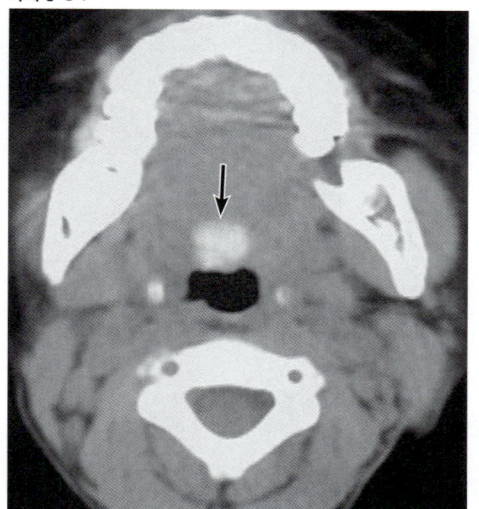

図 D4-8　異所性甲状腺　ectopic thyroid
12 歳男児．甲状腺機能低下症．舌根部正中に丸い高吸収がみられる（→）．

造影 CT

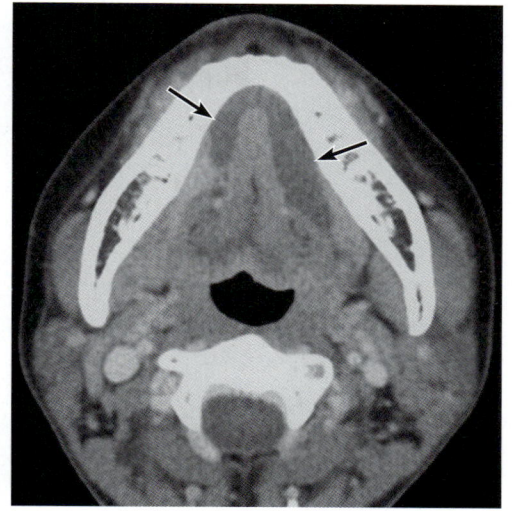

図 D4-9　がま腫　ranula
40 歳女性．下顎骨に沿う細長い囊胞がみられる（→）．この例は両側にわたっているが，片側性の場合が多い．口腔底にとどまるものを単純性がま腫，顎下部に破綻したものを潜入性がま腫という（→図 D9-3）．

造影 CT

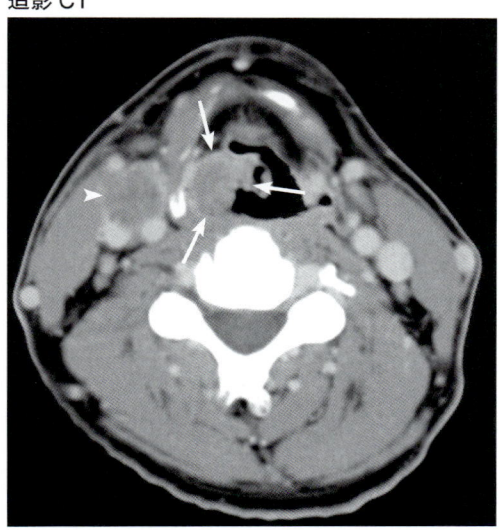

図 D4-10　下咽頭癌　hypopharyngeal carci-noma
72 歳男性．右梨状窩から披裂口蓋ヒダの腫瘤が認められる（→）．深頸リンパ節に転移している（▶）．

造影 CT

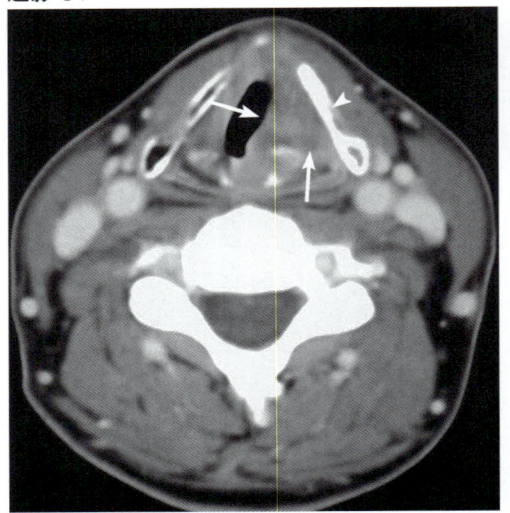

図 D4-11　喉頭癌　laryngeal carcinoma
65 歳男性．左声帯の腫大がみられる（→）．甲状
軟骨の骨髄の低吸収が失われており（►），腫瘍浸
潤が示唆される．

単純 CT

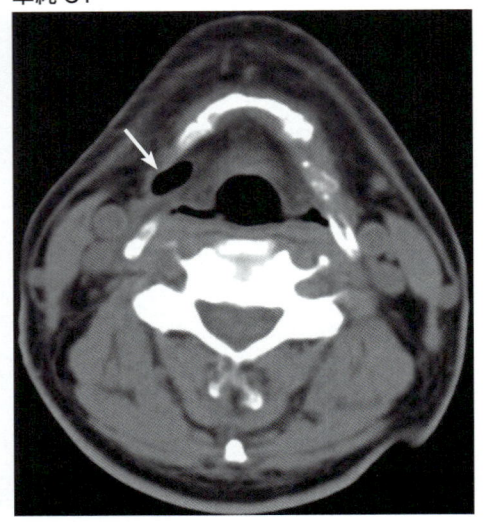

図 D4-12　喉頭瘤　laryngocele
70 歳男性．右喉頭間隙のガス像が認められ
る（→）．

造影 CT

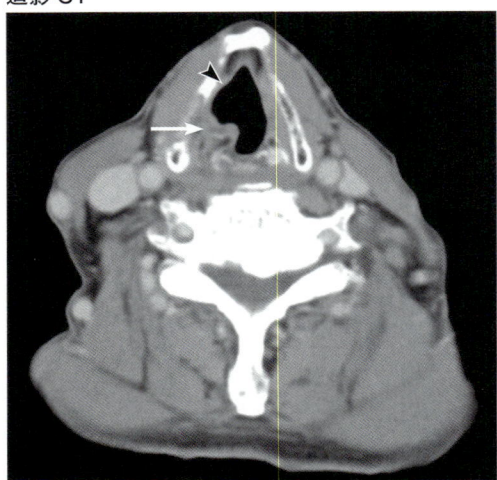

図 D4-13　反回神経麻痺　recurrent nerve palsy
70 歳男性．外傷後の反回神経麻痺．右声帯の後
部が内転しており（→），前部は萎縮して菲薄化し
ている（►）．

D5. 副咽頭腔

表 D5　副咽頭腔腫瘍の鑑別診断

疾患	特徴
耳下腺深葉の腺腫（図 D5-1）	最多．耳下腺と連続して脂肪組織を内側に圧排．均一～不均一な造影効果
神経鞘腫（図 D5-2）	頸動静脈周囲から発生して，間隙脂肪組織を腹側に圧排．不均一な造影効果
小唾液腺の腺腫	耳下腺と離れたところから発生．脂肪組織を外側に圧排．神経鞘腫との鑑別は難しいことも多い

（付）
頭頸部

造影 CT

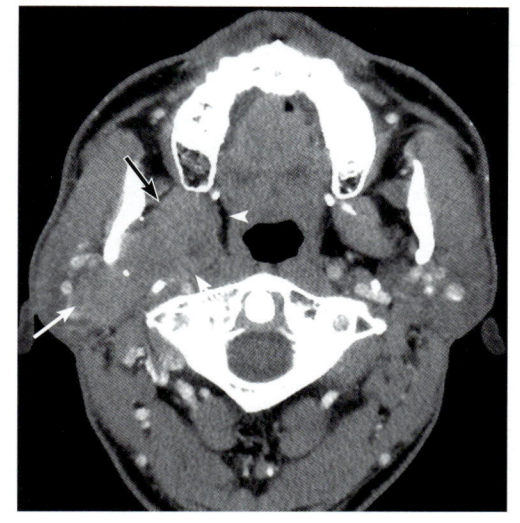

図 D5-1　副咽頭腫瘍（耳下腺深葉の多形性腺腫） parapharyngeal pleomorphic adenoma
52 歳男性．右副咽頭腔脂肪組織（➤）を内側に圧排する腫瘤（→）が認められる．唾液腺深葉に連続している．

造影 CT

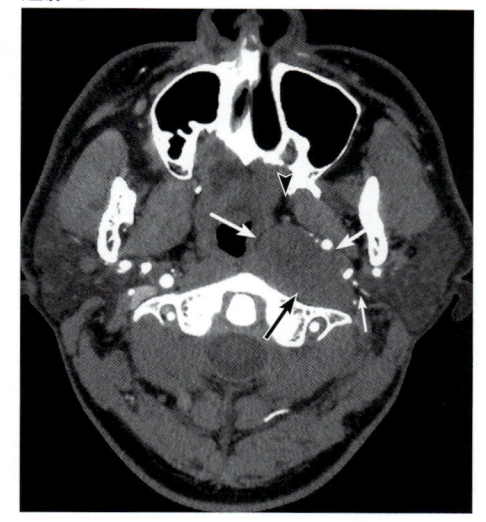

図 D5-2　副咽頭腫瘍（神経鞘腫） parapharyngeal schwannoma
40 歳女性．左咽頭腔脂肪組織（➤）を腹外側に圧排する腫瘤がみられる（大矢印）．耳下腺深葉との境界は明瞭（小矢印）．

D6. 唾液腺疾患

表 D6　唾液腺疾患の鑑別診断

疾患	特徴
唾石(図 D6-1)	顎下腺に多い(90%)．腺管，腺内の石灰化．唾液腺は急性期には腫脹，造影効果の亢進．慢性例では萎縮
多形性腺腫(図 D6-2)	最多(80%以上)．正常耳下腺は通常の軟部組織よりやや低吸収なので，腫瘍の輪郭が明瞭にみえる*．顎下腺は等吸収なので造影しないと輪郭が不明．均一〜不均一な造影効果．被膜を越える不整な形状の場合は悪性(多形性腺癌，腺様嚢胞腺癌など)を考える
Warthin 腫瘍(図 D6-3)	中高年男性の耳下腺に好発．多発性，両側性，嚢胞性の場合が多い
腺内リンパ節腫大	サルコイドーシス，リンパ腫などで腫大することがある
リンパ上皮性嚢胞(図 D6-4)	耳下腺に好発．HIV 感染症に合併することがある．鑑別として貯留嚢胞，皮様嚢胞，がま腫などがあげられる
Sjögren 症候群，Mikulicz 病(図 D6-5)	両側の耳下腺，顎下腺が腫大し，斑状，顆粒状の不均一な内部構造が認められる．慢性期にはむしろ萎縮気味になる．涙腺にも病変を見ることがある
慢性硬化性顎下腺炎	両側顎下腺の腫大(Küttner 腫瘍)．IgG4 関連疾患の可能性あり
好酸球性肉芽腫性リンパ節炎(木村病)(図 D6-6)	若年男性，好酸球増多，IgE 高値

＊正常耳下腺は漿液腺が大部分を占め，また間質に脂肪細胞が多いことから顎下腺に比して CT 値が低い．

単純 CT

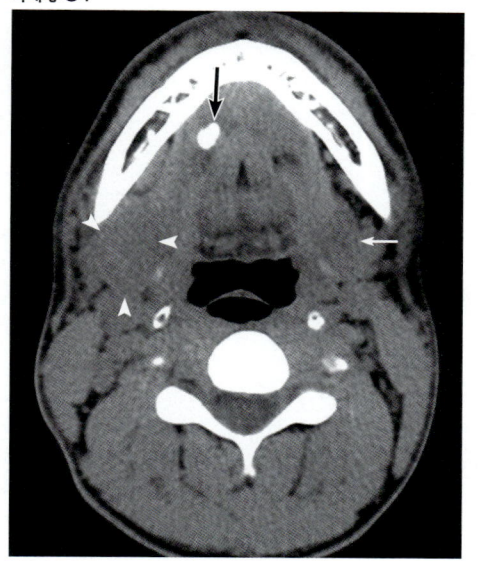

図 D6-1　唾石　sialolithiasis
50 歳男性．右顎下腺管開口部の結石がみられ（大矢印），患側の顎下腺は腫大している（➤）．健側の顎下腺（小矢印）．

単純 CT

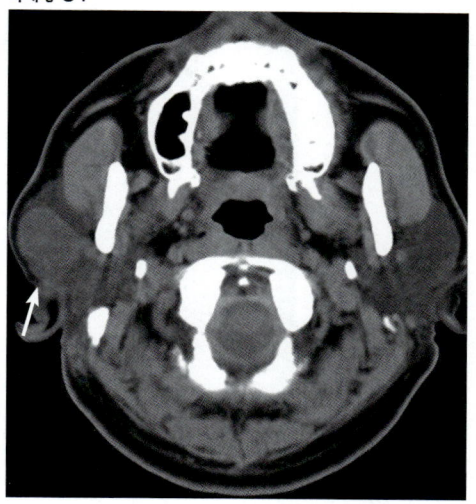

図 D6-2　耳下腺多形性腺腫　pleomorphic adenoma of the parotid gland
62 歳女性．右耳下腺にやや低吸収の丸い腫瘍が認められる（→）．耳下腺は筋肉など他の軟部組織より低吸収なので，腫瘍の輪郭が明瞭にみえることが多い．

造影 CT

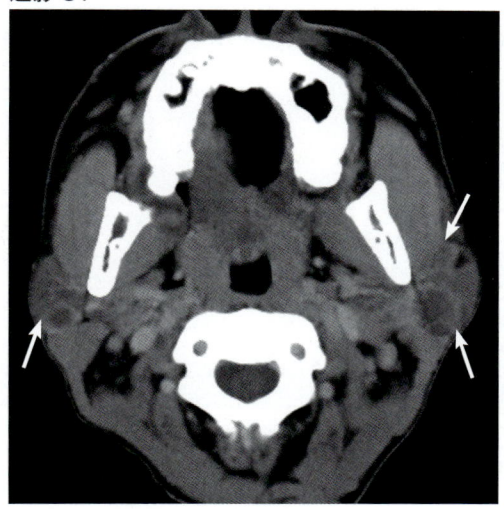

図 D6-3　耳下腺 Warthin 腫瘍
49 歳男性．両側耳下腺に囊胞状の腫瘍が多発している（→）．中高年男性の囊胞性，多発性，両側性の耳下腺腫瘍は Warthin 腫瘍を示唆する所見である．

単純 CT

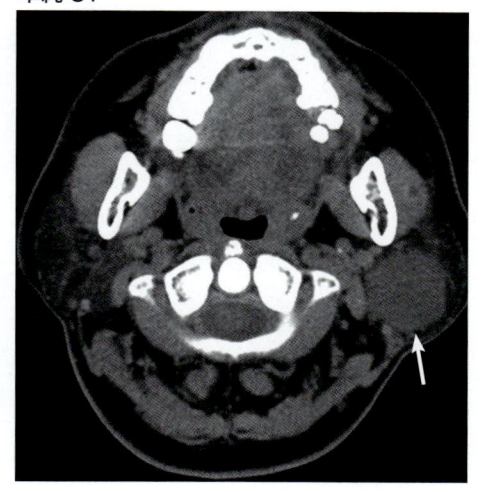

図 D6-4　リンパ上皮性囊胞　lymphoepithelial cyst
35 歳男性．左耳下腺に低吸収の囊胞がみられる（→）．

A：造影 CT　　　　　　B：造影 CT

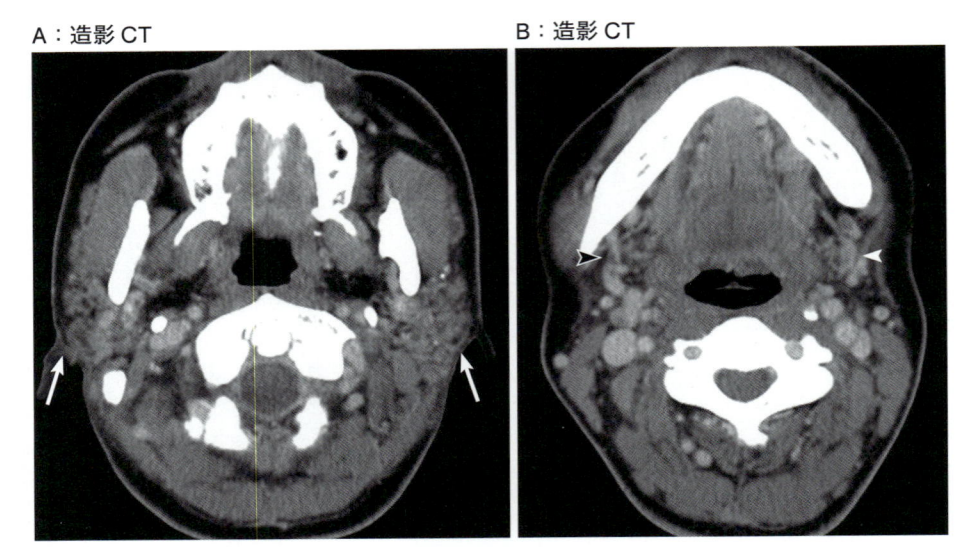

図 D6-5　Sjögren 症候群

50 歳女性．耳下腺(→)，顎下腺(➤)は，顆粒状の不均一な内部構造を示す．耳下腺はやや腫脹しているが，顎下腺は萎縮気味．

A：造影 CT　　　　　　B：造影 CT

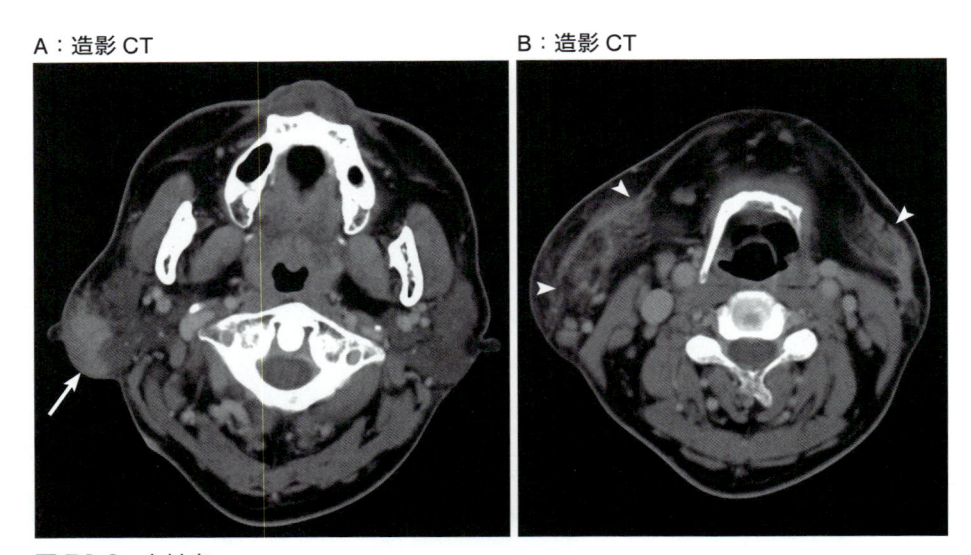

図 D6-6　木村病

35 歳男性．右耳下腺に強い造影効果を示す軟部病変による腫脹がみられる(→)．両側頸部に筋膜肥厚，皮下脂肪組織の濃度上昇を伴う広範な炎症性変化が認められる(➤)．

D7. 甲状腺疾患

表 D7　甲状腺疾患の鑑別診断

疾患	特徴
びまん性甲状腺腫（図 D7-1）	甲状腺両葉のびまん性腫大，CT 値の低下．無痛性の場合は橋本病（最多），Basedow 病，無痛性甲状腺炎，有痛性の場合は急性化膿性甲状腺炎，亜急性甲状腺炎など．左右差，不整がある場合は，橋本病に合併するリンパ腫の可能性も考慮する
結節性甲状腺腫	
腺腫様甲状腺腫（図 D7-2）	多発性過形成病変．結節性甲状腺腫としては最多．不整形の低吸収結節が多発し，しばしば粗大石灰化，小嚢胞を伴うことが多い．軽度の造影効果を示す．しばしば非常に大きくなり，縦隔内に達することもある（縦隔甲状腺腫）．大きく不均一な場合は悪性腫瘍との鑑別が難しいが，被膜内にとどまること，触診上軟らかいことが参考になる
濾胞腺腫（図 D7-3）	単発性の丸い低吸収病変．粗大石灰化を伴うことがある．造影効果は均一〜不均一
甲状腺癌（図 D7-4）	大部分は乳頭癌（90％以上）．被膜を越えて不整に進展する低吸収性腫瘤．砂粒状石灰化（50％）は特徴的．被膜内にとどまる場合は腺腫との鑑別が難しい場合がある
リンパ腫（図 D7-5）	橋本病を背景にする場合が多く，びまん性甲状腺腫に重なってぽってりとした腫瘤を形成することが多い

単純 CT

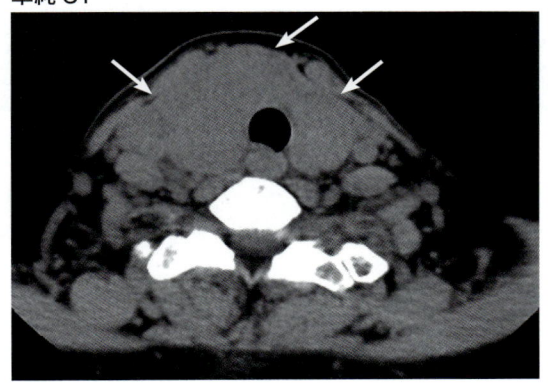

図 D7-1　びまん性甲状腺腫 diffuse goiter
44 歳女性．橋本病．甲状腺両葉のびまん性腫大がみられる（→）．CT 値は全体に低下している．

単純 CT

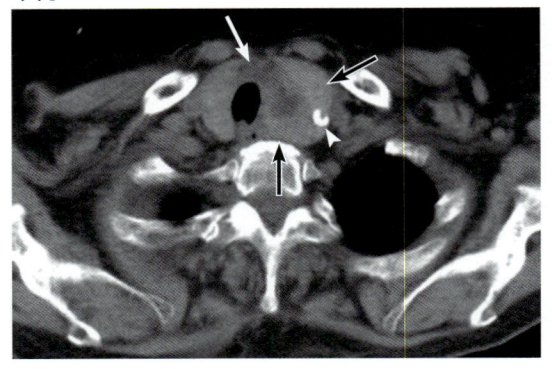

図 D7-2　腺腫様甲状腺腫　adenomatous goiter
45 歳女性．甲状腺左葉の腫大（→）がみられ，不均一な低吸収，粗大な石灰化（➤）が認められる．

造影 CT

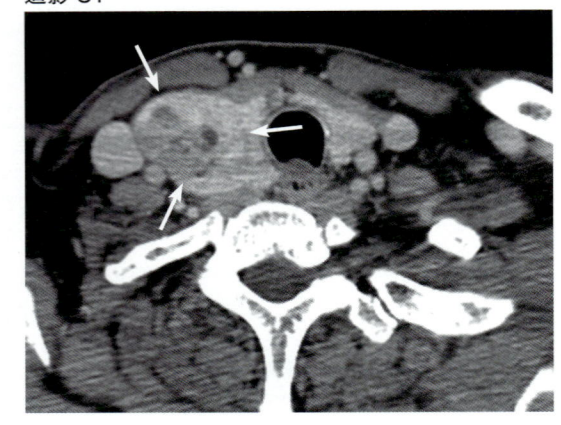

図 D7-3　濾胞腺腫　follicular adenoma
75 歳女性．甲状腺右葉に輪郭明瞭，不均一な造影効果を示す腫瘤がみられる（→）．

造影 CT

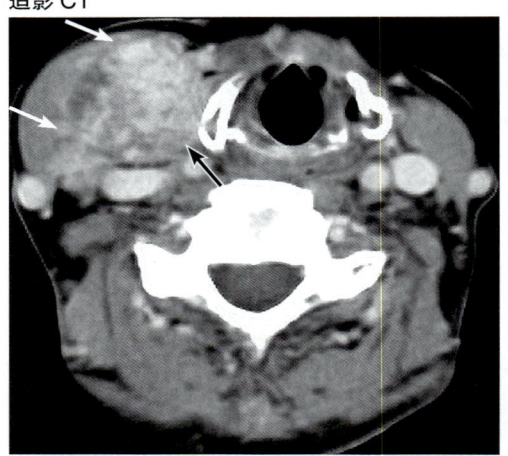

図 D7-4　乳頭癌　papillary carcinoma
77 歳女性．甲状腺右葉に不整な腫瘤がみられる．被膜構造が失われ，不整な輪郭を示す（→）．

造影 CT

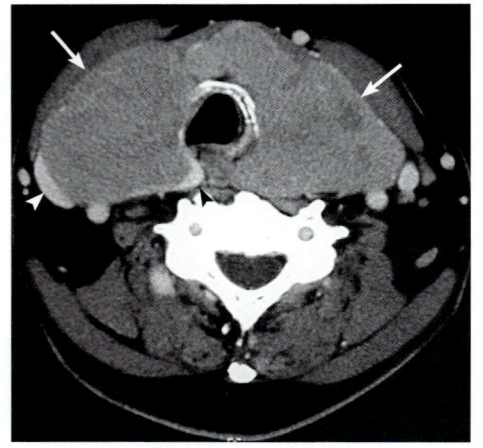

図 D7-5　リンパ腫　lymphoma
60 歳女性．橋本病によるびまん性甲状腺腫を背景として，両葉の大部分を占める，不均一な造影効果を示す腫瘤（→）．残存正常甲状腺（➤）．

D8. 頸部リンパ節腫大

表 D8　頸部リンパ節腫大の鑑別診断

性状	鑑別診断
内部が均一	
1 cm 以下，リンパ門の形状をとどめていたり，脂肪を含んでいる	正常，反応性リンパ節腫大（図 D8-1）
1 cm 以上，多発，均一な造影効果	種々の感染症，サルコイドーシス，リンパ腫．特にかなり大きなリンパ節にも壊死がない場合はリンパ腫を疑う（図 D8-2）
若年男性，無痛性，唾液腺腫脹，好酸球増多，IgE 高値	好酸球性肉芽腫性リンパ節炎（木村病）（→図 D6-6）
中心壊死を伴う	
1 cm 以上，不整，原発病変がある	リンパ節転移（図 D8-3）
1 cm 以上，皮下・周囲脂肪組織の濃度上昇，有痛性，白血球増多	化膿性リンパ節炎（図 D8-4）
1 cm 以下の小さなものにも壊死がある，集簇性	結核性リンパ節炎（図 D8-5）
若年女性，有痛性，白血球減少	組織球性壊死性リンパ節炎（菊池病）（図 D8-6）

造影 CT

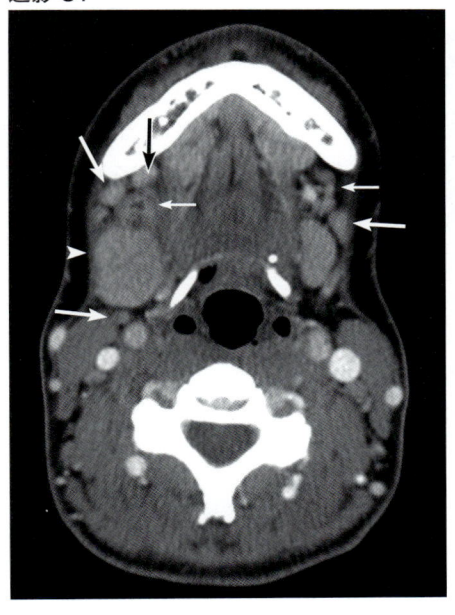

図 D8-1　反応性リンパ節腫大　reactive lymphadenopathy
30 歳女性．顎下腺炎による顎下腺腫大（►）とともに，顎下・深頸リンパ節腫大が多発している（大矢印）．いずれも小さく，リンパ門の形状をとどめたり，内部に脂肪を伴うものもあり（小矢印），非特異的な反応性腫大と考えられる．

造影 CT

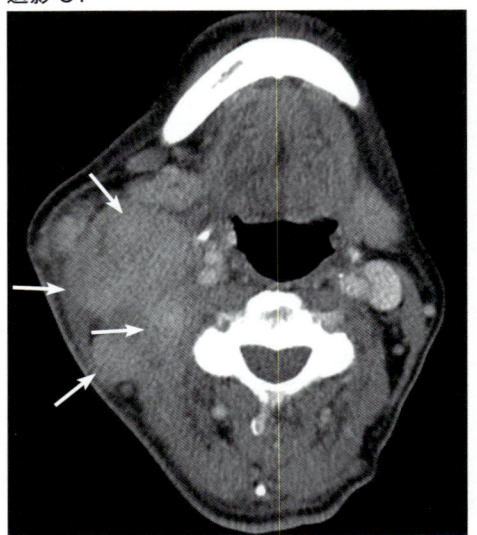

図 D8-2　リンパ腫　lymphoma
40 歳男性．右頸部にリンパ節腫大が多発している（→）．いずれも大きいが壊死を伴わず，均一な造影効果を示す点はリンパ腫に特徴的である．

造影 CT

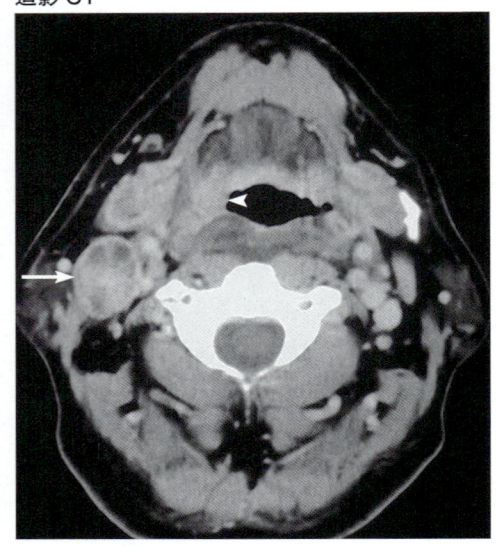

図 D8-3　頸部リンパ節転移　cervical lymph-node metastasis
75 歳男性．右深頸リンパ節腫大が認められる（→）．壊死による不均一な造影効果が認められる．下咽頭癌（▶）．

造影 CT

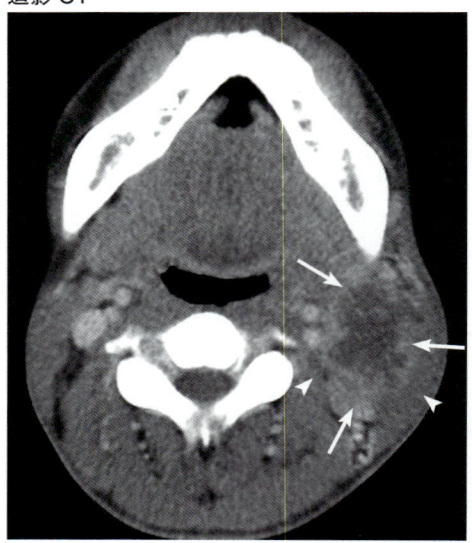

図 D8-4　化膿性リンパ節炎　purulent lymphad-enitis
18 歳男性．左深頸リンパ節に強い壊死を伴う腫大がみられる（→）．皮下，深部脂肪組織の濃度上昇を伴っている（▶）．

造影 CT

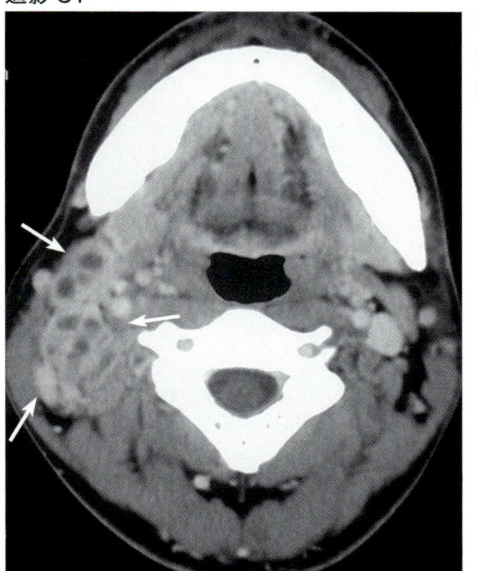

図 D8-5　結核性リンパ節炎　tuberculous lym phadenitis
31 歳男性．右深頸リンパ節に，中心壊死を伴う
リンパ節の集簇を認める（→）．

A：造影 CT

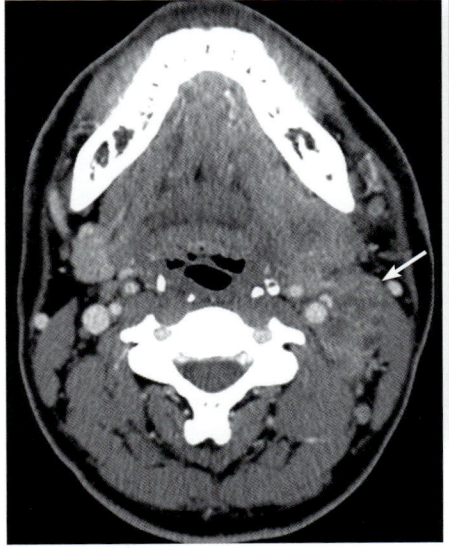

B：造影 CT

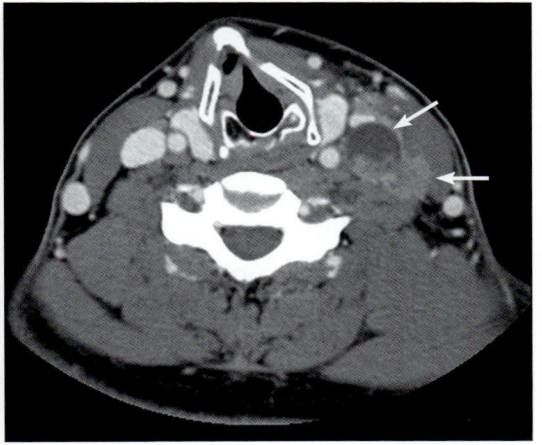

図 D8-6　組織球性壊死性リンパ節炎（菊池病）　histiocytic necrotic lymphadenitis
35 歳女性．左深頸リンパ節，副神経リンパ節に，中心壊死を伴う不均一な造影効果を示すリン
パ節腫大が多発している（→）．

D9.　頸部囊胞性病変

表 D9　頸部囊胞性病変の鑑別診断

疾患	特徴
正中頸囊胞（甲状舌管囊胞）（図 D9-1）	甲状舌管の一部の遺残．大部分は舌骨レベルの正中，輪郭明瞭な丸い低吸収
側頸囊胞（鰓原性囊胞）（図 D9-2）	第 2 鰓弓由来の鰓原性囊胞が最多．胸鎖乳突筋の腹側，輪郭明瞭な丸い低吸収
潜入性がま腫（図 D9-3）	舌下部のがま腫（→ D4-9）の破綻による．顎下部から側頸部の細長い低吸収
リンパ管腫（図 D9-4）	小児，頸部のびまん性多房性囊胞性病変．既存組織内に侵入性に発育

単純 CT

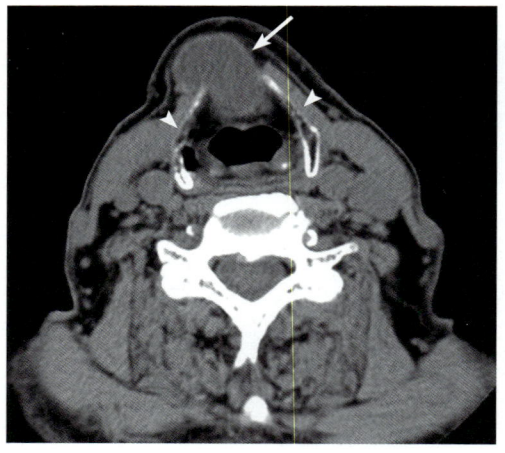

図 D9-1　正中頸囊胞（甲状舌管囊胞）midline cervical cyst（thyroglossal cyst）
30 歳男性．頸部前部正中の囊胞（→）．正中頸囊胞は舌根部から甲状腺上極まで発生するが，舌骨（►）の高さに最も多い．

造影 CT

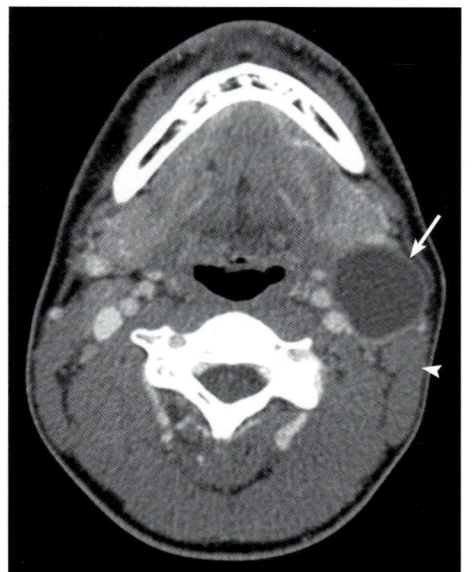

図 D9-2　側頸囊胞（鰓原性囊胞）lateral cervical cyst（branchiogenic cyst）
40 歳女性．左側頸部の囊胞がみられる（→），胸鎖乳突筋（➤）を背側に圧排している．

造影 CT

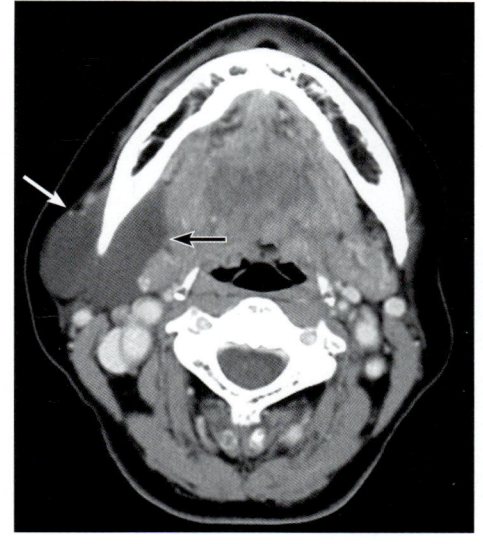

図 D9-3　潜入性がま腫　plunging ranula
40 歳女性．右口腔底から顎下部の囊胞が認められる（→）．舌下部のがま腫が破綻，膨隆した状態．

造影 CT

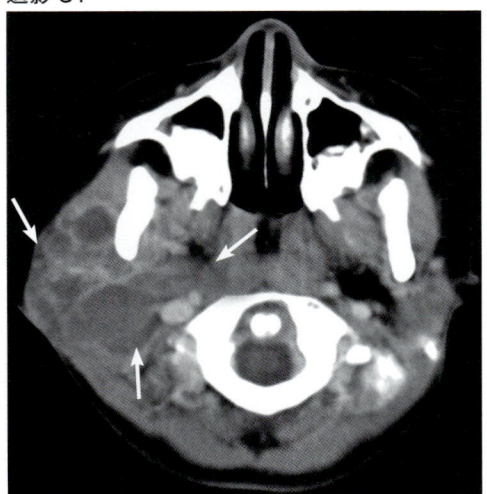

図 D9-4　リンパ管腫　lymphangioma
3 歳女児．右頸部の多房囊胞性腫瘤がみられる（→）．副咽頭間隙，椎前間隙に浸潤性に侵入している．

和文索引

欧文索引

すぐに役立つ
頭部 CT 診断マニュアル　　　　　定価：本体 4,800 円＋税

2019 年 4 月 10 日発行　　第 1 版第 1 刷 ©

著　者　百島 祐貴（ももしま すけたか）

発行者　株式会社　メディカル・サイエンス・インターナショナル
　　　　代表取締役　金子 浩平
　　　　東京都文京区本郷 1-28-36
　　　　郵便番号 113-0033　電話 (03)5804-6050

印刷：三美印刷／表紙装丁：トライアンス

ISBN 978-4-8157-0158-1　C 3047